EM BUSCA DO BUDA
DA MEDICINA

DAVID CROW

Tradução
TENZIN NAMDROL

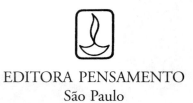

EDITORA PENSAMENTO
São Paulo

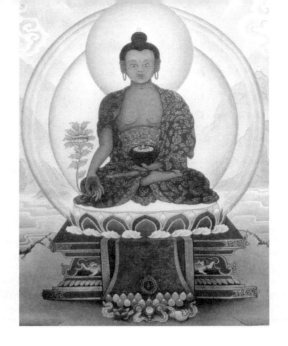

EM BUSCA DO BUDA DA MEDICINA

Uma Jornada no Himalaia

Título original: *In Search of the Medicine Buddha.*

Copyright © 2000 David Crow.

Foto da Dra. Sarita Shrestha de James Crow.

Foto da Abstinência de Buda de David Howard.

Todos os direitos reservados. Nenhuma parte deste livro pode ser reproduzida ou usada de qualquer forma ou por qualquer meio, eletrônico ou mecânico, inclusive fotocópias, gravações ou sistema de armazenamento em banco de dados, sem permissão por escrito, exceto nos casos de trechos curtos citados em resenhas críticas ou artigos de revistas.

Este livro é dedicado ao Buda da Medicina, que mora dentro do coração e da mente de cada um como o potencial de libertação de todas as doenças e do sofrimento, aos agentes de cura de todas as tradições que incorporam a sabedoria e a compaixão da divindade e à multidão de seres sensíveis do reino vegetal que oferecem alimentos e remédios para a humanidade.

Dados Internacionais de Catalogação na Publicação (CIP)
(Câmara Brasileira do Livro, SP, Brasil)

Crow, David
    Em busca do Buda da Medicina : uma jornada no Himalaia / David Crow ; tradução Tenzin Namdrol. — São Paulo : Pensamento, 2004.

    Título original : In search of the Medicine Buddha : a Himalayan journey
    ISBN 978-85-315-1378-7

1. Medicina alternativa 2. Medicina ayurveda
3. Medicina tibetana I. Título.

04-7791   CDD-615.5309515

Índices para catálogo sistemático:

1. Medicina ayurvédica tibetana : Medicina
alternativa 615.5309515

O primeiro número à esquerda indica a edição, ou reedição, desta obra. A primeira dezena
à direita indica o ano em que esta edição, ou reedição foi publicada.

Edição	Ano
2-3-4-5-6-7-8-9-10-11	09-10-11-12-13-14-15

Direitos de tradução para a língua portuguesa
adquiridos com exclusividade pela
EDITORA PENSAMENTO-CULTRIX LTDA.
Rua Dr. Mário Vicente, 368 – 04270-000 – São Paulo, SP
Fone: 2066-9000 – Fax: 2066-9008
E-mail: pensamento@cultrix.com.br
http://www.pensamento-cultrix.com.br
que se reserva a propriedade literária desta tradução.

Sumário

Introdução, 9

1. O Buda da Medicina
   18

2. A Árvore do Conhecimento
   30

3. As Instruções dos Brâmanes
   50

4. O Alquimista do Rei
   74

5. Soma
   96

6. Desejo e Libertação
   124

7. A Deusa Negligenciada
150

8. Penetrando o Lótus
178

9. Medicina Sáttvica
196

10. O Esperma de Shiva
226

11. Digno de Admiração
246

Epílogo, 270

Agradecimentos

Este livro é o resultado de muitas circunstâncias favoráveis, do trabalho árduo de várias pessoas dedicadas e da generosidade e da bondade de inúmeros amigos e familiares.

Sem os recursos generosamente fornecidos por minha falecida mãe, Arlene Watson, eu não teria podido devotar toda a minha atenção a esta longa empreitada.

Se não fossem os esforços incansáveis e a extraordinária capacidade editorial de meu pai, Dr. James Crow, sem dúvida eu ainda estaria me perguntando se este projeto algum dia chegaria à conclusão. O envolvimento dele em cada fase deste trabalho, desde as nossas viagens ao Himalaia até a revisão final, foi uma das maiores alegrias da minha vida, que por si mereceria um livro.

Foi a amizade genuína e significativa de Jack Forem (e de sua esposa, Roberta) que faz este livro sair das sombras; ele foi moldado e influenciado significativamente pelo seu comprometimento, paciência, diplomacia e capacidade de redação.

Minha profunda gratidão vai para aqueles médicos e estudiosos tibetanos, ayurvédicos e chineses mencionados neste livro, bem como a outros que deram a sua contribuição, mas não foram incluídos: Dr. Ngawang Chopel; Dr. Lobsang Dhonyo; Dr. Ngawang Gyaltsen; Dr. Ngawang Soepa; Dr. Bishnuprasad Aryal; Dr. Kamadev Jha; Dr. Lokedra Singh; Dr. Narendra Tiwari; Dra. Sarita Shrestha; Dr. R. D. Mahatyagi; Dr. Uprenda Thakur; Dr. Ram Brikhya Sahu; Dr. Siddhi Gopal; Dr. Rishi Ram; Dr. Ishwor Upadhaya; Dr. Man Sang Yu; Kiran Sankar; Kabiraj Kedarnath; Gopal Premi e Raman Bandari.

Muitas pessoas prestaram inestimável ajuda durante as minhas estadas no Nepal, incluindo Gopal Upreti e a equipe do Om Ayurvedic Research Center; Kedar Upreti e a equipe do Himalayan Herbs, Pvt. Lmt.; Sonam Topgyal; Jamtso; Jigme, Yves Michaud; Indira Thapa e os monges de Shelkar Ling, Bodnath.

À minha agente, Lynn Franklin e à sua equipe, devo muitos agradecimentos, bem como àqueles que apoiaram este livro do começo ao fim: Peter Weinberg (o "padrinho" deste manuscrito); Philip Goldberg (por sua orientação e estímulo inicial); Jeremy Tarcher (por perceber o potencial desta história); Wendy Hubbert (pelo habilidoso desenvolvimento e astuto discernimento editorial); e a todos os funcionários da Tarcher/ Putnam que ajudaram em todos os estágios.

Várias pessoas especiais merecem menção por me proporcionarem abrigo durante a longa jornada: Diane Ware, de Hale Kalani, Volcano, Havaí; Mark, Kathleen e Ian Chambers pelo uso de suas cavernas sagradas no deserto; David Howard e Kay Brownfield pelas muitas bênçãos do Growing Edge, Big Sur, e pelo veleiro na Marina de Channel Islands; Lissa McConnell e John Campbell pela casa de campo e jardim em Cambria; Arun Deva, o iogue, pelo seu refúgio em Hollywood; e Bill e Ellen Walter pelo confortável sofá e pela simpatia.

Ray Regan pintou o Buda da Medicina usado neste texto; meu pai providenciou a fotografia da Dra. Sarita Shrestha e David Howard, a fotografia do Buda em abstinência. Nickki Hill forneceu inspiração criativa; Dianne Rini e o Dr. Sarasvati Buhrman ofereceram assistência editorial e facilitaram a vinda da Dra. Shrestha ao Ocidente.

Minha mulher, Gentry Gorg, cuidou do florescimento deste livro com ardentes orações e amor incondicional.

Sou muito grato à Venerável Tenzin Namdrol pelo seu esforço e dedicação para levar este manuscrito para o público leitor de língua portuguesa. Foi uma completa surpresa quando recebi sua carta informando-me que ela havia passado um ano traduzindo este livro, simplesmente por amor e inspiração. Anos e anos de estudo e prática do budismo tibetano, combinados com uma fé profunda na importância das palavras dos meus mestres, fazem da Venerável Namdrol uma pessoa extremamente bem qualificada para converter e transmitir as sutilezas de significado e as nuances poéticas do inglês original. Espero que a publicação deste livro traga enorme satisfação pessoal à Venerável Namdrol, e que lhe abra as portas para muitas merecidas oportunidades de compartilhar sua sabedoria com aqueles que buscam o reino sagrado de cura do Buda da Medicina.

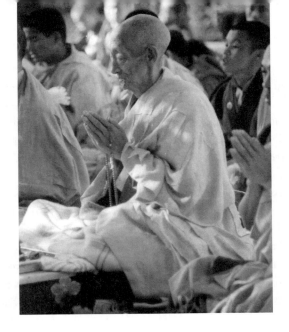

Introdução

Regressei pela primeira vez de Katmandu em 1988, na Lua nova de fevereiro, após um ano de estudo com o médico-monge tibetano, dr. Ngawang Chopel. Ao longo dos dez anos que se seguiram, eu iria deixar aquele vale do Himalaia mais cinco vezes, sempre sem saber se voltaria.

Naquela tarde, durante as animadas festas de Losar, o ano novo tibetano, troquei presentes com o meu venerável professor, expressei a minha gratidão sincera pela sua bondade, pelos seus maravilhosos ensinamentos e despedi-me comovido. Ele abençoou-me, enrolando-me o pescoço com a tradicional estola de seda e, com as malas repletas de ervas aromáticas, eu dirigi-me à floresta que encima os montes nas cercanias de Pashupatinath.

Naquelas áreas elevadas de cultivo em terraços que dominam os templos de Shiva e os *ghats*, às margens do rio Bagmati, à minha aproximação, os filhotes de macacos soltavam gritos estridentes pendurados às barrigas de suas mães. Uma família em prantos preparava, entre duas piras ardentes, um defunto para ser cremado. Começou a chover e reparei que as gotas de chuva refletiam a luz brilhante do sol peneirada pela folhagem da mata. Voltei-me para ver o vale na direção de Bodnath, a aldeia em que vivi, com a cúpula branca da estupa sagrada. Abaixo, nos campos, uma cantilena hipnótica acompanhava o afã cadenciado das mulheres; a estupa reluzia à distância e, da sua agulha dourada, se lançava um arco-íris perfeito, arqueado sobre os campos verde-amarelos de arroz como um raio que partisse dos olhos do Buda — uma ponte para as minhas recordações e um farol de esperança iluminando a rota incerta que o futuro reservava.

Ali estava a essência mesmo do Nepal: uma região mágica impregnada de história espiritual e de extenuante servidão medieval, um tesouro cultural, um lugar devastado por grandes males e pela impermanência. Eu tinha ali a resposta às preces que me levaram a Katmandu em busca dos remédios tradicionais do Himalaia e dos ensinamentos do Dharma, a verdade universal. Alcei sobre os ombros a mochila trans-bordante de textos, com as receitas tradicionais da flora, impressas em blocos de ma-deira, manuscritos com segredos alquímicos, bolsas de seda atulhadas de remédios naturais, cadernos repletos da sabedoria do meu mestre e voltei o pensamento para a América.

Eu me matriculara na Universidade Americana de Medicina Tradicional Chinesa em São Francisco em 1980, no momento em que, no Ocidente, abriam-se as portas para as artes terapêuticas asiáticas. Não tinha grandes ambições profissionais, mas as que tinha eram-me incomuns. Queria seguir as pegadas dos "médicos descalços" da China, auxiliares de saúde que davam assistência médica aos pobres nas zonas rurais, utilizando principalmente agulhas de acupuntura, moxabustão e a flora local. Queria poder sustentar-me, educando e levando bem-estar pelos métodos simples e comprovadamente eficazes transmitidos ao longo dos tempos. Sem que eu soubesse então, iria me iniciar nas mesmas etapas de treinamento dos antigos médicos, que estudaram as artes e ciências da massagem, da acupuntura, das fórmulas botânicas, das terapias nutricionais, das práticas de purificação e da cura por meio da meditação.

Ao transpor as portas da medicina tradicional chinesa, eu encontrei o mundo da filosofia taoísta, dos meridianos do corpo e dos pontos de acupuntura, por onde o chi misteriosamente se desloca como um mar com suas correntes e marés cíclicas. Obser-vei as agulhas de ouro e de prata que mãos de mestres vivificavam, transferindo vitali-dade aos que a tivessem esgotado. Senti o aroma da artemísia incandescente na agulha e o calor calmante da conjunção do fogo e do metal se espalhando por canais invisí-veis, até então bloqueados pelo frio.Vi o movimento das estações por entre a paisagem do corpo, a influência dos corpos celestes no sangue, a atração da Lua no cerne do útero. Ouvi os contos dos eremitas nas florestas que, por meio de elaboradas técnicas respiratórias e sustentados por elixires de longa vida, purificavam a consciência num processo alquímico interior de absorção contemplativa. Deparei com vasos de barro cozinhando receitas secretas de família em fogo lento; ruas com sinais luminosos de néon e ginseng e galhada de gamo nas vitrines; velhos tomando os pulsos em casarios humildes e aprendizes extraindo de velhos armários ervas de montanhas distantes.

Quando eu ainda era estudante em São Francisco, conheci Kalu Rinpoche, um extraordinário místico da tradição do budismo tibetano. Dizem que ele apareceu a seus pais em sonhos antes de nascer, pedindo-lhes permissão para visitar a casa deles e consta que, no dia do seu nascimento, surgiram no céu inúmeros arco-íris. Era uma criança sábia e muito inteligente, a encarnação de um ser altamente desenvolvido segundo os lamas de Kham. Ingressou ainda menino no mosteiro e destacou-se como aluno disciplinado e exemplar, dotado de memória fotográfica e compreensão superlativa. Recebeu de seu guru o nome de Karma Rangjung Kunchab, "O Que Surge Por Si Mesmo e Tudo Permeia".

Ao terminar os seus estudos aos vinte e poucos anos, seguindo a tradição de Milarepa, o iogue que "se veste de algodão", Kalu optou por partir para as regiões mais remotas no leste do Tibete, dedicando-se a uma vida ascética e cheia de austeridades. Viajantes o viam no alto das montanhas, em estreitos patamares varridos pelos ventos invernais ou em eremitérios em grutas, vestido apenas com uma sunga de algodão. Lá praticou as formas mais elevadas de ioga, dominando os fluxos da mente e do corpo. Meditou incansavelmente durante quinze anos, alimentado pelo fogo interior do estado de felicidade, absorto no estado de sonho desperto, irradiando imensa compaixão por todos os seres vivos. Quando atingiu 40 anos, os monges do mosteiro imploraram que voltasse para o bem de todos. Tornara-se um mestre da prática contemplativa, conhecedor da verdadeira natureza da realidade e viria a ser famoso no mundo inteiro.

Fui invadido por uma onda de esperança por mim e pela humanidade quando pela primeira vez encontrei Kalu Rinpoche. Já idoso e envolto em vestes cor de açafrão, presidia, com tranqüilidade, a uma noite de ritual tibetano na voz tonitruante do praticante que, por toda a vida, recitou orações em voz alta. Sua presença emanava bondade. No fim da cerimônia, observei que a sua cabeça reluzia. Teria sido coincidência a forte chuva fora de estação que caiu naquela noite e os arco-íris que encheram os céus de São Francisco no dia seguinte?

A seguir ele partiu para o mosteiro nas montanhas brumosas de Darjeeling. Entrementes, recebi o diploma de acupuntura da universidade e comecei a praticar medicina. Rinpoche voltou quatro anos depois para conduzir cerimônias, transmitir ensinamentos e preparar os alunos mais avançados para o retiro tradicional de três anos. Um dia comuniquei-lhe a vontade que tinha de estudar medicina tibetana. Ouviu-me com atenção e disse que, mesmo sendo muito proveitoso ir à Ásia aprender tais coisas, era mais importante compreender o Dharma, a verdade compassiva capaz de transformar qualquer linha da medicina em prática espiritual.

Aqueles cuja mente é uma jóia que satisfaz todos os desejos geram ao seu redor um campo harmônico, que propicia momentos de intensa sincronicidade. Movido pela aura de onisciência de Kalu Rinpoche, fui transportado da mandala evocada na cerimônia para a mandala do povoado circular da Estupa de Bodnath. Foi lá, sob um céu em que mantras ressoavam incessantemente, que encontrei o primeiro dos meus mestres, Ngawang Chopel. Com o decorrer dos anos eu viria a conhecer mais nove médicos ilustres em Katmandu, cujo treino e cuja experiência abrangiam uma vasta gama de conhecimentos tanto da medicina ayurvédica como da tibetana.

Também recebi ensinamentos de muitos outros, monges, monjas, alquimistas, técnicos botânicos, swamis residentes em templos, o astrólogo do rei e sadhus silenciosos fumando *chillum*; mas o maior dos mestres foi a própria cidade de Katmandu. As chuvas ininterruptas das monções ensinam o cultivo da paciência; mendigos famintos e crianças de rua comovem mais do que os eloqüentes ensinamentos do Dharma; a poluição indescritível das ruas exige total equanimidade; nada melhor para despertar a empatia compassiva do médico pelo sofrimento dos clientes, que ser vitimado pelos mesmos males.

No início da nossa relação de mestre–discípulo, o dr. Chopel generosamente abençoou-me com o seu conhecimento de Sange Menla, o Buda da Medicina, emanação do Buda como médico celestial e fonte mítica de todos os ramos de medicina tibetana. Sange Menla reside numa terra pura, rodeada de fabulosos jardins geométricos, luxuriante flora, animais dotados de propriedades curativas e jóias que satisfazem todos os desejos. De todos os oferecimentos dhármicos que recebi e contemplei durante os meus estudos e viagens, nenhum me influenciou mais que a visão de Sange Menla, representando um mundo ecologicamente renovado, purificado pelo amor e governado pela sabedoria iluminada. Pela bondade do meu mestre e pelo meu próprio empenho na prática contemplativa, tive a visão de que, mesmo sob o véu da noite da alma, o nosso mundo é na verdade a mandala de Sudarshan, "Digno de Admiração", reino daquele que tem o poder da cura universal e cujo corpo é da cor do lápis-lazúli.

Quando contemplamos as divindades, certos estímulos perpassam a nossa consciência, entrelaçando o tempo cronológico e o espaço linear numa dança de arquétipos. À medida que educamos a mente para ver a pureza do mundo, os reinos das divindades se fundem com as percepções que temos em estado de vigília, num transe sutil. Isso acontece especialmente no Himalaia, onde os lugares sagrados estão impregnados de poder psíquico acumulado pelos seres realizados que vêm praticando ao longo dos tempos. Como que correspondendo à visualização do Buda da Medicina no seu paraíso botânico descrito pelos mestres, as plantas começaram a aparecer e invadiram todos os espaços internos e externos da minha cobertura. Pendiam em molhos do teto, cresciam nos vasos pelo chão, enchiam os canteiros do apartamento e das sacadas. Estavam em jarros, arrumadas em prateleiras e espalhadas por onde quer que remédios fossem preparados. Ervas aromáticas destiladas se alinhavam nas estantes altas, pílulas feitas à mão nos armários envidraçados; vários pós e equipamentos de laboratório eram vistos sobre qualquer superfície plana. Os muitos aromas espalhavam-se pela casa, alimentando as imagens dos Budas e dos devas que pendiam das paredes.

A farmácia crescente não esperou muito pelos pacientes. Alquimizadas com agradecimentos pelos seus preciosos dons medicinais, as plantas alegravam-se, e numa tentativa de realizar suas mais elevadas aspirações — participar da consciência corporal humana — atraíam quem delas necessitasse. É verdade que não faltam doenças em Katmandu nem oportunidades para estudar e praticar a medicina; a quase totalidade dos habitantes é portadora de vários tipos de enfermidades. Trazidas pelo karma e vindas de todos os ofícios, profissões e cantos do mundo, as pessoas começaram a chegar a Bodnath. Degustaram os saudáveis paladares da selva, das pradarias nas montanhas, das margens dos rios e das propriedades rurais. Eu também fui a eles por trilhas nas florestas brumosas situadas acima da camada de nuvens, de povoado em povoado com nomes arcaicos, carregando sacos cheios de remédios da farmácia do meu mestre e da minha própria. Mais tarde exportaria caixotes desses tesouros botânicos para meus pacientes em São Francisco e Los Angeles e traria também gente do Ocidente para participar da experiência.

Vim ao Nepal para colher no seu hábitat as afamadas e poderosas ervas das medicinas ayurvédica e tibetana. Viajando pelas povoações e florestas, eu mirava os cumes elevados, as ruas e vielas poeirentas, observando a degradação da natureza estendendo-se pelo Himalaia, destruindo as florestas e ameaçando a existência de preciosas espécies botânicas. Anotava cuidadosamente as palavras dos meus mestres à medida que explicavam as fórmulas capazes de curar grande parte do sofrimento da humanidade, mas sabia que esses tesouros da medicina estavam desaparecendo; muitas dessas plantas e animais pertencem a um mundo em extinção e os seus hábitats estão sendo devastados pela civilização; os animais vitimados por uma caça abusiva movida pela comercialização das espécies. De onde virão os remédios quando as flores, as árvores, as trepadeiras, os capins, arbustos e criaturas selvagens tiverem desaparecido? Mesmo no decorrer de nossa curta vida, a riqueza botânica que encontramos na iconografia do reino do Buda da Medicina está desaparecendo. Estamos perdendo a diversidade da natureza que é o sustento da vida.

Com as viagens e o estudo aprendi como é difícil aliviar os sintomas de uma doença ou trazer bem-estar quando a alimentação é pobre, a miséria é grande e pelas ruas corre o fétido esgoto. Nas viagens de Katmandu para as minhas clínicas na Califórnia, não podia evitar uma sensação crescente de futilidade no caráter superficial da medicina já que, mesmo na relativa riqueza do mundo ocidental, muitas pessoas não dispõem do tempo ou dos recursos necessários para cuidar de seus problemas de saúde. Os métodos de cura holísticos têm resultados excelentes e confiáveis e são passíveis de comprovação terapêutica, mas para que servem se as pessoas não podem custear os tratamentos, os remédios ou as dietas? Os ambientes profissionais e domésticos geram doenças, mas será possível fazer repouso e obter recuperação? De que serve receitar os processos intensos de desintoxicação do Ayurveda se a água, a terra e o ar estão envenenados? Se continuarmos contaminando os elementos nutrientes da terra, transformando-os em toxinas, os mais requintados conhecimentos da medicina moderna ou tradicional não terão aplicação.

À medida que o tempo passava, crescia e brilhava cada vez mais na minha mente a mandala do Buda da Medicina. Confrontando-me com os problemas de saúde que afetam ricos e pobres, jovens e velhos, eu constatava os êxitos clínicos dos remédios feitos à base de plantas. Observei que, reintegrando com harmonia as sociedades dos homens, das plantas e dos animais, podemos prover cuidados elementares para todos e evitar a ameaça global de pobreza, fome, epidemias e extinção biológica que paira sobre o futuro dos nossos filhos. Se tratarmos com compaixão tudo o que tem vida, encontraremos a cura para as enfermidades, alimentos que nos depuram e fortalecem, felicidade e tranqüilidade mental e paz na Terra. Assim, a visão do "Digno de Admiração", como uma preciosa gota de *attar* cuidadosamente destilada por um mestre de alquimia, foi pouco a pouco transformando o meu desencanto em inspiração e esperança de que este jardim, que já foi a Terra parasidíaca dos nossos antepassados, se renovará.

Os generosos mestres transmitiram sem reservas os seus conhecimentos de medicina clássica e fui contemplado muito além de qualquer expectativa. Porém, o Nepal é um mestre intransigente, que exige uma compreensão profunda da vida e da natureza humana adquirida de formas surpreendentes. Eu me deparei com muitas ironias, contradições e mistérios insondáveis. Por que os sublimes mestres são desprezados pelas suas culturas precisamente quando começam a ser considerados e respeitados pelas demais no mundo moderno? Se as práticas espirituais fazem bem à saúde, por que os mestres espirituais padecem de males tão fáceis de serem prevenidos? Por que serão as deusas adoradas em todos os templos e as mulheres tratadas como encarnações inferiores, com conseqüências devastadoras para toda a sociedade? Se as religiões nascidas do Dharma, com todos os seus ritos cíclicos, são a própria trama da sociedade, por que o coração dos homens são tão tragicamente endurecidos? Por que as culturas autóctones abandonam a fartura de um estilo de vida sustentável e buscam o consumismo insustentável do Ocidente? Como um longo e complexo processo alquímico, minha verdadeira educação começou e nos cadinhos dos paradoxos mundanos e espirituais de Katmandu encontrei a revelação dos princípios universais ocultos da cura.

Não é possível adentrar o Ayurveda sem encontrar a alquimia e logo nos deparamos com o mercúrio. Eu queria conhecer os poderes do mercúrio e a água prateada e reluzente dos reinos das serpentes concedeu-me esse desejo. O que descobri foi um paradoxo tão estranho quanto o próprio elemento que é, ao mesmo tempo, gasoso, metálico e líquido. É o sêmen de Deus, segundo os alquimistas do Himalaia, a essência universal dotada de particularidades singulares e semelhantes à mente humana: quando impuras, são mortíferas; quando purificadas, se convertem num sacramento de longa vida que conduz à iluminação. O mercúrio precisa ser manuseado com cuidado e reverência porque seus segredos, perigos e benefícios são mais sublimes, insidiosos e sutis do que se possa imaginar. "Ele potencializa o poder dos seus pensamentos", disse o alquimista do rei, passando para as minhas mãos um grânulo de hidrargírio, incompreensivelmente solidificado.

A alquimia inflama a imaginação, agita a curiosidade, traz à tona anseios místicos e desperta a voracidade pelo ouro. Mas o mercúrio não tem nada de sentimental: é virulento, um veneno que se transmite de geração em geração, acumulando-se rapidamente no cérebro e nos órgãos genitais. Ignorando as conseqüências para a saúde advindas do seu mau uso, permitimos que se torne o corpo estranho mais amplamente assimilado pelo organismo, contaminamos com toxinas complexas as águas, o solo e inevitavelmente a cadeia alimentar. O Ayurveda tem terapias de purificação promissoras para extrair o mercúrio dos tecidos e reverter o mal fisiológico que possa ter causado. Ainda assim, os médicos ayurvédicos e tibetanos também afirmam, com base em milhares de anos de evidência empírica acumulada, que, quando adequadamente purificados, combinados e administrados, os remédios preparados com mercúrio têm poderes curativos relevantes nos males para os quais a medicina moderna não oferece resposta.

Trato os temas da toxicidade mercurial e seu uso medicinal com ambivalência e receio. Tenho visto sofrimentos causados pelo mercúrio, mas em vez de uma cruzada contra as indústrias responsáveis pelo seu mau uso, proponho que sejam verificadas as possíveis medicações disponíveis no Ayurveda. Constatei ainda os benefícios das fórmulas à base de mercúrio utilizadas pelos meus mestres, mas não as posso recomendar sem que sejam comprovadas pela pesquisa moderna. O mercúrio ensinou-me a ser cauteloso, mesmo no tocante às minhas aspirações.

Ainda que não tenha estado presente à transmutação do mercúrio em ouro, posso apreciar a relevância simbólica da alquimia. A mente humana, guiada pelo coração, tem o poder extraordinário de requintar a perfeição da natureza; porém, alienada do órgão da sabedoria de vida, entra na penumbra espiritual e então o mundo padece. Perdidos nas sombras da confusão, utilizamos nossos poderes divinos para transformar os elementos vitais em horrores alquímicos e criamos um legado de enfermidades e devastação biológica. Manipulando o mercúrio na esperança de encontrar um tesouro, alquimistas iludidos, envenenamo-nos com as toxinas da ignorância e da ganância. A mente mercurial é uma jóia que satisfaz todos os desejos, com a qual podemos criar, instantaneamente, tanto a enfermidade quanto a cura. Onde, senão nas três jóias da consciência desperta, da verdade compassiva e da comunidade espiritual, podemos encontrar o coração da sabedoria para uma prática elevada da alquimia?

Em alguma parte do caminho, quando o eco dos meus sonhos reverberou numa jornada através dos elementos que compõem a vida, este livro começou a tomar forma. A sua semente deu os primeiros sinais de vida durante as longas noites chuvosas das monções quando, à luz de vela, a minha imaginação se inflamava com os ingredientes exóticos, as preparações complexas e os notórios poderes curativos das fórmulas dos meus mestres. As folhas deste manuscrito se abriram ao calor do sol das expedições de colheita das ervas, e ele cresceu com a amizade e o diálogo com cada novo mestre, floresceu na aplicação dos seus conhecimentos no meu trabalho clínico e deu frutos durante as minhas meditações. Enquanto a chuva caía nas ruas empedradas e nos campos de arroz já maduro de Bodnath, eu repassava os ensinamentos que recebera durante o dia e enchia os cadernos; agora, sentado na tranqüilidade da floresta da costa da Califórnia, constato que o livro está escrito. Faltam apenas algumas palavras para terminar...

Escrevi este livro pelo amor que dedico aos meus mestres, pelo sentimento de gratidão pelos seus conhecimentos e generosidade e pelo desejo de poder contribuir para a realização das suas aspirações compassivas. O mundo precisa do poder de cura tanto da medicina ayurvédica quanto da tibetana e elas, por sua vez, precisam de apoio para se perpetuar e dar frutos. Os métodos tradicionais de cura, com milhares de anos de experiência em diagnóstico e tratamento, repositórios de uma ótica valiosa nas urgências, têm muito a oferecer nos tratamentos de males crônicos e degenerativos, no fortalecimento do sistema imunológico, nas terapias preventivas, nas alternativas para os antibióticos, na desintoxicação e no rejuvenescimento.

Além do mais, essas filosofias ensinam a interdependência entre o corpo e a terra, a inseparabilidade da consciência e da matéria, a dependência mútua do homem e da mulher e a longa relação do homem na evolução da flora. Estamos doentes, alienados e ansiando pela sacralização da vida e as medicinas tradicionais ayurvédica e tibetana, com a sua profunda reverência por tudo o que vive, são uma fonte inesgotável de sabedoria.

Os métodos da medicina clássica nos apontam o caminho para o bem-estar e para a saúde ecológica global, porque as plantas são o segredo da preservação e restauração do que nos resta da notória e abundante riqueza viva da Terra. À medida que a procura de alimentos e de remédios naturais aumenta, também aumentam as oportunidades de cultivo orgânico, gerenciamento florestal sustentável e cultivo de ervas medicinais. Cada país tem um patrimônio botânico peculiar a ser desenvolvido e comercializado, elevando o nível de vida dos cidadãos, melhorando a saúde, criando harmonia social e revitalizando o estado anímico da coletividade. O Nepal e a Índia, com as suas ricas e variadas características geográficas, climas, culturas e medicinas tradicionais, oferecem plantas singulares cujas bênçãos terapêuticas são necessárias em todo o mundo. O Nepal especialmente, com a sua função histórica de prover inúmeras espécies à medicina ayurvédica e à tibetana, tem a possibilidade de vir a ser um modelo de ecologia sustentável, dirigido por uma cultura espiritual. Os meus mestres que, cada um a seu modo, compreendem como a medicina clássica pode aliviar grande parte dos males de que padecemos, também partilham esta visão.

Os anciãos, que detêm o conhecimento ancestral da cura pelas plantas, estão morrendo. No decurso milenar de suas histórias, os povos que mantiveram uma intensa relação de troca com a natureza presenciam agora a extinção de tradições seculares. À medida que os mestres e seus seguidores nos falam ao longo destas páginas, sejamos parte de suas esperanças e sonhos, relembrando que somos responsáveis por este precioso jardim, vislumbrando o mundo como a mandala sagrada da cura. As sementes de seus ensinamentos estão em nossas mãos. O que faremos com este dom de vida?

Big Sur, Califórnia

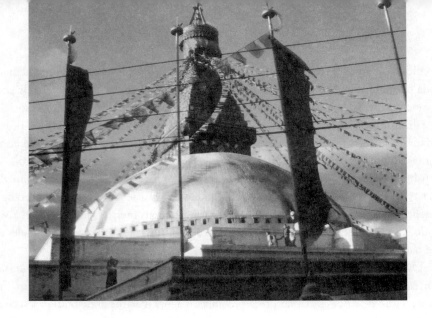

1
O Buda da Medicina

Sabedoria sem palavras,

fruto do silêncio interior.

Sabedoria alimentada no coração

e dispensada com amor.

É assim a verdadeira medicina.

A grande Estupa de Bodnath eleva-se a leste do vale de Katmandu como uma jóia que satisfaz todos os desejos. Da sua agulha dourada, bandeiras votivas em guirlandas e sedas coloridas acenam ao vento, atraindo peregrinos de terras distantes. No patamar superior, divindades em pedra dançam em nichos, ungidas de vermelhão e enegrecidas por anos de incontáveis oferendas de velas. Sob a coroa, olhos delicadamente pintados escrutam as quatro direções — a do norte, na direção da pátria tibetana além dos Himalaias; a do sul, para a selva por onde o Buda peregrinou; a do oeste, para a colina de Svayambhu com a sua própria estupa e labirintos secretos; a leste na direção do Sol nascente.

A geometria harmônica da cúpula da Estupa é caiada pelos monges antes dos festivais religiosos e decorada com gigantescas flores de lótus pintadas em gigantescos arcos de água de açafrão. Nas noites de festa, os sons dos gongos e sinos reverberam no ar e dez mil lamparinas de manteiga transformam os patamares em caminhos encantados de luz. Preces murmuradas diante desse monumento e dirigidas à transcendência são atendidas e as aspirações e os votos de cada um vêm a dar fruto.

A vida da comunidade tibetana no exílio se desenrola em volta da Estupa e nas movimentadas ruas empedradas ladeadas de lojas, residências e mosteiros. Do raiar do dia até tarde da noite, gente de todas as idades caminha ao redor do monumento sagrado, fazendo girar rodas de orações, sussurrando mantras, atenta às crianças que brincam descuidadas. Para completar uma volta são precisos cerca de dez minutos de marcha cadenciada, um pouco mais quando se é idoso ou pouco ágil, e menos, quando se é jovem e vigoroso. O mundo inteiro se encontra ali: os loucos e os mestres iluminados; os mendigos e os ricos benfeitores; moças, mães e velhas esmirradas; os que buscam novos rumos vindos de todas as partes da Terra; os mundanos e os cansados do mundo; todas as feições da humanidade se movem em uníssono, orando, surgindo e sumindo como contas de um rosário, a cada passo, a cada alento.

Há muito tempo que a Estupa me chamava. Lançou sua rede tecida com os raios do Sol nascente das monções e as noites de luar do Himalaia, falou ao som de trombetas feitas com grandes caracóis e de cânticos sonoros. Seus olhos fixavam-me através das divindades pintadas e dos rostos dos lamas que, no Ocidente, de repente, começaram a aparecer na minha vida. Chegou aos meus ouvidos a fama dos médicos tibetanos; experimentei os seus remédios à base de ervas e pedras preciosas purificadas, pequenas pílulas envoltas em seda com um selo em cera. Como uma mandala de areia, que abre as suas portas para os reinos da iniciação, a Estupa teceu os fios do destino, atraindo-me para o seu regaço.

Caía uma chuva leve quando saí do aeroporto de Katmandu, sem destino certo. "Você não vai conseguir fazer que nada aconteça no Nepal", disseram-me ao embarcar, "mas tudo o que você quiser vai aparecer de um jeito ou de outro." Para trás, eu deixara uma clínica movimentada, uma casa confortável e todos os meus pertences; à minha frente, estava o caos das ruas poeirentas, que surgiam à medida que o táxi avançava na direção da Estupa. Cheguei a Bodnath animado, mas cansado: um peregrino budista, um herborista em busca de remédios da floresta do Himalaia. Vinha à procura de médicos que me ensinassem as medicinas tibetana e ayurvédica, que partilhassem comigo os seus conhecimentos e métodos, mas também os seus segredos. Vim, enfim, em busca da realização dos meus sonhos.

Instalei-me perto do monumento sagrado, num mundo exótico e colorido, rodeado de todos os paradoxos terrenos. Monges desfilavam ao redor do enorme mosteiro branco, em frente à minha janela, em seus hábitos de cerimônia, usando chapéus pontiagudos de cor laranja, soprando longas trompas e rufando tambores. No pátio, velhas nepalesas enrugadas, sentadas ao sol, peneiravam areia e quebravam pedra para fazer brita. Crianças franzinas subiam escadas quase verticais com sacos de cimento aos ombros. Ao pé dos monumentos sagrados folheados a ouro, mendigos erguiam as mãos leprosas, demonstrando com eloqüência a nobre verdade do sofrimento que o Buda ensinou. Os olhos da Estupa tudo contemplavam impassíveis, enquanto eu caminhava pelas ruas empedradas onde, por entre a poeira, a devoção chegava a sorrir.

Ao entrar na clínica de um médico tibetano, saudou-me o olor pungente das ervas das montanhas. Ao longo das paredes ou em grandes bacias metálicas estavam empilhados sacos de plantas aromáticas para serem manipuladas e reduzidas a pó. Nas prateleiras alinhava-se um grande sortimento de vidros com pílulas de diferentes tamanhos e cores. Na varanda, jovens monges conversavam e riam enquanto preparavam as fórmulas. Um velho monge, sentado sob um grande retrato do Dalai Lama, auscultava atentamente o pulso de um paciente, seus olhos invisíveis por trás de óculos escuros. Manteve-se assim diante dos muitos tibetanos que esperavam para consultá-lo e estava ainda concentrado quando entrei. Ali mesmo, naquela sala, estava o que eu tinha vindo buscar de tão longe.

A consulta com cada paciente levava menos de dez minutos. Para confirmar o diagnóstico, o dr. Ngawang Chopel fazia uma ou outra pergunta; seu assistente passava a receita que era aviada ali mesmo na humilde farmácia. Com a cabeça latejante, sentei-me num banco. Na véspera, eu acordara fraco e febril, passara o dia de calor úmido acamado no quarto de concreto, sob a atmosfera pesada e poluída de Katmandu. O esgoto corria a céu aberto pelas ruas medievais; cachorros com sarna e vacas desgarradas procuravam comida nos montes de lixo podre e pesava no ar o pó de carvão dos fogões. Durante a noite, raios estrondaram na povoação e nos campos secos de arroz; ao amanhecer, os sons arcaicos dos rituais monásticos chegaram, por entre a espessa neblina, até à minha cama e ao meu sono agitado. Enjoado e tonto, percorri as vielas estreitas, que exalavam um fedor insuportável, até a casa do médico-monge.

Quando chegou a minha vez, ele tomou o meu pulso gentilmente, premindo os dedos experientes na artéria radial. As pulsações febris eram evidentes e fáceis de serem diagnosticadas. "Bílis", disse o velho médico em tibetano e começou a contar as pílulas para a receita. Quando me levantei para sair, expressei o meu desejo de estudar medicina e perguntei-lhe se me aceitaria como discípulo; a pergunta foi traduzida pelo assistente e recebida com um sinal afirmativo e um sorriso afetuoso: "Volte quando estiver melhor."

Eu não sabia falar tibetano, o dr. Chopel não sabia falar inglês e nenhum de nós sabia falar nepali. Sonam Topgyal era o melhor intérprete de Katmandu, tradutor profissional, professor de tibetano na Universidade Tribuvan; tinha também estudado medicina durante seis anos com um médico tibetano. Após uma conversa amistosa acertamos as condições e o preço e o jovem passou a ser um valioso acréscimo à minha jornada educativa. Sonam conhecia Amchi-la ("honorável médico"), como respeitosamente o tratava, e ficou feliz por também estar recebendo ensinamentos.

No dia seguinte, encontramo-nos em frente ao prédio de apartamentos temporariamente alugado ao mosteiro do dr. Chopel, Shelkar Ling. O sol da tarde esturricava as ruas poeirentas; eu tinha melhorado com as pílulas que Amchi-la receitara, mas ainda me sentia fraco; vários monges nas varandas preparavam os remédios. Alguns dos mais jovens despencaram em chilreada escada abaixo para nos cumprimentar e conduzir às dependências do doutor que, sentado na sua minúscula clínica, atento, examinava o pulso de um paciente. Quando terminou a consulta, o dr. Chopel, arrastando os pés, apareceu à porta da saleta e convidou-nos a entrar.

Os aposentos do médico eram tipicamente tibetanos. Estreitos divãs cobertos com tapetes estampados com dragões, encostados nas três paredes de cimento; um armário com portas de vidro com estátuas de Budas envoltas em lenços brancos; tankas de divindades na parte superior das paredes e cuias de oferecimentos no patamar das janelas. Todos os livros e instrumentos ritualísticos do dr. Chopel se amontoavam na extremidade do divã, onde ele estudava ou meditava sempre que não estava dando atendimento.

O velho monge recolheu nas mãos suas amplas vestes, subiu no divã no lugar de costume e sentou-se apontando-nos a sua esquerda. Despachou um monge, ainda menino, para preparar o chá na cozinha e instalou-se, as pernas cruzadas, sobre os estranhos tapetes vermelhos estendidos na cama humilde. O monge regressou com várias tigelas em porcelana e duas garrafas térmicas de chá escaldante. Podíamos escolher entre o chá com leite em pó e açúcar e o chá de manteiga, o que se bebe no Tibete. Pedi chá de manteiga e o sorvi, enquanto o dr. Chopel e os monges observavam-me da saleta, esperando a minha reação. O chá tinha gosto de canja de galinha fervida com sal e manteiga. Amchi-la sorriu e perguntou se eu tinha gostado; os monges riram e foram saindo pelo corredor: o momento e o chá estavam perfeitos.

O dr. Chopel retirou do armário um manuscrito comprido, envolto num lenço de seda, o qual desenrolou com cuidado. Tratava-se do *Gyu Shi*, os *Quatro Tantras*, ou "tratados extensos", que continham os ensinamentos de base da medicina tibetana. O médico ajustou os óculos escuros e começou a aula.

"A medicina tibetana começa com Sange Menla, o Buda da Medicina", explicou o velho monge. Falava baixo e com firmeza, numa voz ao mesmo tempo aguda e seca; e as instruções concisas e substanciais que transmitiu a seguir continham uma riqueza de conhecimentos.

Nos anos em que o Buda Shakyamuni fundava as primeiras ordens monásticas, a prática da medicina por monges ou monjas se restringia à comunidade religiosa. Muitas das regras disciplinares estabelecidas pelo Buda, tais como comer uma vez por dia, tinham o propósito de evitar intoxicações alimentares e contribuir para a salubridade de vida dos monges, mas pouca importância davam à saúde em si. A tônica dos ensinamentos era a prática da meditação e da disciplina para alcançar a iluminação, o supremo estado de libertação do sofrimento.

Após a morte do Buda, pouco a pouco, a medicina passou a ter um papel cada vez mais relevante no budismo. Essa mudança foi impulsionada pelo florescimento da tradição Mahayana, que afirma o rápido desenvolvimento espiritual quando se atende às necessidades dos outros. Assim, monges e monjas foram responsáveis pela difusão dos ensinamentos e das práticas da medicina clássica por toda a Ásia. Juntamente com a integração das artes terapêuticas na doutrina de compaixão do Buda, surgiram vários médicos bodhisattvas, Budas universais que seriam venerados como formas divinas da iluminação. O primeiro a surgir foi Sange Menla, "O Rei dos Remédios", que residia num dos reinos paradisíacos, o Buda da Medicina de que nos falava o dr. Chopel. Este acréscimo ao panteão budista ganhou muitos adeptos na Ásia e foi, mais tarde, assimilado pelas escolas de medicina tibetanas como a fonte dos *Quatro Tantras*, os textos-raiz que se encontravam na mesa diante do meu mestre.

"Como não temos a boa ventura de ver diretamente a sua forma pura", o dr. Chopel explicou, "para ser útil aos seres, o Buda entrou em estado meditativo e, enviando as suas emanações para o mundo, manifestou-se em formas perceptíveis."

No mundo mágico da medicina tibetana clássica, as diferenças entre os acontecimentos históricos, míticos e arquetípicos são difusas e as linhagens dos médicos, sábios e eremitas que praticam as artes terapêuticas, se confundem com as das divindades celestiais. Como conseqüência desse aspecto multidimensional da história da medicina tibetana, temos muitas explicações sobre quem ou o que é a divindade Sange Menla, tema de pesquisa e debate ao longo dos séculos.

Segundo uma das doutrinas marcantes da filosofia tibetana, quando um Buda "põe a girar a roda do Dharma", quer dizer, transmite ensinamentos que conduzem a um nível mais consciente de existência, ele aparece na forma de uma divindade e o mundo é, ao mesmo tempo, transformado na morada correspondente ao reino sagrado da mesma divindade. Há muitas versões que descrevem os detalhes de quando e onde o Buda histórico, Shakyamuni, manifestando-se como Bhaisajyaguru, transmitiu os ensinamentos de medicina; uma delas diz que foi no noroeste da Índia, enquanto outras dizem ter sido em vários outros reinos paradisíacos.

"Enquanto em estado meditativo", continuou o dr. Chopel, "raios de luz brotaram do coração do Buda da Medicina. Sob o efeito desses raios, todos os seres existentes foram depurados da profunda ignorância e de pensamentos maléficos. Seus males foram curados e os três venenos, a ignorância, a raiva e o desejo, apaziguados."

O que o meu novo mestre descrevia eram séries de acontecimentos cósmicos que precedem todos os ensinamentos do Buda, à medida que os poderes da sua mente iluminada foram se manifestando. Esses fenômenos são recriados nas meditações tibetanas como visualização de luzes de cores diferentes que emanam dos centros de energia, tanto de quem medita como da divindade invocada. Os raios emanados por quem medita têm a finalidade de purificar corpo, palavra e mente, enquanto os que se imagina irradiarem da divindade, vêm permear todo o nosso corpo e conferem vários graus de iniciação.

"Dessa luz, a emanação da mente de Sange Menla surgiu como o sábio Rigpe Yeshe, "Sabedoria da Ciência". Nesse momento, ainda muitos outros Trang Sung (Os que Só Dizem a Verdade) apareceram ao mesmo tempo que um infinito número de deuses e deusas, humanos e outros seres, budistas e não-budistas. Rigpe Yeshe permaneceu no céu e transmitiu os ensinamentos para os ouvintes:

> "Ó amigos, sei o que estou dizendo. Se quiserem estar livres de doenças ou poder curar enfermidades, precisam conhecer os seguintes preceitos da medicina: uma longa vida se obtém graças à dedicação aos valores espirituais; se quiserem fortuna e sucesso, estudem esses preceitos; se quiserem alcançar a iluminação, extirpando a causa da ignorância ou aliviando o sofrimento dos seres nos seis reinos, estudem esses preceitos. Se quiserem ser respeitados pelos seus pares como líderes, estudem os preceitos que conduzem a essas realizações."

Então, da língua do Buda da Medicina brotaram raios de luz multicoloridos que se espalharam pelas dez direções, purificando a negatividade da maledicência, curando os males causados pelo desequilíbrio dos humores no corpo e pacificando os demônios.

"Como entre os ouvintes ninguém era capaz de fazer perguntas", o dr. Chopel continuou, "brotou da língua de Sange Menla a forma de Yi Le Ge (Nascido da Mente), que caminhou ao redor do Buda da Medicina e, prosternando-se, rogou-lhe que transmitisse os ensinamentos."

O dr. Chopel fez uma pausa para esclarecer o significado do texto. "Este texto foi composto no formato de perguntas e respostas entre duas emanações da mente e da palavra do Buda da Medicina", disse. Achei fascinante esse relato da origem dos livros mais sagrados da medicina tibetana; sorvi o chá salgado, anotei todos os pormenores e dei graças pela sorte de poder ouvir o diálogo entre dois sábios, emanados do coração e da língua de uma divindade que, por sua vez, era a miragem celestial nascida da meditação do Buda.

"Se isto é verdade, como é que podemos estudar este assunto?" perguntou Yi Le Ge. "Pelo estudo do *Gyu Shi*, os *Quatro Tantras*, que ensinam a ciência médica", replicou Rigpe Yeshe.

"O título completo do *Gyu Shi* é *Dutsi Nyingpo Yenlag Gyepa Sangwa Men Ngak Gi Gyu*", explicou o dr. Chopel, "o que quer dizer 'O Tantra do Coração de Ambrósia:

O Ensinamento Secreto Oral dos Cinco Ramos da Ciência da Cura'." Uma tradução opcional do longo título é *Tantra das Instruções Secretas sobre os Oito Ramos da Essência do Elixir da Imortalidade.*

"*Dutsi* quer dizer néctar", continuou o dr. Chopel, "a água dos deuses com três qualidades: quem a toma fica curado de qualquer doença sem necessidade de remédios; é um elixir de longa vida e nos liberta dos apegos e, portanto, do sofrimento. Este texto exemplifica estas três qualidades. *Nyingpo* quer dizer 'coração da essência' do dutsi. *Yenlag gyepa* quer dizer 'os oito ramos da cura'; são as subdivisões da fisiologia e da medicina interna, pediatria, ginecologia, males causados por espíritos maléficos e fantasmas, tratamento de feridas causadas por armas e ferimentos, venenos, terapia de rejuvenescimento para idosos e tratamento de infertilidade e impotência.

"*Sangwa* quer dizer 'secreto'. O texto é dado aos que estão capacitados para ouvi-lo e lê-lo, mas não aos que não estão, aos que só querem conhecer ou experimentar, aos que querem usar o conhecimento para ferir, aos que são motivados pelo desejo de alcançar fama e riqueza. *Men ngak* tem muitos significados, um dos quais é, 'o mundo que aproveita'; são instruções sobre a forma correta de se fazer as coisas, mostrando o que deve ser ou não feito. Men ngak também quer dizer 'a essência do aconselhamento ou da instrução'. Em geral, quando aconselhamos ou instruímos alguém, favorecemos a nossa própria interpretação. Este texto está livre desse tipo de ambigüidade."

O dr. Chopel fez uma pausa antes de começar a ler o texto. Resumiu dez das considerações preliminares que tradicionalmente precedem os textos canônicos. "Os primeiros versos são dedicados ao Buda da Medicina, elogiando e louvando os seus feitos. Sange Menla é chamado de 'aquele que revela e explica as sutilezas do texto sem qualquer engano'. A seguir o autor oferece prosternações."

O doutor passou então ao corpo principal do texto. A primeira parte invoca a visão da terra pura surgida ao redor do Buda da Medicina, enquanto transmitia o Dharma da cura para a elevada assembléia.

"O Buda da Medicina transmitiu os ensinamentos de um lugar que não tem imperfeições, é agradável ao olhar, bom para viver e transbordante de Verdade. Aqui se encontra um palácio feito de pedras preciosas medicinais com o poder de curar todas as doenças; são refrescantes para os males ardentes e ardentes para os males frios, satisfazem todos os desejos e afastam os espíritos malévolos. Aqui estão todos os tipos de remédios tais como flores, árvores, ervas, águas minerais, pedras preciosas e animais. No centro do palácio se encontra um trono no qual está sentado o Buda da Medicina, rodeado pelos discípulos dos deuses e sábios, budistas e não-budistas. Sange Menla está em estado de profunda meditação, com a intenção de curar todos os tipos de sofrimento."

A meditação de Bhaisajyaguru envolve todos os seres em toda a extensão do espaço. Da sua testa sai uma luz branca, que purifica os nervos e desintoxica os canais da mente e da respiração. Esses raios dissolvem as aflições provocadas pelo desejo e conferem paz interior, contentamento e harmonia nas relações. A sua garganta emite luzes vermelhas que purificam o sangue, pacificando as aflições provocadas pela raiva, trazendo bem-aventurança e realização das aspirações. O seu coração emite luzes azuis, que absolvem as más ações do corpo e da mente, expandem a consciência espiritual e realçam o poder de atração positiva.

A complexa mandala da cura, com elaboradas imagens e detalhes, contém importantes informações codificadas, tanto para o discípulo quanto para o médico, as quais, associadas a uma inspirada simbologia, são capazes de elevar a mente e despertar a força vital dos enfermos.

Eu era capaz de vislumbrar a terra que meu mestre descrevia. Da fria Montanha Nevada do norte, onde é forte o poder da Lua, vêm o sândalo e a cânfora, a genciana e a alcaçuz, remédios refrescantes que fazem baixar as febres. No sul, onde se eleva a Montanha do Raio e prevalecem as energias solares, crescem remédios quentes como a pimenta, a canela, o gengibre, que livram o corpo das enfermidades frias. No leste, na Montanha Perfumada, crescem diferentes espécies de árvores de myrobalan (arura), com o poder de curar todas as enfermidades do corpo. No oeste, eleva-se a Montanha Refrescante, de onde nos vêm excelentes remédios como noz-moscada, cravo, açafrão, minerais e cristais, e fontes de águas quentes medicinais. Todas as formas de vida encontram-se nas florestas e nos campos — pavões, elefantes, tigres, papagaios, ursos — que nos fornecem remédios valiosos. Ao redor do palácio do Buda da Medicina, os médicos se empenham na sua prática nobre, cultivando plantas medicinais, preparando elixires curativos, diagnosticando e fazendo vários tipos de terapias.

No centro desse reino está Sange Menla, cuja mente onisciente navega pelo vasto oceano da compaixão. Ele está sentado num trono de jóias que falam e têm o poder de afastar todos os obstáculos encontrados no caminho da saúde e da felicidade. Habita um palácio feito de ouro, prata e pérolas de muitas cores. O seu corpo, translúcido e etéreo, é azul-escuro, como um arco-íris luminoso, que revela a dimensão espacial da sua sabedoria e o seu amor imparcial por todos os seres. Uma visão de perfeição: ele está sentado em lótus, na posição de quem adquiriu o domínio de si mesmo, com as vestes cor de açafrão, símbolo de calor e de virtude interior. Da ponta de seus dedos jorram bênçãos; de sua boca, enquanto ensina, cascatas de luzes cintilantes. A mão esquerda aberta sobre o regaço, significando a sua equanimidade, segura uma cuia transbordante de néctar de longa vida. A mão direita está aberta sobre o joelho num gesto de suprema generosidade, levando o dom da cura e da renovação: um ramo com frutos da árvore universal da medicina.

Bhaisajyaguru é a divindade protetora da medicina tibetana, mentor arquetípico dos médicos e discípulos e fonte de cura dos que padecem. Preparando suas fórmulas, os médicos recitam mantras para o Mestre dos Remédios; receitar e tratar são formas de oferecimentos para a divindade. Sange Menla é invocado diariamente nas universidades de medicina do Tibete com música e cânticos litúrgicos. Os alunos aprendem que tudo nos vem da divindade: os remédios são suas oferendas; os professores, a sua personificação viva e os livros e os ensinamentos, as suas palavras. Por toda a Ásia e ao longo de incontáveis séculos, os templos de Bhaisajyaguru atraem os peregrinos da saúde.

O Buda da Medicina é a fonte mitológica da medicina tradicional tibetana. A sadhana, ou disciplina espiritual da invocação da divindade, retoma as suas origens através da história. Ao som de tambores, trombetas, sinos e caracóis musicais, a liturgia descreve como ele surge da sílaba sagrada que representa a mente do Buda. O seu corpo, o palácio de pedras preciosas, os guardiães das dez direções, os deuses e sábios acólitos que se manifestaram por ocasião da transmissão dos seus ensinamentos, a mandala dos remédios da natureza são trazidos à vida por loas, que contribuem para a visualização na mente do praticante. Os raios de luz, que o Buda emitiu em tempos imemoriais, são outra vez emitidos para o bem de todos os seres. Ao final da visualização, os participantes da sadhana fazem oferecimentos à divindade, reais e simbólicos. Depois meditam, mantendo o enfoque da corrente da concentração, seqüencial ou simultâneo, nas luzes de cura, nas sílabas do mantra, na divindade visualizada diante deles e neles próprios como a divindade. No fim da prática, elevam-se mais orações pela cura universal, a divindade visualizada se dissolve no corpo dos praticantes e um estado de absorção meditativa é mantido tanto tempo quanto possível.

Essa meditação ritualística e de muitas facetas é uma das características do budismo tibetano; é um tesouro que vem contribuir para as práticas espirituais do mundo, de onde emanam bênçãos divinas e cura em níveis profundos.

O sofrimento e a enfermidade estão diretamente associados à natureza instável da mente. Pensamentos insistentes, caóticos e estressantes perturbam o fluxo da força vital nos nervos e canais e causam um desequilíbrio fisiológico. O equilíbrio pode ser restaurado reconduzindo-se a mente agitada para um estado de fluxo natural, por meio de uma postura adequada, ciclos suaves de respiração e períodos cada vez mais prolongados de manutenção da visualização. A estabilização da atenção produz muitos efeitos benéficos que contribuem para a cura do corpo, para a percepção de uma realidade mais abrangente, para atenuar o sofrimento e aumentar o estado de felicidade. Efeitos que são especialmente potentes quando a mente se concentra num símbolo da consciência elevada que desperte a fé, tal como o de uma deidade, e é acalmada com a vibração sonora dos mantras. O estado de concentração sem tensão, tal como é praticado na sadhana da divindade, pode induzir mudanças fisiológicas positivas, tais como as sensações de leveza e de expansão e a intensificação da circulação e do calor.

Um benefício mais sutil, mas talvez mais profundo, é a mudança na autopercepção que ocorre quando imaginamos a nossa forma física se dissolvendo e sendo substituída por um corpo etéreo de arco-íris. Na primeira fase da prática, o meditante imagina e sente o corpo sólido tornando-se etéreo como o espaço vazio, para depois se recriar na forma da divindade, durante a maior parte da sadhana. Na etapa final da sadhana, esse processo é repetido, primeiro dissolvendo a visualização da divindade em nós mesmos e, depois, permanecendo na vacuidade semelhante ao espaço aberto da consciência sem dar origem a um conceito de eu para, enfim, reemergir no próprio corpo. Esse método de dissociação das percepções ordinárias, de penetração na vacuidade, de aparecimento como divindade, e de volta através da vacuidade para o corpo físico, ensina a mente ávida a se liberar dos apegos habituais e das manifestações de aparências perecíveis. O objetivo desse tipo de meditação é alcançar a libertação espiritual. Projetando e recolhendo repetidamente a consciência para o interior e para o exterior das formas grosseiras e sutis, o meditante reconhece que a "realidade" é de natureza ilusória e criada pela mente.

A meditação da divindade é a arte de fazer surgir bênçãos, identificando-se com a divindade, numa alquimia interior que gera na mente os atributos espirituais da divindade numa nova forma. Numa sadhana, tal como a de Sange Menla, vive-se o mito através de rituais e de concentração, que despertam a vitalidade da psique e os seus efeitos mágicos e transformativos. A visualização da divindade, abençoando-nos com raios de luzes purificadoras, coberta com os adornos auspiciosos de seus atributos e rodeada de imagens da natureza pródiga, afeta positivamente a mente, traz inúmeros benefícios para o paciente e sabedoria para os médicos. Enfocando com devoção a imaginação contemplativa no imaginário sagrado, os meditantes aprendem a perceber o mundo externo como uma terra pura da medicina, o corpo como um palácio celestial e seus próprios pensamentos como a mente da divindade. Essa é a soberba divina de se saber uma divindade e de saber que o mundo externo é uma terra pura emanada de si mesmo.

"Uma das primeiras coisas que o aluno de medicina tibetana aprende", disse o dr. Chopel, "é que tudo o que existe no mundo é potencialmente curativo. Aprendemos a ver o mundo como a mandala do Buda da Medicina. Não existe nada que não possa ser preparado ou purificado numa substância com valor medicinal." O doutor então contou a história de Jivaka, um dos maiores médicos da antiguidade na Índia e que cuidou do Buda e da sua sangha.

"Quando ainda jovem, Jivaka era muito estimado pelo seu mestre e pelos colegas. Nada estava além da sua capacidade para memorizar e compreender; sua dedicação ao estudo, seus conhecimentos eram insuperáveis. Um dia o mestre resolveu pô-lo à prova. Reuniu seus quatro discípulos dizendo: 'Tragam-me qualquer coisa que não tenha o poder de curar.'

"Passados uns dias, o primeiro discípulo regressou com uma planta desconhecida. 'Encontrei esta planta que parece não ter propriedades curativas', disse. O mestre cheirou-a, saboreou-a e depois mostrou como extrair suas propriedades curativas.

"Uma semana depois, o segundo discípulo voltou com a carcaça de um bicho. 'Trouxe esta carcaça fedida porque parece inútil', disse. O mestre mostrou ao discípulo como, através do cozimento, podiam ser extraídas as suas propriedades curativas.

"Na semana seguinte, voltou o terceiro discípulo com uma pedra. 'Encontrei esta pedra que creio não ter propriedades curativas', disse ele. O mestre ensinou-lhe técnicas alquímicas que transformavam pedras e minérios em elixires curativos.

"Passado muito tempo, Jivaka voltou de mãos abanando. 'Procurei em toda parte', disse ele, 'e não encontrei o que quer que fosse que não possuísse propriedades curativas.' Foi assim que Jivaka demonstrou a sua elevada capacidade de compreensão."

Umas quatro horas depois de termos chegado ao gabinete do dr. Chopel, ele terminou a sessão. Sonam e eu alongamos as nossas pernas dormentes, calçamos os sapatos e agradecemos. Ele fez um gesto vago com as mãos, envolveu os textos sagrados no lenço de seda colorida, pedindo que regressássemos no dia seguinte no mesmo horário.

Fora, as crianças brincavam na rua, gente se postava na soleira das portas e uma ou outra vaca deambulava solitária pelas vielas. Começava a anoitecer e os peregrinos aglomeravam-se no fim da rua ao redor da Estupa ainda ensolarada, enquanto raios riscavam os céus em toda a periferia do vale. Despedindo-me de Sonam, juntei-me a eles, circunambulando o monumento sagrado.

A noite caiu e continuei caminhando com os demais peregrinos pelas oradas, a mente transbordando do imaginário mítico da medicina tibetana. Pensei nos comentários finais do meu novo mestre enquanto caminhava pelas lajes de ardósia dos moinhos de rezas. "Há relatos que nos chegam através dos séculos", disse ele, "de pessoas afortunadas que se defrontaram com o Buda da Medicina, que lhes ofereceu elixires mágicos e a cura instantânea de seus males."

Olhei para os fiéis à minha volta. Alguns oravam diante dos altares do Protetor irado Mahakala; outros suplicavam ao gigantesco Buda Maitréia ou ofereciam incenso nos templos dos mosteiros dispersos pelas ruas empedradas. Velhas monjas prosternavam-se nos caminhos lajeados; mães ajudavam os filhos a acenderem lamparinas de manteiga e monges recitavam suas orações. Não era difícil imaginar os encontros com o Buda da Medicina que Amchi-la descrevera. Numa terra onde as divindades escolheram viver entre as pessoas, tudo é possível.

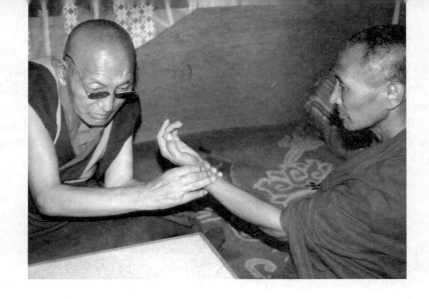

2
A ÁRVORE DO CONHECIMENTO

Para um bodhisattva que procura alcançar a iluminação, não existe nenhum obstáculo maior do que a doença! Quando os seres vivos são oprimidos por uma enfermidade física, o espírito não tem paz. Como é possível atingir a perfeição nessas circunstâncias? O bodhisattva que se empenha em alcançar a iluminação deve, portanto, curar-se primeiro das doenças do corpo.

SUTRA GANDAVYUHA

O consultório do dr. Chopel fazia lembrar as clínicas de curandeiros de aldeia: uma mesa para escrever, o chão de cimento e estantes cheias de frascos com pílulas. Seria humilde e despojado, se não fosse a luxúria de fragrâncias que emanavam do depósito da farmácia de manipulação. Seus procedimentos clínicos eram simples, consistindo, sobretudo, de um diagnóstico aprofundado do pulso sobre o qual baseava seu receituário de plantas medicinais. Amchi-la sentava-se num banco à mesa, com as pernas cruzadas, de costas para a janela que dava vista para os campos de arroz. Seu semblante era ao mesmo tempo sério e carinhoso e os pacientes correspondiam com silenciosa humildade. Oferecia conselhos práticos e espirituais enquanto contava as pílulas, que retirava dos frascos nas estantes, colocando-as em papelotes.

Eram pílulas da medicina clássica da antiguidade tibetana. Seus ingredientes têm origem na terra, manipulados por mãos guiadas por conhecimentos transmitidos de geração em geração e abençoados com rezas. As fórmulas datam de muitos anos, algumas de vários séculos. A farmacopéia, que preservava o conhecimento médico, constava de rolos impressos com blocos de madeira e arrumados junto aos sacos de plantas medicinais. Às vezes, as fórmulas constavam de ingredientes comuns e fáceis de serem encontrados, como especiarias e plantas medicinais regionais; às vezes, também de gemas preciosas ou de espécies da flora difíceis de encontrar. Algumas eram simples, incluindo poucas substâncias; outras eram complexas, com uma centena ou mais de ingredientes.

Outros remédios eram feitos com preparações alquímicas extraídas de mercúrio purificado, enxofre, ferro, cobre, coral e pérolas; os médicos de então usavam todos os cristais imagináveis: sal, gemas e minerais, considerando as suas propriedades terapêuticas. Os ingredientes precisavam ser purificados com instrumentos e técnicas complexos, transmitidos de geração em geração; substâncias que exigiam meses de labor diário para extrair por completo todos os elementos tóxicos. Médicos alquimistas e seus alunos dedicavam dias e noites ao trabalho meditativo nos laboratórios equipados com pilão, moinhos, destilarias, panelas de ferro, urnas de barro, fornos e lareiras.

Com o almofariz, amassavam com cuidado as substâncias preciosas extraídas dos veios da terra ou do fundo do mar; deliberada e pausadamente, agregavam outros minerais e substâncias extraídas de plantas medicinais. Ao final de cada procedimento, o material expelia mais toxinas para serem lavadas ou destiladas da mistura. Alguns procedimentos levavam meses para que o pó triturado fosse repetidamente destilado e misturado novamente até estar pronto para o consumo. A essência purificada do ingrediente original era então acrescentada a outros ainda na preparação da fórmula final. As minúsculas pílulas, nas prateleiras da farmácia do dr. Chopel, eram o resultado de séculos de experiência, prática médica e observação, momentos de inspiração, acidentes e revelações divinas. Suas preparações de incontáveis sabores eram fruto de linhagens ancestrais de iatroquímicos, médicos que alquimizavam seus próprios remédios.

Quando ainda jovem, o dr. Chopel se embrenhava pelas regiões mais remotas para colher as plantas de que necessitava e trazia as melhores, em plena pujança. Agora, porém, se abastecia no mercado das plantas medicinais, no Asan Tol de Katmandu. Contudo, o laborioso processo de preparação das substâncias medicinais extraídas da flora continua sendo feito, como antigamente, pelos monges e aprendizes do mosteiro. Para preparar uma fórmula, o doutor pesava as plantas ou os seus componentes numa grande balança, colocando-as em seguida em bacias de metal. Os corpos aromáticos das plantas eram então pulverizados com um almofariz e peneirados. Quase todas as farmácias que preparam remédios da medicina ayurvédica ou tibetana têm máquinas de moer para acelerar o processo, mas os herboristas tradicionais sabem que o calor gerado pela máquina destrói a substância volátil das plantas, diminuindo a sua potência. Reduzidas a pó, as plantas são misturadas com água ou várias decocções fazendo uma pasta. Uma colher especial era usada para determinar a quantidade exata de pasta para cada pílula preparada separadamente pelos monges que, sentados em círculo, conversavam e riam. Quando prontas, eram colocadas em bandejas de palha para secar e, vários dias depois, já duras, para que pudessem ser armazenadas por mais tempo, eram polidas num tubo fechado nas duas extremidades, que dois monges balançavam de um lado para outro. Depois eram contadas e colocadas nos vidros ao lado da mesa do médico.

Amchi-la avisava-me sempre que recebíamos ingredientes especiais como, por exemplo, quando chegou do Tibete uma bolsinha com ouro purificado para as fórmulas das "Pílulas Muito Purificadas de Cristal da Lua". Esse medicamento extraordinário era composto de 34 ingredientes, tais como açafrão, noz-moscada, minerais e metais preparados para consumo humano e substâncias extraídas de animais como cálculos de vesícula de elefante. Eram receitadas como antídotos, para tratamento de parasitas e febres crônicas. O dr. Chopel nos dizia: "É difícil preparar estes remédios da maneira rigorosamente tradicional. Muitos dos ingredientes só eram encontrados no Tibete e já não existem." Como os demais herboristas, que se deparavam com a falta de ingredientes importantes, o dr. Chopel era muitas vezes compelido a substituir ou finalizar as suas fórmulas sem os principais ingredientes.

A maravilhosa farmácia de Amchi-la estava repleta dos remédios que eu viera buscar. Numa velha lata de Ovomaltine eram guardadas pequeníssimas pílulas negras de genciana e outras raízes amargas para debelar as patologias biliosas e ajudar na recuperação do fígado depois de hepatites. Noutra, eram guardadas grandes pílulas castanhas preparadas com tronco de aquilária e especiarias quentes que tranquilizavam a mente e o sistema nervoso. Outras pílulas eram feitas com sementes de romã e cal, cujos sabores limpam a mucosidade do estômago, ou com o suave sândalo e flores refrescantes que fazem baixar a febre. Havia dezenas de garrafas enfileiradas nas estantes da farmácia, enquanto muitos outros remédios estavam empilhados em sacos perto da entrada ou guardados nos armários.

Junto ao doutor estavam as preciosas pílulas "Rinchen Rilbu", recebidas do Instituto Médico Tibetano na Índia ou vindas dos hospitais de Lhasa do outro lado do Himalaia, cada uma envolta em seda colorida, atada com um fio e selada com cera. Entre elas estava a "Pílula da Pedra Preciosa que Satisfaz Todos os Desejos", que dizem ter o poder de curar convulsões e paralisia; a "Pílula de Grande Acumulação", que elimina as toxinas do sistema digestivo; a "Grande Pílula de Ferro", que trata os olhos; a "Velha Pílula Turquesa" para refrescar o fígado inflamado e a "Coral 25" para as febres cerebrais e ósseas. A mais rara de todas era a "Grande Pílula Negra", preparada com mais de cem ingredientes.

Essa humilde clínica com remédios das selvas e montanhas do Himalaia, dos trópicos da Índia e das encostas do Nepal era um ambiente familiar impregnado da presença das plantas com seus poderes ocultos. Lembrava as minhas próprias clínicas, bem fornidas com a flora medicinal do Oriente e do Ocidente, armazenada em grandes armários de madeira, no velho estilo dos boticários. Aqui, o armário se assemelhava aos que eu usara quando ainda aprendiz em Chinatown, no meu primeiro período de aprendizado formal da medicina chinesa.

Os pacotes de flores de crisântemo estavam empilhados por trás do vidro do balcão, embrulhados em papel pardo e amarrados com barbante. Com elas preparava-se uma infusão adocicada muito apreciada pelas senhoras de idade, que faziam remédios caseiros, para debelar as febres e aliviar a inflamação nos olhos. Elas eram acrescentadas às receitas passadas pelo médico residente em caligrafia chinesa. Quando os recipientes que continham as flores começavam a esvaziar, desamarrávamos um pacote e sacudíamos as flores, que se desfaziam, espalhando o pólen amarelo como delicados raios de sol caindo no papel pardo e espalhando o seu aroma vindo do além-mar.

A singela e agradável tarefa de preparar os crisântemos ocupava mais ou menos uma hora. Como era costume delegar um aprendiz para a tarefa, era natural que eu, o novato, fosse solicitado. Apanhei o primeiro pacote de flores adocicadas, cortei o barbante e abri-o: tinha começado o meu aprendizado de herbalista.

O proprietário da loja de plantas medicinais, o dr. Man Sang Yu, era um herbalista respeitado na comunidade chinesa. Sua esposa informou que ele não estava interessado em me aceitar como aluno, mas continuei freqüentando a loja e adquirindo quantidades regulares dos remédios exóticos, que enchiam os grandes vidros e as muitas gavetas da Companhia Yang Sang. Finalmente, um dia, ele sucumbiu e autorizou a minha integração ao grupo que atendia por trás do balcão, pesando e preparando as receitas que passava para os clientes.

Mas o dr. Yu também tinha outros trabalhos para o jovem branco. Por vezes, pegava uma vassoura e apontava para o chão, já que nem ele sabia falar o inglês nem eu o chinês. Nos momentos de pouco movimento, ele e seus assistentes abriam as gavetas da enorme farmácia para me familiarizar com os nomes das plantas. Um dos funcionários mais antigos e que falava inglês indicava os seus usos, dizendo: "limpa o sistema", "bom para as mulheres", "pára a dor". Eu anotava tudo, meticulosamente, e com minha curiosidade e perguntas insistentes, divertia ou levava todos à loucura.

Depois de uma semana fui promovido à função de cortar as raízes de ginseng e dong quai. Elas eram aquecidas em fogo brando, não para tostá-las, apenas para amaciá-las. Cada raiz suculenta era depois colocada com precisão na borda de uma guilhotina e rapidamente fatiada, liberando uma aura de integridade e completude. O ginseng era vermelho, do tipo coreano, e vinha em latas coloridas. As fatias eram cor de âmbar, translúcidas, cheiravam a terra e a calor e eram vendidas por um bom preço. O dong quai era fibroso e maleável e liberava um aroma pungente ao ser fatiado. Eram as duas plantas mais potentes da medicina chinesa na preparação de tônicos e notórias em todo o mundo pelos seus poderes restauradores.

Quando não estava preparando as receitas, desembalando a mercadoria, moendo num almofariz os dentes de "dragão" fossilizados ou lavando a louça, eu vasculhava as gavetas e os recipientes escamoteados no interior da loja: ninhos medicinais de vespas, cascas de cigarras, cobras desidratadas, veneno de sapo, especiarias aromáticas, cavalos marinhos desidratados, cristais luzidios e outras curiosas maravilhas se ocultavam por trás das ervas mais visíveis. Um dos farmacêuticos contou-me que o médico tinha no cofre do seu consultório remédios ainda mais preciosos, como gemas e pérolas pulverizadas. Era o mundo das maravilhas farmacêuticas.

Com o passar do tempo, trouxe também meus amigos e colegas às consultas e fitoterapias. Fazendo poucas perguntas e auscultando seus pulsos, Yi Sang caligrafava as suas fórmulas, despachando-as para o balcão para serem aviadas. Durante o meu aprendizado, empacotando centenas de embrulhos, anotei quase tudo o que o doutor receitava. Os resultados eram típicos da maioria das fórmulas chinesas de fitoterapia: quase todas faziam bem, outras eram milagrosas, mas também podiam ser repugnantes. Ainda que a comunicação com o médico fosse limitada, consegui lentamente aprender as qualidades das plantas — seus sabores, seus efeitos de aquecimento ou resfriamento e a importância do seu uso. Anos depois, quando comecei a preparar as minhas próprias fórmulas, pude valorizar o grau de sofisticação que as receitas do doutor revelavam.

"Vou fazer uma excursão amanhã com os monges às montanhas, visitar alguns lugares sagrados e fazer uma puja. Quer vir conosco?" O dr. Chopel fechou o texto e me olhou por cima dos óculos escuros. "Sairemos de táxi amanhã bem cedo e nos encontraremos na porta da Estupa."

Reunimo-nos à luz amarela da alvorada, na entrada colorida do círculo empedrado da Estupa. Os vendedores de fruta abriam as suas barracas e quem ia para o trabalho assobiava fazendo parar os táxis. Logo começaria a ronda dos barulhentos ônibus e caminhões, deixando tudo coberto de poeira. Os jovens monges apareceram carregando garrafas térmicas com chá salgado, sacolas cheias de comida, textos religiosos e instrumentos musicais; os velhos monges corriam para contratar uma caravana de táxis, pechinchando com os condutores nepaleses. Nosso destino era Par Ping, uma montanha ao sul do vale de Katmandu, onde os santos budistas meditaram em grutas e onde, na confluência de três rios, reside a deusa negra Kali, na sua orada voltada para o sul.

35

A pequena caravana cruzou as ruas estreitas da cidade que começavam a se encher de gente: lavradores carregando cestos de legumes, comerciantes abrindo as portas, velhos e velhas pálidas, com o corpo cansado, meninas na curta floração da juventude, crianças de pele escura brincando na terra. Homens em motos costuravam no tráfego, levando suas esposas com tikas de carmim na testa, sentadas de lado na carona e envoltas em seus saris coloridos. Homens ociosos, de óculos escuros, fumavam no ar poluído, trabalhadores passavam vergados sob o peso de cargas descomunais, alunos de escola passeavam de braço dado e turistas pálidos caminhavam pelo labirinto de camelôs, oferecendo de tudo para comprar. O ar estava carregado de sons e de aromas: campainhas de bicicletas, cornetas de jinriquixás, buzinas de carros se esgueirando entre as barracas dos vendedores, cheiros de incenso, de esgoto e de tabaco, tosses cavernosas e música nepalesa; vacas paradas nas ruas alheias à comoção.

Viajando na direção das tórridas planícies sulinas na região de Terai, atravessamos uma garganta funda e chegamos a um prado. No raiar primordial da história de Katmandu, o vale foi um lago até que Manjushri, a divindade protetora da região, com a sua espada flamejante, abriu uma fissura na montanha. Hoje, um rio passa por casas de terra vermelha encastoadas nos áridos terraços rochosos sedentos de chuvas da pré-monção e despenca em cascata no abismo.

Duas horas depois, chegamos a Par Ping. Nosso destino era o cume da montanha, que se galgava por degraus quase verticais e que dominava os telhados folheados a ouro dos mosteiros tibetanos. A ruidosa escalada dos monges, carregados de suprimentos, terminou numa floresta de coníferas e rododendros. De todas as árvores, velhas ou novas, coloridas ou desbotadas, pendiam bandeiras votivas com mantras e imagens de Budas, esvoaçando no ar. Abrimos os nossos sacos, desenrolando os longos rolos de novas bandeiras votivas para colocar nas árvores; logo uma brisa elevou as nossas preces ao céu.

Afastei-me do grupo à procura de uma sombra e sentei-me contemplando as casinhas no fundo do vale. O barulho dos animais domésticos e a fumaça dos fornos de cozinha se elevavam dos vales desdobrando-se distantes na névoa. Imagens do dia-a-dia dos aldeões me vinham à mente: homens com pesados fardos escalando as alturas, meninas lavando roupa nas fontes, mulheres trabalhando nos campos, todos vergados sob o peso de uma lavoura medieval. Algures para o norte, distante, o Himalaia nevado mira este lugar de vida e fertilidade, enfermidades e morte. Em breve chegariam as monções com o seu dramático espetáculo de luzes, raios e chuvas torrenciais devolvendo vida à terra. Tudo se transformaria num mar de lama, tempo de floração das doenças propagadas pelas águas. Depois da última chuva e antes do começo do inverno, a terra ressequida voltaria à vida, verde e pronta para as colheitas. Lentamente, viria chegando o inverno e encontraria os aldeões enrolados em finos xales se protegendo da neblina fria.

A deusa da antiga religião está na confluência dos rios, na sombra dos vales, tendo à mão a espada da ira misericordiosa, destruidora do ego. Diziam que ela ainda falava. Ao pé da montanha, fontes de água azul brotavam dos penhascos de rocha vermelha e desciam silenciosas, formando pequenos lagos. Peixes deslizavam num mundo cor de turquesa sob folhas boiando no reflexo das árvores. Raízes gigantescas emaranhadas se projetavam dos penhascos. No decorrer de séculos, calcificações coloridas feitas pelas chuvas as transformaram em monstruosas cobras enrodilhadas. Sombrios pátios de pedra conduziam às grutas onde meditavam eremitas absortos nas suas práticas contemplativas. Numa delas, um monge tibetano recitava a liturgia à luz de uma lamparina de manteiga. Noutra, um santo hindu com longos cabelos e barba brancos, emanciado por um longo jejum, vestido apenas com uma sunga e sentado em transe, se mantinha perfeitamente imóvel. Marcas deixadas pelos adeptos nas paredes das grutas ilustravam o seu domínio sobre os fenômenos — ensinamentos na forma de impressões de mãos e de pés na pedra, uma transmissão através dos tempos afirmando que a solidez do mundo manifesto é mera ilusão.

Deitei-me confortavelmente sob as árvores, absorto na dança da eternidade e da impermanência. Mais abaixo na encosta, os monges faziam a puja, invocando as bênçãos dos Budas com cânticos, cornetas estridentes e pratos estrondosos. Evoquei as semanas passadas e a compreensão profunda daquilo que o meu mestre tinha-me transmitido. Nas primeiras aulas o dr. Chopel falou do conhecimento íntimo que os médicos do passado tinham do reino vegetal. Houve um tempo, e ainda hoje isso acontece em certos lugares, em que os médicos percorriam montanhas e selvas para colher remédios potentes.

Os médicos de antigamente eram também botânicos capazes de identificar muitas plantas, seus hábitats e a minúcia de seus usos. Trazendo de suas viagens plantas e minerais para seus laboratórios, tornaram-se químicos capazes de extrair, purificar e misturar substâncias medicamentosas, emprestando-lhes suas apresentações finais. Na qualidade de alquimistas, pesquisaram e desenvolveram os elixires de longa vida, de expansão da consciência, levando a cabo procedimentos elaborados com metais, minerais, gemas e venenos que coletavam em viagem. Muitos médicos foram sacerdotes, sacerdotisas, xamãs e filósofos que compreenderam os mistérios mais profundos da natureza, invisíveis para a maior parte, e alcançaram realizações espirituais como fruto das suas contemplações. Grande parte da terapia era associada a rituais e devoção.

Das florestas tropicais com a sua luxuriante vegetação às vastas planícies, das montanhas aos desertos, em todos os continentes, em todas as épocas e em todas as culturas ao longo da história, recorreu-se ao reino vegetal como fonte primária de medicamentos. Houve um tempo em que os médicos sujavam as roupas e as mãos com a saudável terra para colher raízes. Na parte do mundo em que viveu Amchi-la, atravessavam as chuvosas florestas de rododendros do Anapurna, com sacolas carregadas de plantas. Seguindo as estações do ano, acercavam-se dos vales tranqüilos de Solokumbhu, procurando plantas raras de efeitos milagrosos e plantas comuns de efeitos previsíveis.

Através dos tempos, as vastas florestas do Tibete, a vegetação luxuriante das selvas da Birmânia e da Índia e os contrafortes brumosos do Himalaia eram as salas de aula de grupos de alunos que seguiam seus mestres na colheita de plantas. Suas incursões pelas regiões mais remotas constavam de muito trabalho, meditação, oração. De regresso às suas farmácias e laboratórios, dedicavam-se ao cozimento em fogo brando, observando a transformação das formas rudimentares dos remédios em formas purificadas. A sabedoria veio, através de séculos, de uma relação de intimidade com o ambiente, acrescida da transmissão escrita e oral por meio de linhagens religiosas.

Segundo Amchi-la, todos os médicos devem estar familiarizados com as regiões de origem da flora medicinal. "A força e o poder do medicamento dependem do lugar em que a planta cresce", disse ele. "Uma espécie que cresça num certo vale pode ter particularidades diferentes das que cresçam em outro vale ou encosta. Isso acontece devido aos solos, à influência de outras plantas, do Sol e da Lua. As que estão mais diretamente expostas ao sol têm um grau mais elevado do elemento fogo, enquanto que as que crescem em áreas úmidas contêm mais elemento água."

O doutor descreveu então como as propriedades das plantas são influenciadas pelos elementos: "Na medicina tibetana diz-se que os sabores têm a sua origem nos cinco elementos, que contribuem cada um com as suas propriedades." Devido às suas combinações, as plantas adquirem sabores diferentes, que determinam as suas funções. Se predominam os elementos terra e água, o sabor é adocicado. Se fogo e terra, o sabor é ácido. Se água e fogo, o sabor é salgado Se espaço e ar, o sabor é amargo. Se fogo e ar, o sabor é picante. Se terra e ar, o sabor é adstringente. As propriedades e o uso dos remédios na cura de enfermidades dependem dos sabores, potência e natureza dos ingredientes individuais."

Os ensinamentos de Amchi-la provinham do sistema Sankhya da Índia. Sankhya quer dizer "enumeração", um dos fundamentos filosóficos das medicinas ayurvédica e tibetana. Esse sistema estuda os proto-elementos do universo, as forças arquetípicas que compõem o nosso mundo, guiando os seus movimentos. Essa antiga ciência contemplativa detém muitas chaves para o conhecimento da vida e tem suscitado na mente dos médicos, filósofos e místicos a visão dos processos de criação. É uma arte que dispensa tecnologia e requer apenas consciência e sensibilidade em relação aos padrões macrocósmicos que fundamentam a ação da natureza e que estão presentes na trama microcósmica do corpo e dos sentidos, à espera de serem descobertos.

Para os médicos, os mahabhutas, "grandes agregados elementais", são a linguagem da homeostase ou do equilíbrio. Para os herboristas, são o jogo das energias sazonais penetrando os ciclos de vida das plantas, transmitindo às raízes e folhas seus sabores peculiares, aromas e ações bioquímicas. Para os alquimistas, as incessantes transmutações dos elementos são o caminho que desvenda os segredos do espírito na matéria. Para os astrólogos, os mahabhutas são a dança das influências celestiais que, vindas do céu, influenciam a nossa vida. Para o místico, a contemplação dos elementos leva à realização do Absoluto, revelando a unidade interdependente que circula em tudo. O conhecimento da verdadeira natureza e origem dos mahabhutas pode nos levar à onisciência e à eternidade. Essa filosofia profunda do fogo, da água, da terra, do espaço e do ar não poderá nunca ser completamente assimilada; ela apenas mostra o caminho para uma realização cada vez mais ampla.

"No passado, quando um aluno partia em excursão com o mestre", disse o dr. Chopel, "aprendia muitas coisas que contribuíam para encontrar os melhores remédios. Aprendiam sobre as diferentes partes das plantas, para que serviam e qual a estação adequada para a colheita de cada uma delas. Assim, as flores e folhas eram colhidas na primavera e no verão, as raízes e sementes, no outono. Os alunos passavam muito tempo com as plantas e aprendiam provando e colhendo as mais adequadas para suas finalidades. Os grandes médicos eram os que melhor conheciam as regiões mais remotas, as diversas espécies e o seu hábitat."

A tradição dos médicos naturalistas perde-se nas brumas do passado. Hoje em dia, cada vez mais, as plantas são colhidas por aldeões locais, que vendem os produtos no mercado mais próximo ou através de compradores de empresas especializadas, enquanto os médicos, para atender aos seus pacientes, recorrem aos remédios manufaturados. Diminuiu o número de clínicas como as de Amchi-la, onde os remédios são preparados à mão pelo médico e seus assistentes. Aquelas nas quais o médico recolhe os ingredientes da forma tradicional são ainda mais raras. Essa tendência conduz à perda tanto de preciosos espécimes botânicos quanto de conhecimentos médicos.

Eu me perguntava quais teriam sido as experiências do dr. Chopel enquanto fazia a colheita das plantas. "Íamos a cavalo para as florestas e ficávamos lá por vários dias. Antes da colheita fazíamos uma puja de fogo, com oferendas e cânticos. À medida que as plantas eram colhidas, eram também limpas e embaladas para seguirem para o mosteiro, para serem desidratadas e preparadas. Os camponeses da região traziam plantas e diferentes produtos de suas culturas para uso do mosteiro. Viajantes também traziam uma seleção importante de plantas da Índia e da China."

A colheita e a preparação manual das plantas medicinais foram o fundamento da prática da medicina, um meio de vida associado ao exercício físico, à oração e à solidão, na beleza grandiosa das regiões mais remotas, igualmente salutares para os pacientes e para o corpo e a alma do médico. Cheirando e provando os sabores à medida que colhiam e preparavam os ingredientes para as suas fórmulas, os médicos familiarizavam-se com as propriedades curativas das plantas, beneficiando-se também dos seus poderes curativos. Essas atividades eram determinantes para a visão de mundo do médico e norteavam a sua relação com a natureza e a sociedade. Ao se ajoelhar e agarrar a planta pelo caule, ele se coloca no lugar de seus pacientes e reconhece que é a generosidade da própria terra e o corpo de um ser vivo que se oferecem ao paciente. Refletindo no seu humilde papel, o sábio médico compreende que, não raro, é pouco o que pode fazer para curar nos demais os níveis mais profundos das enfermidades; que a essência da vitalidade da natureza, que devolve a vida aos que precisam, está nos componentes medicamentosos do ser extraordinário que tem em mãos. Sem sombra de dúvida, as plantas são a expressão do amor mais elevado da Criação.

As vívidas recordações de Amchi-la abriram os meus olhos para a fitoterapia tradicional e para os costumes dos médicos de antigamente que encontraram um meio de vida espiritualizado, baseado num conhecimento profundo dos recursos da terra. Dei-me conta de que o remédio supremo é a consumação das benesses da natureza, de muito trabalho, inteligência e compaixão. Aqueles que preparam os seus próprios remédios têm consciência de que essa tarefa é uma arte e uma ciência nobres.

Quando pus fim às minhas elucubrações, os raios poeirentos do sol da tarde eram peneirados pelos rododendros. Passei a observar um pouco mais abaixo, na encosta, a atividade dos monges. Tinham terminado a puja e estavam arrumando suas longas trombetas, pratos, tambores e textos litúrgicos. Descemos até a estrada e esperamos, ao cair da tarde, por um ônibus que nos levasse de volta. Os jovens monges gargalhavam falando alto, debruçados nas janelas, querendo saber quais de nós sentados em cima do ônibus íamos ser espanados pelos ramos mais baixos das árvores ou deixados para trás quando, em alta velocidade, eram negociadas as curvas apertadas sobre a garganta do rio. Era noite quando chegamos a Bodnath e o céu estava carregado de nuvens. Quando fui à varanda para ver a aldeia, os ventos úmidos começaram a soprar e logo começou a cair uma chuva quente.

Os meus estudos com o dr. Chopel continuaram pela estação das monções. Os fortes relâmpagos dos fins de tarde converteram-se em noites de tempestade torrencial, depois em aguaceiros diurnos, até que Bodnath e a sua Estupa ficassem continuamente veladas por cortinas ondulantes de chuva. Famílias reuniam-se sob a minha janela antes de partirem para os campos a fim de plantar arroz. Os homens se debatiam com pesados arados de madeira puxados por relutantes búfalos indianos, enquanto nos campos já preparados, com lama pelos joelhos, as mulheres cantavam plantando brotos de arroz. De um verde reluzente, a plantação crescia sob o céu cinzento e, de quando em vez, um guarda-chuva colorido saltitava pelos caminhos escorregadios que retalhavam os campos.

Pela tarde eu deixava o meu apartamento, descia três lances de escada até o pátio empedrado onde as crianças brincavam, abria o portão alto de ferro e ia para mais uma sessão de ensinamentos. Chapinhando na lama, passava pelo louco que vivia sob pilhas de plástico e jornais, conversando com seus companheiros invisíveis. Sob os telhados folheados a ouro do mosteiro de Dhilgo Khentse Rinpoche, do outro lado da passagem, a água jorrava dos terraços. Parava então na casa de Sonam para saber por onde ele andava e continuava por uma rua estreita com plantas, lixo e paredes de tijolo. Ao chegar ao mosteiro de Trangu Rinpoche, entrava por um corredor movimentado que conduzia à casa de cimento dos monges de Shelkar e quase sempre encontrava os mais travessos pendurados nas grades das varandas.

"O *Tsa Gyu* é o Tantra Raiz", o dr. Chopel explicou, continuando com os seus ensinamentos sobre o *Gyu Shi*, os *Quatro Tantras*. "A versão clássica se compõe de seis capítulos. O *She Gyu* é o Tantra Explanatório, com 31 capítulos. O *Men Ngag Gyu* é o Tantra do Ensinamento, com 92 capítulos. O *Chi Me Gyu* é o Tantra Recente, com 25 capítulos. Ainda resta um capítulo de resumo, seguido de um capítulo final, aconselhando os alunos a se aplicarem na leitura dos textos; assim, a soma total dos capítulos do *Gyu Shi* é de 156. Esses textos são a base da medicina tibetana e para ser médico é preciso compreendê-los.

No estudo da medicina tibetana o aluno primeiro aprende o *Tsa Gyu*, o Tantra Raiz, também chamado de Tantra da Mente, a semente sem a qual nada cresce; sem esse Tantra não existem os demais ensinamentos de medicina. Ele é muito conciso, mas revela um enorme conhecimento."

O dr. Chopel fez uma pausa, foi ao armário e trouxe um rolo envolto em tecido. Com devoção desenrolou-o, revelando um elaborado diagrama colorido. "O Buda da Medicina é um mestre muito hábil", disse. "Para que os ensinamentos fossem facilmente compreendidos, usou a analogia das árvores com raízes, troncos, ramos e folhas. O *Tsa Gyu Dong Trem*, a Árvore que Representa o Tantra Raiz, é o diagrama que resume toda a informação do Tantra Raiz. A iconografia desta árvore é usada como um artifício mnemônico para o ensino da medicina tibetana. O diagrama é como um trato de terra que, uma vez cultivado, vem a ser a origem de todos os recursos médicos. Diz-se que quando se conhece bem este diagrama, conhecem-se os princípios fundamentais da medicina."

O médico colocou sobre a mesa a pintura onde estavam as árvores da sabedoria com os seus troncos, ramos e folhas, pintados num elaborado estilo arcaico e com minuciosa caligrafia. "Trouxe esta velha tanka do Tibete", disse. "Tenho outra aqui mais recente." O novo diagrama era mais simplista, as cores garridas comparadas com o delicado trabalho do original desbotado.

"As árvores indicando o Tantra Raiz crescem em três tipos diferentes de solo", Amchi-la continuou. "Desses solos crescem nove troncos diferentes de três raízes principais. No total, são três raízes, nove troncos, quarenta e sete ramos, duzentas e vinte e quatro folhas, duas flores e três frutos. Estão todos ilustrados nas tankas da medicina, as pinturas em pano que mostram os sistemas de cura tibetanos."

O dr. Chopel estava descrevendo uma série extraordinária de pinturas encomendadas por Sangye Gyamtso, Regente do Quinto Dalai Lama. As 79 pinturas foram usadas para ilustrar a *Safira Azul*, um comentário escrito por Sangye Gyamtso em 1688, que sistematiza os conhecimentos médicos apresentados no *Gyu Shi*. Durante séculos, o *Gyu Shi* vem sendo o equivalente tibetano das grandes obras enciclopédicas criadas pelos antigos médicos chineses, gregos, persas e indianos. As pinturas correspondentes à *Safira Azul*, com o seu requintado imaginário, vêm sendo a base da filosofia médica e da educação tibetanas. A pintura à minha frente era uma versão condensada que ilustrava o conjunto dos nove troncos; na versão original, os nove troncos são divididos numa série de três pinturas separadas.

O dr. Chopel começou descrevendo a Árvore do Conhecimento e como os seus vários troncos e ramos estão associados à prática da medicina. "A primeira raiz chama-se 'a raiz da condição natural do corpo onde se instala a doença'", disse. Referia-se aos ensinamentos sobre a fisiologia do corpo saudável e aos distúrbios causados pelo desequilíbrio dos humores biológicos.

"Esta raiz tem dois troncos, o da enfermidade e o da saúde. O tronco da esquerda é o do corpo saudável e tem três ramos. O primeiro ramo é o que descreve a ação dos três humores do corpo. As folhas são azuis, representam o humor do Ar ou do Vento, amarelo para a Bílis e branco para a Fleuma. A formação do corpo e o desenvolvimento das doenças dependem desses humores. No princípio, esses três elementos são a causa da formação do corpo; no meio, são a causa das doenças e, no fim, são as causas da doença e da morte."

Examinei cuidadosamente as inscrições em caligrafia minúscula e as imagens iconográficas pintadas sobre cada folha enquanto meu mestre apontava para a graciosa curva do primeiro tronco. As folhas mostravam figuras em pé ou sentadas, com diagramas traçados para explicar o funcionamento dos três humores no corpo. Havia cinco folhas em cada uma das três cores, correspondendo às cinco divisões diferentes da ação fisiológica de cada humor.

O grupo de folhas seguinte mostrava uma série de partes do corpo, incluindo músculos e ossos e fluidos, como sangue e esperma. Sobre eles, como se fosse um outro ramo, figuras urinando, defecando e transpirando. "O segundo ramo é dos componentes que formam o corpo, o sangue, os músculos, a gordura, os ossos e os tendões", Amchi-la explicou. "O terceiro é o ramo dos dejetos do corpo. O corpo humano é feito desses elementos e depende deles. Como o corpo é criado e composto desses elementos, ele é impermanente. O corpo humano nasce e morre em função desses elementos. Esses três ramos também são interdependentes."

No alto da árvore, duas imponentes flores coloridas abriam-se, carregando frutos furta-cor entre as pétalas. "As duas flores representam uma, a vida longa e a outra, a boa saúde, o estado livre de doenças", disse o dr. Chopel. "Os frutos são a realização dos ensinamentos do Buda que nos trazem bem-estar espiritual e material e também a iluminação e o estado do corpo de luz de felicidade. Sem doenças, podemos utilizar o nosso corpo e a nossa vida para desfrutar o Dharma, a riqueza e a felicidade e nos prepararmos para usufruir tudo isto em vidas futuras."

Que forma tão sublime para ilustrar o objetivo mais elevado da cura: a libertação espiritual e o alegre caminho da união com o Supremo. Como nos sentimos quando alcançamos o estado do corpo de luz de felicidade? pensei, olhando para as flores pintadas em tons vibrantes com pigmentos minerais e vegetais. Elas se abriam, girando como se fossem arautos da iluminação, num remoinho cósmico, emitindo ondas caleidoscópicas de graças. Diz-se que a libertação espiritual é como a luz perpassando um véu de indescritíveis jóias de gotas de chuva, despertando-nos do mundo dos mortos.

Meu mestre inclinou-se para indicar o tronco seguinte enquanto continuava a sua explicação. "O tronco da direita é o da patologia e as folhas mostram os vários tipos de doenças." Um grupo de folhas ilustrava os canais específicos afetados pelos humores exacerbados: um esqueleto dançando mostrava os ossos afetados pelo Vento, uma mulher acocorada, defecando, mostrava como o humor Fleuma afeta as fezes. Outro ramo mostrava as várias fases da vida quando certos humores são dominantes: uma das folhas mostrava um velho apoiado num bastão, ilustrando que a velhice é o tempo em que o Vento predomina no corpo; outra mostrava pessoas colhendo grãos, ilustrando como o humor Bílis surge nos meses outonais. Num outro ramo, cenas de morte por armas, corpos consumidos por febres mostravam a possessão demoníaca, ilustradas nas folhas do ramo que dizia "resultados que trazem fatalidades". No ramo inferior desse tronco viam-se duas folhas, uma mostrando uma mulher ardendo em chamas e a outra, um homem rodeado de água azul gelada, os últimos dois estágios de todas as doenças, que podem ser quentes ou frias.

O tronco constava de 62 folhas, cada uma ilustrando um tema completo de ensinamento oral e comentário. Minha mente absorveu os símbolos artísticos da metáfora arbórea, enquanto pensava quanto tempo teria de esperar para saber o significado de dois homens se esgrimindo, do demônio descabelado dançando para o iogue que medita, do homem e da mulher em coito, dos cumes montanhosos cobertos de nuvens carregadas de neve e de outras imagens estranhas que pendiam da Árvore do Conhecimento.

43

O *Tsa Gyu* recolhe a essência da filosofia médica tibetana. Do Tantra Raiz vêm os ramos do aprendizado — que incluem a medicina e o misticismo, a meditação e a psicologia — transmitidos, estudados, venerados e comentados por gerações de médicos desde os tempos mais remotos. Os ensinamentos de Amchi-la sobre esse tratado clássico, com base nas ilustrações de uma magnífica pintura, que ele tinha trazido do Tibete, reuniam a sua prática médica, a sua preparação acadêmica, as suas realizações de meditante e as suas experiências de vida. Hora após hora, página após página, durante muitos meses, me seriam transmitidos comentários profundos, lúcidos e provocantes que tratam da essência da vida, da morte, do sofrimento, da cura e da libertação espiritual. Mais que qualquer outro conhecimento médico que eu já tivesse recebido, as instruções do meu mestre durante aquelas tardes despertaram-me a curiosidade pela prática a ser desenvolvida, deixando-me ainda mais intrigado e sedento pelos seus resultados.

A partir das instruções perspicazes e concisas sobre "o ramo da causa raiz das enfermidades", aprendi que a causa de todos os sofrimentos e perturbações fisiológicas é, em última instância, a ignorância e a confusão emocional. Semanas ainda se passariam até que o meu mestre ensinasse como os fatores secundários tais como clima, alimentação, conduta e fatores psicológicos influenciam o estado de saúde causando o aumento ou a diminuição dos humores biológicos. À medida que as nuvens das monções cruzavam o céu, Amchi-la pacientemente explicava "o ramo dos portais que conduzem às doenças", aumentando o meu conhecimento sobre como a enfermidade invade o corpo, seguido do "ramo dos lugares de residência" dos três humores e ainda as quinze folhas do "ramo dos canais por onde passam as enfermidades". Quando falou do elaborado "ramo que reverte as enfermidades", o dr. Chopel contemplou-nos com o seu conhecimento sobre a importante e fascinante visão de como um tratamento inadequado causa mutações nas enfermidades. Eu próprio observo estados doentios com febres ou dores decorrentes da supressão de sintomas com medicamentos sintéticos. Todos os ensinamentos, aliados a muitos outros, tinham por base apenas um dos nove troncos.

A "raiz que identifica a enfermidade por meio de exame e diagnóstico" deu início a uma nova direção de estudo e o dr. Chopel começou instruindo-nos na metodologia do diagnóstico tibetano. Nas suas explicações sobre "o tronco do diagnóstico pela visão", o meu mestre ensinou minuciosamente a examinar a língua do paciente para determinar a condição dos humores biológicos e órgãos internos. Essa arte é também parte importante da medicina tradicional chinesa e foi, até bem pouco tempo também, uma técnica corrente dos médicos ocidentais. O diagnóstico através do pulso, pressionando a artéria radial, também é usado por médicos do mundo inteiro; as instruções que recebi da versão tibetana eram baseadas no "tronco do diagnóstico pelo toque". Esses ensinamentos eram ilustrados com belas histórias sobre as façanhas dos Amchis do passado, como a habilidade de, na ausência do paciente, diagnosticar o seu estado de saúde pelo pulso de um parente ou determinar o momento exato da morte ou o sexo de um bebê por nascer. Os relatos do meu mestre inspiravam e ao mesmo tempo intimidavam; como jamais poderia aprender tudo isso se nem tinha certeza de que o pulso que estava tomando era o do Vento, da Bílis, da Fleuma, o mais elementar dos diagnósticos?

Após muitos e prolongados ensinamentos, chegamos à terceira raiz, "a raiz dos métodos de cura". Essa raiz tem quatro troncos, que descrevem os vários métodos usados para curar as doenças e que incluem "o tronco da alimentação", que prescreve a alimentação adequada ou inadequada para a recuperação da saúde; o "tronco da atividade", que prescreve os hábitos e o ambiente recomendado para a cura; o "tronco dos medicamentos", que desenvolve os diferentes tipos de preparações com plantas e o "tronco dos tratamentos de suporte", como a moxabustão, a sangria, a massagem e os banhos de ervas.

Os generosos ensinamentos do dr. Chopel com muita habilidade conduziram-me, não somente aos conceitos fundamentais da medicina tibetana, contidos no *Tsa Gyu* e na Árvore do Conhecimento, mas também aos importantes princípios da medicina ayurvédica da Índia. Grande parte da informação contida no Tantra Raiz diz respeito aos três humores biológicos, que são a base do diagnóstico e do tratamento ayurvédicos.

A teoria ayurvédica do Tridosha é uma das contribuições mais importantes legadas ao mundo pela medicina asiática. Tem a sua origem na antiqüíssima filosofia védica, uma forma de observar o corpo que é, ao mesmo tempo holística, prática e baseada numa compreensão realista da anatomia. *Doshas*, expressão traduzida de forma canhestra como "três humores", são entidades biológicas que, levando em conta a interdependência das diversas funções fisiológicas, perfilam de forma definida um sistema unificado de sintomas e indicações que conduzem ao diagnóstico e ao tratamento. A linguagem dos três humores contribui para a classificação dos efeitos das plantas, da alimentação e do tratamento para que possam ser adequadamente utilizados como antídoto para os estados de desequilíbrio. Um aspecto da teoria do Tridosha, que começa a se popularizar no Ocidente, é a divisão das pessoas em diferentes tipos de constituição físicos e psicológicos. Esse aspecto importante do Ayurveda reconhece a individualidade de cada paciente e permite uma compreensão básica de como diagnóstico, tratamento e prevenção variam de pessoa para pessoa, o que é fundamental na prática da medicina e raramente levado em conta.

Os conceitos da medicina humoral, associados aos outros aspectos do Ayurveda, começaram a ser introduzidos no Tibete por eruditos e médicos a partir do ano 700 e depois ainda por muitos séculos. Esses conhecimentos, tanto quanto a visão de mundo budista, que foi sendo introduzida pelos místicos da Índia e da China, integraram-se na fitologia e nas curas xamânicas autóctones preexistentes e permaneceram como a base de diagnóstico e tratamento do sistema tibetano de medicina. Os médicos tibetanos atribuem o *Gyu Shi* diretamente ao Buda da Medicina; os eruditos postulam que se trata da obra de médicos tibetanos da antiguidade que se basearam na filosofia humoral dos princípios indianos. As teorias do Tridosha e outras doutrinas do Ayurveda permeiam toda a medicina clássica da Ásia e podem ser encontradas nas diferentes escolas de medicina da Grécia, Pérsia e China. Ainda que amplamente difundidas e influenciadas por aspectos culturais em todo o Velho Mundo, têm a sua origem provavelmente na Índia.

A teoria do Tridosha é, ao mesmo tempo, simples e extraordinariamente complexa e sutil. Segundo esse modelo de medicina, as funções corporais são governadas por três processos dominantes. O primeiro é o humor Ar, composto de gases provenientes da respiração e digestão; inclui também aspectos do sistema nervoso que controlam o movimento, a circulação e a pressão. O segundo é o humor Bílis, os sucos digestivos localizados no fígado e intestino delgado; também inclui aspectos das atividades termogênicas, enzimáticas e catabólicas. O terceiro é o humor Fleuma, as secreções mucosas localizadas no estômago e membranas mucosas e também inclui as funções estruturais, anabólicas e reguladoras dos fluidos. Cada um desses humores pode se tornar excessivo, deficiente ou adulterado, pode circular por canais inadequados, ser bloqueado ou estagnar. O estudo de como reconhecer o comportamento interno desses corpos líquidos e gasosos e as transformações enzimáticas através da observação dos sintomas e manifestações externas para devolvê-los ao estado de equilíbrio é labor de toda uma vida e, à sua maneira, tão sofisticado quanto qualquer método científico moderno.

Os meus estudos sobre os humores biológicos começaram com "vata", que pode ser traduzido por Ar, Vento ou Corrente. A sua origem vem do antigo conceito védico de que todo movimento no universo é causado pelo poder invisível do vento. Esses padrões de comportamento, como o dr. Chopel explicou, correspondem em geral aos ensinamentos da medicina chinesa que recebi sobre o *chi*, a força vital. Comecei então a constatar e a analisar paralelos, similaridades e diferenças entre a medicina ayurvédica, chinesa e ocidental.

"Para compreender as enfermidades do Vento, precisamos examinar as suas manifestações", comentou o dr. Chopel. "Em geral, os sintomas do Vento afetam a mente e o corpo. Os que afetam a mente e as emoções incluem a tristeza inexplicável, sobretudo ao cair da noite; a tristeza que causa insônia, sobretudo pela madrugada, suspiros freqüentes, depressão, irritabilidade, ira e incapacidade de concentração.

"O Vento causa vários tipos de dores sintomáticas quase sempre no peito, na parte superior das costas, nas articulações, sobretudo nos joelhos e cotovelos e uma dor que se desloca ao redor da cintura. Também pode causar rigidez muscular ou contração das extremidades, dor na área do fígado ou nos ossos. A dor que se desloca de um ponto para outro é típica do Vento. Outros sintomas incluem bocejar, espreguiçar-se, sono agitado, vertigem, tendinite súbita, sensibilidade ao frio e arrepios sem que haja febre, uma tosse seca e curta com muco espumoso, tontura, letargia, tédio ou visão turva.

"O 'Vento sanguíneo' é uma acumulação de sangue e Ar na parte superior das costas e nos ombros, que causa dores e pressão arterial alta", Amchi-la comentou numa tarde. Ele estava dando ensinamentos sobre um texto de diagnóstico tibetano com fórmulas de plantas e comentava a relação entre respiração, circulação e pressão arterial alta. "Surgem em geral com a sintomatologia do Vento, associados a dores na parte superior das costas e a problemas respiratórios e são causados por qualquer tipo de trabalho que perturbe o corpo e a mente, ou leve a uma exposição excessiva ao calor do sol seguida de muita bebida alcoólica ou de trabalho físico excessivo. Todos esses fatores aumentam as impurezas no sangue. A doença se manifesta quando o sangue impuro invade a parte superior do corpo pelo 'Ar que tudo permeia' (pressão circulatória). Os conflitos resultantes entre o sangue impuro e o Ar causam constrição da respiração e obstrução dos canais sanguíneos nas costas e no peito." O meu mestre detalhou as preparações com fórmulas de ervas que podem reduzir a hipertensão.

Por vezes, eu desconhecia os sintomas que o dr. Chopel descrevia e chegava a pensar que eram conhecidos apenas no Tibete. Depois comecei a notar que muitas das síndromes humorais permitiam um diagnóstico claro e uma abordagem terapêutica para males crônicos degenerativos, que conhecia no Ocidente. Quando vi o potencial benéfico e a premente relevância que esse antigo sistema de medicina tinha para a modernidade, pensei nos meus pacientes no Ocidente e como a medicina tibetana poderia ajudá-los. Com cada novo ensinamento eu adquiria uma compreensão mais profunda. As revelações sobre o conhecimento médico e as realizações dos terapeutas tibetanos só acrescentavam à minha gratidão e respeito pela sabedoria do meu velho mestre e à determinação de partilhar com os que estejam em busca de alternativas para a insalubridade dos medicamentos modernos.

Os ensinamentos do dr. Chopel sobre o *Tsa Gyu* estavam calcados numa visão muito ampla e profunda de todo o sistema médico tibetano e de elaboradas instruções sobre as suas aplicações clínicas. O material assemelhava-se muito à preparação que eu recebera da medicina chinesa e que encontraria repetidas vezes na filosofia do Ayurveda. Ainda que contivesse os princípios universais da cura, os ensinamentos do *Tsa Gyu* são unicamente tibetanos. As doenças e as curas eram descritas em linguagem, símbolos e metáforas encontrados apenas nessa extraordinária confluência do Tantra indiano, da alquimia, da psicologia budista, da demonologia xamânica indígena e da filosofia taoísta desenvolvidos no "país das neves". O processo de extrair a informação essencial relevante para os meus pacientes no Ocidente não terminaria ainda. Seria um desafio para realizar em muitos anos.

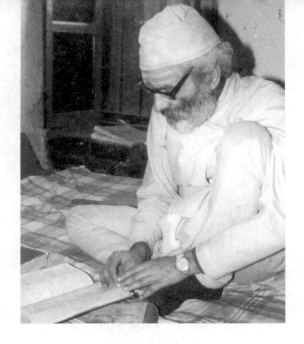

3

As Instruções dos Brâmanes

Os Sábios subiram aos céus e dirigindo-se a Dhanvantari, o médico dos deuses e dos seres celestiais, rogaram-lhe: "Ó Senhor! A partir do corpo e da mente surgem vários tipos de males. Lamentamos que os homens, sempre que acometidos por doenças ou calamidades, ajam como tontos. Ficam imobilizados e gritam desesperados. Queremos aprender convosco os princípios do Ayurveda, curar os males daqueles que só buscam o prazer e, pelo bem da Criação, proteger-nos também."

Dhanvantari respondeu: "Tenho muito gosto em estar com vocês, queridos discípulos, versados nas ciências. Vocês são excelentes veículos para esse conhecimento. O Ayurveda é necessário para proteger a saúde e curar as enfermidades."

Dr. Kamadev Jha

O que é o Ayurveda? Quanto mais se aprende sobre essa filosofia terapêutica, mais insondável ela se torna.

Derivada da raiz *ayus*, "vida" e *veda*, "conhecimento", Ayurveda é muitas vezes traduzido por "ciência da vida". Esse estudo milenar, constante dos textos religiosos dos brâmanes, uma casta de arianos que conquistou a Índia, pode ser definido como "a medicina clássica da Índia", ou "o sistema tradicional de cura dos hindus".

O Ayurveda é uma abordagem inclusiva, muito eficaz para tratar qualquer enfermidade do corpo ainda que, na visão dos seus iniciadores, os médicos e videntes da velha Índia, vá muito além do tratamento dos males do corpo: enfatiza a prevenção da doença, através da boa conduta, vida familiar equilibrada, sociedade justa, higiene e saneamento e uma mente tranqüila. Contudo, o Ayurveda reconhece que a enfermidade física é uma realidade de que não podemos escapar e provê ensinamentos espirituais, que conduzem à liberdade interior e à transcendência do mal-estar inerente ao corpo humano. Essa milenar ciência da vida traz benefícios para os seres humanos, mas o seu conhecimento abrange também a flora, a fauna, o solo e inclui a botânica, a agricultura, a proteção das florestas, o controle de insetos e doenças que afetam a lavoura e a pecuária. "O Ayurveda cuida de tudo o que vive" é uma afirmação que eu viria a escutar com freqüência durante os meus estudos.

Mesmo essa afirmação não pode transmitir a vastidão do que essa ciência da vida abarca ou revelar a sua história ao longo de ciclos de eras douradas e subseqüentes degenerações. Podemos experimentar a eficácia dos remédios e tratamentos do Ayurveda, observando a sabedoria dos que o praticam, estudando profundamente os seus segredos e ainda assim não ter certeza do que seja o Ayurveda. À primeira abordagem, ele parece simplista, quase ingênuo à mente moderna, mas é profundo e sofisticado.

Ainda que o Ayurveda contenha um acervo infindável de textos que preservam a essência de seus conceitos e métodos, essa ciência da vida assume tantas formas quantos são os praticantes que interpretam e recorrem à sua sabedoria. Essas pessoas adquirem uma visão ampla do que seja o Ayurveda: desde o velho brâmane conservador que rejeita toda a modernidade e crê na possibilidade real da transmutação alquímica do ouro, até o jovem recém-formado que rejeita o misticismo da tradição, preferindo a medicina alopática e analisando as preparações de ervas com moderno equipamento de laboratório.

Em tempos mais recentes o Ayurveda vem desaparecendo na região em que se originou e se revelando ao mundo moderno. Dois acontecimentos trouxeram mutações sem precedentes na forma como o conhecimento vem sendo preservado, transmitido e interpretado. O interesse do Ocidente, de tradição científica e motivos econômicos próprios, redefine o significado da ciência da vida e promove o ressurgimento da medicina ayurvédica. É possível que médicos ortodoxos indianos e nepaleses, orgulhosos em preservar métodos tradicionais, considerem o Ayurveda que atualmente praticam bem diferente do que era praticado há gerações e avaliem que sua reverenciada ciência médica está muito mais distante daquilo que os modismos ocidentais tomam por Ayurveda.

Uma das dificuldades para redefinir o Ayurveda é que seus limites se fundem e incorporam muitas ciências afins. A ioga é uma das terapias do Ayurveda, sendo, ao mesmo tempo e por si só, uma ciência completa e sistemática baseada nos princípios do Ayurveda. A ciência da vida está inextricavelmente fundida com a mitologia, a história e a visão de mundo do subcontinente indiano e da região do Himalaia, e suas ramificações passam pela astrologia, pelos rituais mágicos e cultos às divindades tântricas e pela alquimia. É difícil separar os diferentes fios que compõem a trama da vasta tapeçaria do Ayurveda; ainda que inseparável dos demais, cada um contribui com a sua particularidade.

A ioga, o caminho de vir a estar em união com Deus, é uma das influências dominantes da medicina ayurvédica. Ambas têm como fundamento filosófico o sistema Sankhya de "enumeração", uma luminosa sabedoria sobre a qual se baseiam a fisiologia e o diagnóstico e que descreve como todos os fenômenos surgem, desde o não-manifestado Absoluto até os pancha mahabhutas, os cinco elementos universais perceptíveis aos nossos órgãos dos sentidos. A ioga também contribuiu para as principais terapias do Ayurveda, nas quais encontramos muitas práticas dos iogues. Eles aprenderam que, depurando as toxinas do corpo físico, podemos não só curar e prevenir as enfermidades, como também propiciar a realização espiritual.

Os exercícios dos iogues são simples e em nada onerosos, mas alcançam as partes mais profundas dos órgãos, retirando impurezas e ativando as funções fisiológicas. Tomando uma solução de água com sal e fazendo alongamentos abdominais, conseguem abrir seqüencialmente as válvulas e dobras nos intestinos, facilitando a passagem das fezes que, bloqueadas, causam muitas enfermidades. Os iogues praticam o vômito terapêutico ou engolem longas tiras de algodão para retirar o excesso de fleuma do estômago, causa principal de muitas dificuldades digestivas e respiratórias. Com técnicas de insuflação nasal, conseguem potencializar a atividade cerebral aumentando a circulação no cérebro. Os iogues, que se dedicam à cura, podem debelar os males dos olhos, nariz e garganta e aumentar a capacidade cerebral. Aplicam decocções preparadas com plantas numa narina e que saem pela outra, abrindo as cavidades sinoidais e os canais que conduzem ao cérebro, tornando o corpo menos sensível às substâncias patogênicas externas e eliminando as reações alérgicas. Os extraordinários exercícios respiratórios praticados pelos iogues levam a alterações fisiológicas que potencializam as técnicas meditativas. Esses exercícios foram também adotados e modificados pelos médicos ayurvédicos para outros fins, tais como o controle dos ataques de asma, por exemplo.

Muitas dessas práticas terapêuticas fazem parte da rotina das clínicas ayurvédicas e as posturas da hatha ioga e seus benefícios para a saúde são notórios em todo o mundo. Outras práticas permanecem lendárias e envoltas em mistério como a kaya kalpa, que trata da regeneração do corpo e que dizem permitir uma longevidade de cem anos. Consta que a dedicação intensiva e prolongada a essa prática iogue descarta velhas células, inclusive as do cabelo, dentes e pele, devolvendo ao corpo a sua juventude.

O Tantra é uma das correntes que banham o solo fértil do Ayurveda. Nas formas mais elaboradas, é um caminho iogue de purificação dos obscurecimentos da consciência, que geram a ignorância, a origem do sofrimento, permitindo a manifestação inteligente da sabedoria iluminada. Para alcançar essa nobre aspiração, as aparências ordinárias são substituídas pela visualização das divindades, os sons ordinários são transformados em mantras e a mente ordinária é purificada através da identificação com a consciência da divindade.

A natureza de transmutação do Tantra é altamente alquímica. Como o alambique do alquimista, o corpo físico é considerado um receptáculo que contém o microcosmo do universo, no qual as correntes do prana, a força vital, circulam movidas por enrustidos hábitos egoísticos. Muitas das visualizações usadas para controlar os fluxos prânicos e liberar seus potenciais são procedimentos puramente alquímicos, como atear a chama mística no plexo solar, que destila e derrete as gotas do néctar do êxtase no cérebro, purificando os obscurecimentos mais sutis da consciência. O preparo alquímico do mercúrio também é um componente tântrico; utilizado com fins ritualísticos, ele é ingerido como um elixir de longevidade e potencializa a concentração psíquica. A alquimia da Índia foi muito influenciada pelo Tantra hindu. As etapas de preparação do mercúrio são precedidas por invocações e orações a Shiva, o Rei dos Iogues, acompanhadas de mantras das várias divindades e determinadas por cálculos astrológicos. Ambos os caminhos são secretos e têm por base as relações de devoção da tríade Deus, guru e discípulo. Os objetivos são idênticos: boa saúde, longevidade, sabedoria, poder espiritual e riqueza material e iluminação.

À alquimia devemos muitas áreas de conhecimento. O labor e os experimentos dos alquimistas através dos tempos contribuíram não só para o desenvolvimento do Ayurveda, mas também para muitas outras áreas da medicina moderna, para a ciência e para a indústria. Empresas multinacionais fazem negócios multimilionários com essências, perfumes, conservantes, realçadores de sabor e medicamentos cuja origem remonta às destilações dos alquimistas. A história das bebidas alcoólicas também teve início com as fermentações efervescentes nos tonéis dos alquimistas. A química e a metalurgia devem seus progressos às pesquisas dos alquimistas, que produziram, nas suas retortas e fornos, ácidos, sais, compostos metálicos e outras substâncias. A era moderna dos produtos farmacêuticos sintéticos iniciou-se quando foram isolados os compostos quimicamente ativos das plantas: uma etapa evolucionária inspirada nos métodos alquímicos de preparação da flora medicinal. Na busca do ouro, os alquimistas, ao longo dos séculos, contribuíram com formas incontáveis de riqueza para a humanidade.

A alquimia teve um papel preponderante no desenvolvimento da farmacopéia ayurvédica e muitas fórmulas utilizadas na prática corrente da medicina são o resultado de experiências alquímicas. Os medicamentos ayurvédicos estão divididos em duas categorias principais: plantas e minerais, ambos objeto da pesquisa alquímica. As plantas venenosas são submetidas a processos de depuração, que tiveram seus primórdios entre os povos tribais, sendo depois requintados nos laboratórios dos alquimistas. Atribui-se aos conhecimentos alquímicos o uso medicinal de minerais, metais, gemas preciosas e cristais. Rasa Shastra, a alquimia medicinal, foi introduzida no Ayurveda, no século II, por Nagarjuna, um dos alquimistas mais notórios da história universal. Nagarjuna não só encontrou a forma de purificar o mercúrio para que se tornasse uma substância medicamentosa, mas também sustentou uma grande comunidade de praticantes com ouro alquimicamente purificado.

De forma simplista, o Ayurveda pode ser equacionado com a cura pela flora medicinal, mas o limite entre o que seja a ciência da vida e outras disciplinas médicas e espirituais não está definido. O Ayurveda recorre à excepcional flora da Índia e do Nepal e a seus princípios filosóficos, mas não existe uma demarcação nítida entre os conhecimentos etnobotânicos das tribos autóctones, as receitas caseiras passadas de geração em geração por famílias de aldeões e as fórmulas usadas por médicos de formação acadêmica. O papel da flora medicinal estende-se além do uso puramente ayurvédico, já que muitas plantas são utilizadas nos rituais de purificação tântricos dos iogues em diferentes etapas do trabalho alquímico.

Tão complexo quanto impossível de definir, o Ayurveda é, acima de tudo, a arte de utilizar as benesses da natureza e do espírito para restaurar o equilíbrio do corpo e da mente; nessa condição, ele valoriza a beleza estética na busca da satisfação dos sentidos. É o suave calor untuoso de óleos aromáticos extraídos de madeiras da selva e flores tropicais, massageados na pele seca e nos músculos cansados, a luxúria do vapor que se desprende, eliminando as toxinas de órgãos e tecidos. São os aromas exóticos de plantas colhidas nas florestas tropicais que pairam nas suas clínicas; são os ruídos dos seus laboratórios de almofarizes pilando raízes frescas e as vozes dos médicos entoando rezas às divindades protetoras, pedindo orientação e inspiração. O conhecimento do Ayurveda está preservado em manuscritos antiqüíssimos, que contêm preciosas fórmulas artisticamente caligrafadas em folhas de palmeira e em línguas que se perdem no tempo. Velhos médicos, formados noutras eras, com outras formas de interpretar a vida, auscultam as ondulações do pulso de seus pacientes, lendo os segredos do corpo nas correntes sanguíneas. Nos cadinhos negros em fogões de barro, alquimistas cozem metais e minerais, que se transformam em óxidos acinzentados para debelar sérias enfermidades, enquanto nos céus do Himalaia os astros prosseguem seus caminhos. Para os seguidores do longo e bem palmilhado caminho do Ayurveda, visões, sons, aromas e sabores penetram gradualmente no coração e na alma tornando-se uma colagem de percepção sensual.

A Ciência da Vida é um repositório inesgotável de experiência médica, sabedoria espiritual e história cultural. É um sistema altamente eficaz de métodos de cura, de conceitos fisiológicos profundos e de princípios clínicos humanitários. Em última análise, o Ayurveda é uma fonte de deslumbramento e inspiração sobre o milagre da vida, uma visão utópica do que a medicina natural pode significar para o mundo e um caminho para a compreensão e resolução dos grandes desafios que confrontam a humanidade.

O dr. Kamadev Jha, cujo nome significa "Deus do Amor", é um renomado médico ayurvédico de Katmandu. Seu consultório fica em frente do Antigo Palácio, no fim do Asan Tol. Para encontrá-lo, passa-se por vendedores de máscaras esculpidas e pinturas em rolos, atravessa-se um pátio, sobe-se uma escada de pedra que conduz a uma sala em que o teto é tão baixo, que só gente de pouca altura não precisa se curvar. Sentado numa almofada no chão, rodeado de pacientes, o médico pratica a sua arte.

Se quisermos diagnóstico e tratamento, o dr. Jha auscultará o pulso e examinará língua, olhos e mãos. A quem já está no Nepal há algum tempo, dirá provavelmente que tem vermes, que o fígado está enfraquecido e pedirá a um de seus filhos que dispense remédios em papelotes. Pode ser que nos caiba um pó de ervas amargas, pílulas de minerais purificados ou uma garrafa de líquido, que em geral fazem bem. Os que precisam das curas mágicas do Tantra são conduzidos ao seu ashram, com ícones religiosos, velas e incenso. Para quem esteja passeando pelas ruas empedradas numa noite de chuva e tenha observado a luz do gabinete ainda acesa, ele terá muito prazer em ler a sorte inscrita na palma da mão.

Encontrei-o no seu lugar de descanso, conversando sobre filosofia com um punhado de visitantes. Saudou-me efusivamente, procurando identificar as áreas de meu interesse, cofiando a barba e sorrindo.

"O que gostaria de saber?", o dr. Jha perguntou. Respondi que procurava ensinamentos sobre o Ayurveda.

"Sou especialista em todos os ramos do Ayurveda", respondeu.

"Estou interessado em pancha karma e nas técnicas iogues de purificação."

"Ah", disse o médico, "sou especialista em pancha karma. Conheço todas as etapas desse tipo de trabalho."

"Estou sobretudo interessado no receituário de ervas para essas terapias."

O doutor sorriu. "Tenho muitas receitas; vamos examinar os textos."

"Também gostaria de conhecer vajikarana", eu disse.

O dr. Jha sorriu e acomodou o cobertor sobre os joelhos. "Ah, sim, vajikarana quer dizer 'fazer como o cavalo', o processo de produzir sêmen saudável; também posso ensinar isto a você."

"Tenho vontade de aprender alquimia e o uso de minerais", continuei. O dr. Jha levantou-se com agilidade e dirigiu-se ao seu pequeno ashram. Voltou com uma sacola da qual extraiu vários itens. Todos os principais minerais e metais estavam ali, lindos espécimes de cristais amarelos de enxofre, cinábrio de cor púrpura brilhante, cristais azul-escuro de sulfato de cobre e ainda outros.

"Sei tudo sobre a preparação", o doutor explicou. "Vou mostrar cada etapa e como, ao final, examinar o grau de toxicidade e a qualidade."

"Já presenciou a transmutação alquímica do ouro?", perguntei.

"Sim, sim! Também! É um processo prolongado e perigoso, mas sei como se faz e também já vi ser feito. Venha diariamente e ensinarei tudo a você. Podemos começar já, se quiser."

Eu estava eufórico. "Por onde é que começamos?", perguntei.

"Pode ajudar o meu filho na faxina da farmácia", respondeu.

"O Ayurveda é um ramo do Atharva Veda", disse o dr. Jha. "Esse Veda também inclui a ciência do mantra e da astrologia." O guru estava sentado na almofada, preparando uma porção de tabaco de mascar numa rara pausa entre consultas. Como professor da universidade ayurvédica, dispensava textos de introdução à matéria.

"Existem três tipos de conhecimentos médicos: o conhecimento sobre as causas das enfermidades, o conhecimento dos sintomas e marcas das enfermidades e o conhecimento dos medicamentos. Suas fontes encontram-se no Senhor Brahma, Gerado por Si Mesmo, a quem, sem que tivesse estudado, ocorreram as três ciências. Nos textos védicos elas estão divididas em dois grupos: o de apoio à saúde e o de cura da enfermidade. Assim, essas três ciências aplicam-se não só aos doentes, mas também aos que têm saúde."

O doutor colocou o tabaco sob o lábio inferior e continuou a lição. "O Ayurveda tem oito ramos: o estudo dos ouvidos, do nariz, da garganta; cirurgia; males que afligem todo o corpo; males causados por demônios; toxicologia; pediatria e ginecologia; rasayan (que promove a vida) e vajikarana (terapia afrodisíaca)."

Fora, pelas ruas de Asan Tol, as pessoas deambulavam, campainhas de bicicletas pontuavam o vozerio. O guru esfregou a palma das mãos para sacudir o tabaco e continuou.

"O Ayurveda estabelece duas categorias de enfermidades: as mentais e as físicas. As enfermidades físicas são curadas principalmente com práticas de purificação e sedativos. As enfermidades mentais são curadas com 'gyan', o Deus onisciente, e 'bidyan', a busca de Deus através das práticas de concentração. Médicos, que não se concentrem em Deus, não podem curar as enfermidades em geral, sobretudo as mentais. Só quem se dedica à prática religiosa pode curar as enfermidades mentais."

Anotei as palavras do meu mestre, mirando-o de quando em vez para observar o seu entusiasmo. O dr. Jha vestia calças de algodão e camisa no estilo típico dos babas nepaleses, que dão ao homem uma aparência fidalga e ao mesmo tempo infantil porque mais parece um pijama muito largo. Sentava-se com as pernas cruzadas sobre um acolchoado e não acusava qualquer sinal de cansaço nas pernas, joelhos ou costas, mesmo após um longo dia de trabalho. Sua aparência era admiravelmente robusta apesar da pele pálida e levemente acinzentada, devido à toxicidade do ar em Katmandu. Curioso, pensei, como um homem pode chegar aos sessenta anos neste ambiente úmido e quente, onde proliferam epidemias de verminose e doenças infecciosas, mascar tabaco apesar de uma úlcera gástrica e ainda suportar um lugar sujo e movimentado melhor do que a maioria dos estrangeiros.

O doutor discorreu sobre o tópico seguinte e resumiu: "Segundo o Ayurveda, o estado de saúde se define pelo equilíbrio dos três humores biológicos, Ar (vata), Bílis (pitta) e Fleuma (kapha); da combustão digestiva e das funções enzimáticas (agni); dos dejetos (malas); dos tecidos (dhatus); da alma (atma) e da mente (manas)."

O tabaco começou a fazer efeito e o dr. Jha começou a cantar, em sânscrito, versos melodiosos de grande beleza, que transmitiam instruções precisas. Em resposta, uma brisa fresca invadiu a sala, trazendo os aromas de incenso agridoce e fumo de vela da sala de oração. A cada poucas linhas o guru parava e traduzia as palavras de Charaka, um dos maiores médicos e eruditos da Índia.

"O bom médico tem quatro qualidades; também são necessárias quatro qualidades para o paciente, quatro para o assistente e quatro para os remédios. Assim, dezesseis qualidades influem sobre o tratamento.

"O médico precisa ter extensos conhecimentos de medicina, experiência prática, argumentos lógicos e informações minuciosas sobre diagnóstico e tratamento, e inspirar fé no paciente.

"O paciente precisa ser equilibrado, ter fé no médico, estar disposto a seguir seus conselhos e querer curar-se.

"O assistente precisa ser amável por natureza, pontual ao administrar os remédios e tratamentos, relacionar-se adequadamente com o paciente e conhecer os métodos de medicação.

"O remédio precisa estar disponível, ter um preço justo, várias apresentações e não causar efeitos secundários nem tóxicos."

Como são claras, simples e verdadeiras as palavras dos sábios de antigamente, pensei, enquanto a voz do guru se elevava e baixava na linguagem sagrada dos deuses. Como é difícil para os médicos e pacientes conseguir aliar as condições que levam à cura e que felicidade quando elas acontecem.

A minha educação com o dr. Jha começou no nosso primeiro encontro, depois eu vinha várias vezes por semana de Bodnath, passava a tarde e, a seguir, voltava ao mosteiro para assistir às aulas do dr. Chopel.

O dr. Jha era uma figura interessante. Tinha grandes conhecimentos no campo do Ayurveda; era um erudito com enorme facilidade de expressão, discorria com fluência por longos períodos, citando de memória os textos sagrados. Tinha total confiança nos seus tratamentos e dizia ter curado vários casos de câncer e AIDS. Tinha assimilado a postura bramínica e era dotado de uma forte aura de energia psíquica, resultado da devoção às divindades do ashram.

A primeira aula que tive no consultório do médico trouxe-me à memória o tempo em que estudei com o dr. Man Sang Yu, na Companhia Yang Sang: aprendi a dobrar corretamente o papel em que dispensávamos as ervas, uma abordagem clássica da educação, uma forma de aprendizado que traz proveito tanto para o aluno quanto para o professor: o aluno adquire uma valiosa prática e o médico dispõe de mão-de-obra gratuita. Nas clínicas tradicionais, onde os remédios são preparados à mão, as tarefas são múltiplas. No mosteiro do dr. Chopel, os monges encarregavam-se do trabalho, enquanto que nas famílias dos médicos brâmanes, eram os filhos homens. E como para comprovar a eficácia da especialidade, o meu mestre tinha tido oito filhos varões.

Punshavan karma é a especialidade do ramo da ginecologia ayurvédica, que pode ser descrita como um protótipo tântrico-botânico da engenharia genética. Com uma combinação de ervas e mantras, o praticante tenta influenciar o desenvolvimento sexual do embrião que resulta numa criança com o sexo desejado pelos pais.

O dr. Jha é um notório fornecedor de punshavan karma. Uma tabuleta à entrada do consultório anuncia "operação de mudança de sexo" em nepali e em inglês. Ainda que a expressão seja enganadora, a tabuleta indica que ele detém uma fórmula secreta de família, cobiçada por muitas mulheres nepalesas.

Para preparar esse remédio, o dr. Jha começa com leite de vaca, acrescenta uma mistura secreta de ervas acabadas de colher e pulverizadas num almofariz até que adquiram uma consistência espessa e cremosa. A mistura é coada numa gaze e só o líquido é utilizado. Para administrar o remédio, a mulher grávida deita-se de costas e o médico pinga trinta a quarenta gotas na narina direita. Ela volta para casa e bebe uma fórmula mais diluída da poção. Essas recomendações, seguidas durante as primeiras etapas da gravidez, atuam sobre os hormônios de tal forma, que consta que venha a nascer um menino.

"Por que as mulheres só querem meninos?", perguntei ingenuamente ao doutor.

"Dar a luz a uma menina é considerado pouco auspicioso e caro", respondeu. "A menina precisa de um dote para casar e, quando for para a casa do futuro marido, deixará de participar dos trabalhos domésticos em casa dos pais. Em contrapartida, um filho, quando casa, não só traz o dote da futura esposa, mas ainda um par de mãos para a faina da casa dos pais."

No decorrer dos meus estudos com o dr. Jha, observei que ele se manifestava de muitas formas, talvez como as divindades que venerava. Ora tinha uma longa barba branca-acinzentada, ora a barba feita. Ora parecia robusto e saudável, ora magro e abatido. Ora tinha o cabelo comprido, ora tinha a cabeça raspada. Duas coisas nunca mudaram: sempre usou pasta de sândalo e marca de tika na testa e sempre disse que era feliz.

Assim como a sua aparência mudava, também era inconsistente na forma de me tratar. Acontecia ser uma fonte inesgotável de ensinamentos, mas também podia não me dar nenhuma atenção. Quando o guru não parecia disposto a ensinar, eu passava o tempo com Muna, o filho mais velho, farmacêutico do pai. Enquanto a chuva caía no telhado coberto de musgo do Palácio Antigo, sentávamos em almofadas aviando receitas e falando sobre a função das fórmulas.

Através dos tempos os médicos ayurvédicos desenvolveram um grande número de todos os tipos de preparações medicamentosas: pílulas, pós, xaropes, pastilhas, vinhos, ungüentos, óleos e decocções. A farmacopéia vai do composto mais simples, com um ou dois ingredientes, até medicamentos com várias dúzias. Podem ser de fácil manuseio, necessitando apenas moer as ervas secas, ou dificílimos de preparar, com procedimentos elaborados e meses de labor intenso para purificar os minerais, metais e gemas preciosas. Usados adequadamente, esses remédios são utilizados tanto na cura quanto na profilaxia.

Não precisamos adentrar o vasto repertório das preparações medicamentosas do Ayurveda para encontrar vestígios dos conhecimentos e práticas alquímicos da antiguidade ainda em uso. Muitos dos procedimentos e instrumentos há séculos utilizados nas fórmulas permanecem quase inalterados, vindos de uma outra era, de uma outra visão de mundo. Os métodos e técnicas dos alquimistas e médicos indianos assemelhavam-se aos dos seus pares em outros cantos do mundo, como na Europa e no Extremo Oriente. Grande parte da filosofia que rege a prática da medicina ayurvédica é encontrada universalmente em outras linhagens alquímicas.

Por exemplo, a influência dos elementos naturais é levada em consideração por quem prepara medicamentos alquimicamente. Alguns remédios são baseados inteiramente na coleta ambiental de vibrações sutis — como o orvalho apanhado nos acontecimentos celestiais auspiciosos — pelos alquimistas europeus para serem usados apenas de certa forma. O Ayurveda também utiliza os poderes dos elementos, expondo as preparações medicamentosas à luz do Sol ou da Lua, usando tipos especiais de metal ou cadinhos de barro, com métodos de cozimento e combustíveis específicos.

Uma técnica simples usa o poder de cura da água, da luz do Sol e das cores. Com água pura, enchem-se copos de vidro de diferentes cores: azul-escuro, azul-celeste, vermelho, verde e amarelo, que são colocados numa bandeja de madeira e expostos à luz do Sol. Ao fim do dia, os copos, em compartimentos separados, são guardados num armário. Diz-se que essa água tem efeitos poderosos, ainda que sutis, e pode ser usada para um sem-número de problemas de saúde. A água amarela é usada para problemas digestivos; para a diarréia, é usada a combinação de três partes de água amarela e uma parte de água vermelha. Para dores de cabeça, a água amarela é misturada com a verde. A água azul-celeste é usada para tratar febres e, se o paciente for robusto, a água azul-escura pode ser usada. Se vata (humor ar) está perturbado, recomenda-se uma combinação de três partes de água amarela com uma parte de água vermelha, mas se vata está causando dores nas articulações usa-se água vermelha para massagear.

Um remédio preparado com influências celestiais chama-se "pisti". Pistis são preparados com coral e pérolas do mar, gemas preciosas como rubi e esmeraldas, cristais de quartzo e cal. Os ingredientes são limpos, pulverizados e triturados com ervas para depurar os venenos. Uma vez purificados, são outra vez colocados no almofariz e triturados com água de rosas. Reduzida a um pó muito fino, a mistura é exposta aos raios da Lua cheia. Diz-se que os ingredientes medicinais, combinados com essência de rosas e com a energia lunar, adquirem um elevado poder na cozedura. Pistis são especialmente úteis no tratamento de vários tipos de febres, condições inflamatórias e enfermidades hemorrágicas.

Segundo a tradição européia, o alquimista que prepara os extratos de ervas, está praticando a "arte espagírica", considerada uma forma inferior de transmutação, enquanto que a da alquimia média lida com os metais e a mais elevada, com as alquimias espirituais. Esses alquimistas buscam extrair do corpo das plantas, purificar, para depois recombinar, os três elementos primordiais descritos metaforicamente como o mercúrio, o enxofre e o sal. Não se trata literalmente de metais e minerais, mas sim da representação das três fases de extração dos ingredientes ativos na planta. O mercúrio representa a qualidade volátil, vaporosa, nebulosa, insubstancial da planta, encontrada nos óleos essenciais extraídos por destilação a vapor. O enxofre representa o princípio ativo, quente, ígneo, que é o álcool produzido pela fermentação da planta depois da destilação. O sal representa a substância sólida, terrena, da planta, os sais minerais encontrados depois da calcinação da escória que resta ao término do processo de fermentação. Os remédios preparados dessa maneira contêm todos os vários ingredientes ativos extraídos da planta, acrescidos da energia sinergética do manuseio pelo alquimista. Ao extrair esses três princípios universais na sua forma pura e recombiná-los, o alquimista está fazendo "a grande obra" de acrescentar à perfeição da natureza.

A alquimia botânica ayurvédica utiliza dois desses procedimentos espagíricos para preparar um remédio conhecido como arka. Preparam-se os arkas colocando para fermentar ervas ainda frescas em água. A fermentação libera os óleos essenciais e outros ingredientes do corpo da planta. Quando a fermentação chega a um ponto determinado, toda a mistura é colocada num alambique de cobre; o vapor destilado passa por uma espiral de esfriamento e é recolhido num jarro. Daí resulta uma água aromática para uso interno, composta dos produtos purificados da fermentação: um constituinte aquoso conhecido como hidrosol e óleos essenciais.

Os arkas têm muitas vantagens, conservam-se por muito tempo, são fáceis de ministrar e podem ser misturados com outros arkas na elaboração de fórmulas específicas, segundo as necessidades do paciente. Com um pequeno número de arkas, o médico pode receitar uma combinação que debela com êxito toda uma gama de males. São fáceis de ingerir, têm bom gosto e são rapidamente assimilados. A forma primária de atuar faz com que sejam excelentes medicamentos para distúrbios digestivos.

A composição e o uso das preparações ayurvédicas revelam a filosofia medicamentosa subjacente e a compreensão teórica que as elaborou. Quando os compostos são analisados, torna-se evidente que seus criadores tinham uma compreensão luminosa do nosso organismo, como ele age, como deve ser cuidado para restaurar o seu equilíbrio. Um conhecimento completo e sistemático da fisiologia, da botânica e das artes farmacêuticas é evidente na lógica das fórmulas. A sua aplicação demonstra uma metodologia de diagnóstico e receituário sofisticados, princípios que são também comuns às medicinas tibetana e chinesa.

Em geral, os medicamentos ayurvédicos, como a maior parte das terapias holísticas, são suaves por natureza; quer dizer que o efeito de um medicamento é suave e equilibrado para não perturbar quaisquer dos sistemas orgânicos. Isso garante ao médico e ao paciente que a receita não terá efeitos secundários prejudiciais. Suave, contudo, não quer dizer que a fórmula atue lentamente, seja fraca ou pouco eficaz. Os remédios para alívio de sintomas agem quase instantaneamente, enquanto que os que são dirigidos a um nível profundo de desequilíbrio agem gradual e intensamente. No tratamento de males agudos, o Ayurveda não recorre a medicamentos fortes; para evitar potenciais efeitos secundários, precisam ser receitados por médicos altamente qualificados.

Para chegar à origem do mal muitos remédios são formulados para tratar ao mesmo tempo não só os sintomas gerados pela enfermidade como também as causas subjacentes. Por exemplo, muitas fórmulas com efeitos laxativos também fortalecem a ação dos intestinos. Compostos que tratam as condições fleumáticas agem tanto sobre os pulmões, quanto sobre a causa do excesso de muco, o sistema digestivo. Os que aumentam a vitalidade e a virilidade regeneram todo o corpo e não podem ser comparados aos estimulantes, que produzem uma energia artificial que, a seguir, leva ao esgotamento. Os remédios, que tratam as infecções, atacam os micróbios patogênicos, purificam as toxinas e fortalecem o sistema imunológico. As plantas, que contêm um alto teor anti-séptico ou antibiótico, são balanceadas com preparados digestivos para minimizar o ônus nas vias intestinais.

São muitos os benefícios advindos das medicinas holísticas desenvolvidas pelos médicos da antiguidade. Tratam o corpo por inteiro e raramente produzem sérios efeitos secundários. As preparações bem dosadas não agravam a condição raiz, enquanto tratam temporariamente o caule. Sendo na sua maioria não-tóxicos ou minimamente tóxicos, bem preparados, os remédios ayurvédicos clássicos não causam intoxicações de ordem química, reações alérgicas, supressão imunológica ou condições degenerativas crônicas. Contrariamente aos compostos sintéticos, muitos remédios da flora medicinal têm o poder de purificar o fígado e os tecidos de acumulações tóxicas. Outras preparações são nutritivas, tônicas e fortalecem o sistema imunológico, funções cruciais que os medicamentos alopáticos não podem ter.

Além de beneficiar os pacientes, esses remédios beneficiam também o médico. Recorrendo a remédios que não fazem nenhum mal, o médico obterá resultados terapêuticos positivos, a consciência tranqüila e um bom relacionamento com os pacientes. É a mais elevada realização da arte e ciência da medicina.

Gopal Upreti era um sonhador. Reconheci essa sua faceta logo que se pôs a falar, numa tarde chuvosa e cinzenta no centro de Katmandu. Dirigiu-se a mim quando éramos ambos aprendizes no consultório do dr. Jha e convidou-me para tomar chá e conversar. Fomos ao Café Cabin, em Asan Tol, um ponto conhecido no tempo em que os *hippies* ocidentais misturavam-se com os sadhus nepaleses, fumando haxixe nas esquinas. Afastando os fios pendentes de uma cortina de miçangas, subimos ao primeiro andar; sentamo-nos sob as nuvens de fumo de tabaco e incenso. Aconchegado pelo calor do chai escaldante e embalado pela música de sitar, eu ouvia Gopal falar de suas aspirações inusitadas.

O jovem de barba sentado à minha frente era intrigante, fumava cigarros Kukuri e tinha um sotaque carregado. Tinha a voz pausada de um conspirador e falava com convicção sobre o que me interessava; estudava o Ayurveda e dizia que tinha sido aluno de muitos médicos e iogues. Em pouco tempo Gopal disse por que me tinha levado ali. Debruçou-se sobre a mesa e falava tão baixo que eu quase não o escutava. "Quero fazer pesquisa alquímica", disse. "Existem fórmulas que debelam rapidamente as doenças e sei preparar muitas delas, mas trata-se de algo mais importante ainda. Os poderes do mercúrio e de outros metais podem contribuir para o sucesso mundano das pessoas. Não acredito em tecnologia; com poderes adequados, podemos substituir o telefone pela telepatia, viajar de um lugar para outro sem que sejam necessários aviões ou carros. Conheço sadhus que detêm muitos poderes e podemos estudar com eles, se você quiser." Gopal visava relações comerciais futuras com um ocidental. "Podemos estabelecer uma firma de exportação de plantas medicinais para os Estados Unidos; tenho parentes que trabalham na alfândega do aeroporto", disse.

Gopal precisava de apoio financeiro para concretizar os seus sonhos, que incluíam um laboratório alquímico para transmutar o mercúrio em ouro. Escutei com atenção, mas não me comprometi enquanto ele alternava entre alguns cenários razoáveis e outros mirabolantes, presumindo que embarcaríamos juntos numa proposta societária. Esse personagem incomum, que aparentava ser ao mesmo tempo um místico excêntrico e um homem de negócios, tinha muito para contribuir para a minha busca de conhecimentos. Enquanto contava como viajava de um lugar para outro aprendendo medicina, mitologia e filosofia com sadhus e médicos, ocorreu-me que, como tradutor e sócio nepalês, Gopal poderia abrir muitos caminhos na minha jornada ayurvédica; o encontro deixou-me intrigado com o papel que ele poderia vir a ter no meu futuro. Ao cair da noite chuvosa, partimos cada um para o seu lado.

Comecei a acompanhar Gopal. Viajávamos pela periferia de Katmandu, de aldeia em aldeia, visitando templos, santuários e regiões de grande beleza natural. Encontramos e observamos velhos alquimistas e santos a quem fizemos perguntas sobre a natureza da vida, as cerimônias e festivais que deveríamos assistir e os textos a traduzir e meditar. Onde quer que fôssemos, as pessoas conheciam "Gopi" e o recebiam de braços abertos.

Subindo as florestas encharcadas, colhíamos plantas medicinais conhecidas e voltávamos para a aldeia carregados de espécimes como a chirata púrpura (*Swertia chirata*), que debela as febres, ou a espinhosa kanta kare (*Solanum xanthocarpum*) e vasak em arbusto (*Adhatodha vasaka*), que cura a tosse e as dificuldades respiratórias. Adentrávamos as noites picando, cozinhando, moendo e mexendo as preparações de ervas medicinais que oferecíamos a quem precisasse. Nas viagens, levávamos as maletas dos remédios do dr. Jha e do dr. Chopel e as agulhas de acupuntura. Nunca faltaram oportunidades para dispensar os nossos humildes tratamentos, recebidos com a mais pura gratidão, mesmo quando os parcos recursos de que dispúnhamos pouco podiam contribuir para o bem-estar dos nossos pacientes.

Quando não se dedicava à descoberta dos remotos horizontes do Nepal, Gopal morava em Katmandu com os pais e o irmão. Queriam que ele viesse a ser alguém, um homem responsável, um comerciante que seguisse os passos do pai, mas nada disso interessava a Gopal. "Sou um homem do Dharma", dizia. "Tudo o que quero na vida é praticar as minhas disciplinas para me libertar do samsara (a roda da existência)." Devoto hindu, desaparecia durante vários dias, reaparecendo com a cabeça rapada e uma reluzente unção com tika pintada no seu terceiro olho, sinal de que tinha participado de um festival religioso ou de um retiro em lugar sagrado. Em resposta às minhas perguntas sobre por onde tinha andado, respondia: "Não se preocupe, as orações e a concentração são muito importantes para o êxito de quem cura."

Um dia Gopal regressou após uma longa ausência. Disse que a mãe decidira que era tempo de ele se casar, tinha encontrado uma mulher para ele e pôs um fim inesperado à vida de solteiro. Parecia envergonhado, disse ser um casamento de conveniência, que a mãe precisava de alguém para ajudar nos afazeres domésticos. Nem o casamento nem a chegada de dois filhos, nos três anos seguintes, contribuíram para alterar as convicções de Gopal. Pelo contrário, a vida em família intensificou o seu desejo de se libertar do samsara, que interpretei como sendo as irritações causadas pela domesticidade mundana. Gita, a sua jovem e encantadora esposa, passava os dias em casa cuidando dos filhos, enquanto o marido partia para as grutas dos místicos nas florestas.

Enquanto Gopal e eu explorávamos as aldeias mais próximas, ficou claro que o bairro onde eu morava em Bodnath era o mais imundo do vale de Katmandu. Todos os dias os meus sentidos eram invadidos por cheiros fétidos de lixo podre, esgoto a céu aberto, abominável poeira levantada pelas ruas sem pavimentação, carcaças de animais e a fumaça espessa dos canos de escape de carros e caminhões. Precisava retirar-me para um lugar tranqüilo, onde o ar fosse puro, pudesse estudar e meditar em solidão e recuperar-me de uma dor de garganta crônica, febres intermitentes e irritabilidade que atribuía à insalubridade de Katmandu. Começamos a viajar para as áreas mais remotas, por trilhas pedregosas escorregadias e esburacadas, sobre cumes com vistas para o Himalaia, através de florestas verdes perfumadas, onde estivesse ao abrigo da poluição opressiva da cidade.

Gunje é um vilarejo situado numa encosta escarpada ao norte do vale de Katmandu. Consta de um punhado de casas de terra vermelha, com portas toscas e janelas abertas para o céu imenso, cobertas de colmo por onde se escapa a fumaça dos fogareiros. Ao longe, do outro lado do vale, majestosos e límpidos, elevam-se, surpreendentemente próximos, os cumes nevados do Lang Tang. Trilhas serpenteiam ao longo das paredes rochosas, plataformas e terraços. Passam por casarios cor de ocre, atravessam penhascos sobre águas que se derramam no abismo. Visão panorâmica de fazendolas, selvas luxuriantes e geleiras dos Himalaia flutuando nas nuvens. Antigas estupas erguem-se nas clareiras, seus mantras cobertos de musgo. Nos penhascos mais elevados as grutas em que iogues vivem retirados e, numa cresta longínqua, um pequeno mosteiro com bandeiras votivas desfraldadas. Pela tarde as nuvens baixam, envolvendo as árvores de névoa gotejante, tornando os caminhos escorregadios e traiçoeiros.

Encontramos a nossa cabana num penhasco distante. Afastei-me das demais casas da aldeia e sentei-me, rodeado de um milharal e de uma fonte que borbulhava por perto. Era uma típica casa de pau-a-pique coberta de colmo, janelas com persianas de madeira e uma escada estreita, que levava ao jirau onde se dorme. O proprietário, Asabir Tamang, chefe da aldeia de Gunje, alugou-nos a casa. Sorriu ao embolsar um rolo de rupias e preveniu que não saíssemos à noite, porque os leopardos e os porcos selvagens deixavam a floresta.

65

A luz amarela dos fogos luzia nas casas espalhadas pelos montes, onde aldeões preparavam as refeições de arroz e dal. Alonguei-me nos acolchoados toscos da minha humilde morada, com o perfume de colmo fresco e das paredes de terra rebocada à mão. Gopal sentou-se à escuta de seus pensamentos, saboreando o silêncio do cair da noite. Nosso primeiro dia na montanha não tinha sido o que eu esperava; em vez de solidão e tempo para reflexão, tinha sido um grande evento social. Mas agora tinha terminado, todos tinham partido e os terraços estavam escuros e vazios.

"Então, amigo", acabei cortando o silêncio, "como é que veio a se interessar pelo Ayurveda, a ciência da vida, e começou a conhecer as coisas que conhece?" Gopal tirou o tabaco da bolsa, considerou a pergunta e, pensativo, esfregou a erva resinosa na palma das mãos, antes de enrolar o cigarro.

"Quando tinha dezenove anos, andava na escola", comentou, sorrindo com as lembranças que lhe ocorriam. "Estava desmotivado, não passava de ano e não tinha a mínima idéia do que fazer. Então, meu pai disse, 'Você é burro, não consegue aprender e está arruinando a minha reputação. Acho melhor ir-se embora para um lugar qualquer'."

Gopal aproximou a chama da vela do cigarro e, por uns instantes, suas feições surgiram no reflexo amarelo entre as espirais de fumo.

"Um dia conheci um homem chamado Kaji, discípulo do guru Ajambar, um homem muito especial e autêntico. Fui a Pashupati, onde ele morava, e passei o dia inteiro conversando sobre religião. Kaji foi a primeira etapa da minha jornada espiritual." Esperei, observando o meu amigo intrigante exalar outra baforada de fumo azul-acinzentado.

"Foi Kaji quem me ensinou a medicina tântrica. Um dos tratamentos chama-se kajakut. Com uma pasta de sândalo e uma vareta de jasmim, inscrevem-se diferentes mantras e o nome do paciente num lugar especial. O paciente e o praticante tântrico fazem rituais de purificação em certos dias astrologicamente propícios. Depois, encontram-se e o praticante escreve e entoa mantras e faz oferecimentos ao fogo. Esse tipo de Tantra cura os males espirituais, enfermidades complicadas, problemas menstruais e coisas assim. Já experimentei muitas vezes com diferentes pacientes e sempre obtive bons resultados."

Gopal prosseguiu. "Passei sete anos assim, caminhando por diferentes florestas, passando tempo com diferentes monges, iogues e pânditas, que me falavam de religião e mitologia. Quando já tinha aprendido muitas coisas, não me senti mais desmotivado, estava amadurecendo todo o tempo e pensava: 'Como posso melhorar do meu coração, da minha alma e cuidar das minhas feridas espirituais?'

"Kaji contou-me a história de um famoso discípulo de Ajambar", disse Gopal, enquanto bruxuleantes, nossas sombras refletidas na parede, nos escutavam. "Um dia, um desgraçado chegou em casa e descobriu que a esposa o tinha abandonado por um outro homem. Ele ficou muito perturbado e envergonhado e pensou: 'Agora não tenho mais razão de viver' e desapegou-se do mundo. Procurou Ajambar dizendo, 'quero ser monge, não tenho o que fazer nem bens materiais para me manter'. O guru respondeu, 'se quiser ser meu discípulo, tudo bem; se quiser ser monge, posso ordená-lo'. Disse-lhe que trouxesse três crânios, com os quais fez contas para um mala. Abençoando o discípulo, deu-lhe um rosário, um mantra, uma cuia de esmolar e um trisuli (tridente de Shiva).

"Ajambar disse: 'De agora em diante você é um monge, o seu guru é o fogo que cuidará de você. Esta panela é para preparar a comida que Deus lhe dará. Vá para a selva, longe da ilusão. Viva sempre assim.' O homem partiu para a selva. Era uma selva enorme e não havia viv'alma por muitas e muitas milhas em todas as direções. Ele construiu uma palhoça onde passou a viver."

Gopal se pôs de cócoras inclinando-se sobre as mãos em cuia, balançando suavemente.

"Continue", pedi-lhe, apesar do sono que começava a cair.

"Uma noite, enquanto o iogue meditava, um tigre aproximou-se e o agarrou com as mandíbulas por trás do pescoço. O iogue nem teve medo nem ficou nervoso. Perguntou ao tigre, 'o que quer de mim? Leve'. O tigre relaxou e sentou-se observando o iogue, que cantava seus mantras. Pela madrugada, o tigre tinha desaparecido.

"Naquela noite, o tigre voltou e ali passou toda a noite; pela madrugada, partiu para caçar. Assim foi todas as noites, durante meses, o iogue e o tigre ficaram amigos."

"O iogue passou três anos na selva. Não se deitava para dormir; permanecia sentado meditando. Seus membros inferiores estavam paralisados, mas o torso era ereto e poderoso. Tinha-se aberto um canal interior e ele podia ver tudo. Tinha alcançado poderes sobrenaturais (siddhis), mas não se alterava e continuava meditando.

"Finalmente, seu guru o trouxe de volta para o ashram e começaram a viajar de um lugar para outro. Onde quer que fossem, muita gente vinha encontrar-se com eles e havia sempre muita comida e dinheiro. Nada era difícil porque o siddhi estava presente. O dinheiro que recebiam era oferecido às pessoas e aos ashrams. Por viverem muito perto do coração, esses iogues tudo vêem e lêem também os nossos pensamentos."

A friagem da noite penetrava pelas frestas do nosso eremitério rústico. Uma mariposa fez um vôo em espiral ao redor da vela. Deitei-me na cama dura no chão de terra, imaginando o que seria ter uma consciência panorâmica. A aldeia aos nossos pés não fora tocada pelo tempo, o céu do Himalaia não estava marcado pelas luzes da cidade. A água que descia da fonte entoava uma canção de embalar e refletia a Via Láctea nos seus pequenos lagos.

67

Deixamo-nos levar pela imaginação, vendo tigres amestrados pelo poder da meditação e místicos alcançando as percepções mais elevadas da consciência. Fora, nas casas às escuras, nossos vizinhos dormiam após outro dia de intensa faina nos campos. A nossa cabana plasmava-se na curva da montanha, uma pérola de luz da vela aureolada, montada num dragão sombrio através dos oceanos do espaço.

Gopal abriu o cobertor; a vela acabou de queimar; alguma coisa roçou no teto de colmo. A solidão acercava-se invisível como um espírito sensível que espera o silêncio do diálogo interior. Sentia-me vazio, o elixir do repouso adoçando cada respiração. Imagens deslocavam-se sobre a superfície diamantina da mente: médicos com poderes esquecidos, nomes sagrados de Deus traçados em pó de sândalo com instrumentos sagrados, fogos de adoração. A montanha sussurrava pensamentos misteriosos pelos jardins em terraços dos meus sonhos.

A aurora saudou com luz prateada os cumes de Lang Tang. Nunca tinha visto as montanhas tão próximas, tão dramáticas; erguiam-se de um vale oculto até as alturas. Estávamos na abençoada morada de Shiva. Sentei-me agasalhado no cobertor, sorvendo a claridade do ar, pensando como me sentiria inspirado se fossem meus aqueles campos nevados com cambiantes de cores e formas segundo a época do ano. Confortavelmente encostado contra as persianas do jirau, eu dormitava enquanto os raios do sol mudavam a coloração do céu de rosa para violeta, depois para dourado e, finalmente, para o amarelo vibrante do raiar do Sol.

Quando me levantei, Gopal estava embaixo, conversando com os vizinhos. Olhei pela janela e vi gente chegando. "O que estará acontecendo?", perguntei a Gopi. "Vieram pedir remédios, Guruji", respondeu. "Alguns vieram de muito longe para nos encontrar hoje pela manhã." Sorri enquanto o sonho de solidão dissipava-se na névoa da manhã, ciente de que a nossa longínqua cabana já era a clínica local.

A vida nas aldeias de montanha no Nepal é cheia de dificuldades que marcam o físico das pessoas desde a mais tenra idade. O clima pode ser terrivelmente frio, infernalmente quente ou úmido até os ossos. Tudo é vertical, está-se sempre numa escarpa subindo ou descendo; anda-se a pé muitas vezes, carregando uma pesada carga às costas. Todos os dias, homens, mulheres e crianças dedicam-se a trabalhos árduos; a pobreza é enorme, os recursos escassos, a alimentação inadequada. Existe um médico para cada 10.000 habitantes e uma longa caminhada é condição para uma consulta na clínica. O índice de mortalidade infantil do país é de 40% e a expectativa de vida é de 42 anos.

Havia velhos de pele rugosa e seca como papel, imobilizados pela artrite após uma vida de trabalho nos terraços, o sono sempre perturbado pela dor. Mulheres carregando bebês mal nutridos, com barrigas inchadas, traziam suas próprias queixas de sangramento contínuo, anemia, fadiga e tumores no abdômen. Havia crianças sarnentas e outras ainda com ferimentos e traumatismos devido a quedas nas escadas traiçoeiras das escarpas. Havia jovens com escolioses graves e velhas com os pulmões encatarrados. Todos tinham problemas digestivos e histórias horrendas para contar depois que tomavam remédios para eliminar os vermes.

Gopal e eu íamos a Gunje periodicamente até que as chuvas das monções interditaram as estradas. Pelas manhãs sentávamos nos degraus da nossa morada rústica conversando com os aldeões, auscultando os seus pulsos e observando seu estado de saúde. Eu comunicava ao dr. Chopel e ao dr. Jha o que havia observado, pedia conselhos e recebia medicamentos. Levávamos também alguns medicamentos alopáticos, mas a farmácia consistia, sobretudo, das fórmulas tradicionais ayurvédicas e tibetanas. Também trazia as agulhas de acupuntura que os aldeões desconheciam. Revirava as sacolas de remédios e sempre achava alguma coisa que os pacientes pudessem levar para casa, ou subia ao jirau e fazia massagem, acupuntura ou tratamento com linimento ou óleos medicinais. Quando a sacola estava vazia, descíamos de volta para Katmandu, satisfeitos e cansados da viagem.

As pessoas que chegavam à nossa pequena clínica precisavam de comida, repouso, agasalho e condições de higiene. Os simples medicamentos da flora e a acupuntura não iriam trazer grandes melhoras na qualidade de suas vidas. Mesmo assim, aconteciam coisas positivas e sentiam-se melhor. Talvez fosse devido ao nosso cuidado, ou até que os tratamentos tivessem deveras aliviado as suas condições. Quando deixamos de ir a Gunje, algumas famílias continuaram a nos procurar em Katmandu. Depois de horas de caminhada na chuva, chegavam à minha porta pedindo remédios e tratamentos. Por vezes, traziam fardos de plantas em troca; chegaram a trazer um galão de mel da montanha.

"Hoje vou falar de makaradwaj", disse o dr. Jha levantando-se. Cofiando a barba, dirigiu-se ao ashram. Saiu uns momentos depois com uma pilha de livros e informou que eram os textos do Rasa Shastra, alquimia medicinal.

"O que quer dizer makaradwaj?", perguntei.

O dr. Jha deu uma risada maliciosa e respondeu: "Sexo de crocodilo!" Sabia que o nome aludia a um dos ingredientes constantes da lista de fórmulas clássicas de afrodisíacos da Antiguidade: testículos de crocodilo. Rimos todos e perguntei se ele também recorria às fórmulas. O doutor sorriu e respondeu: "Essa fórmula é para homens sem energia sexual." Sentou-se divertido, ajustou as cobertas sobre os joelhos, fazendo comentários em nepali que divertiram muito os convidados. "Dou este remédio a muitos homens", continuou, "e sei que os resultados são muito bons." Abriu um dos livros mais espessos que trazia e começou a transmitir-nos os ensinamentos sobre makaradwaj.

"É preciso um mês para fazer esta preparação", disse, "quase todo o tempo fazendo as purificações preliminares do ouro e do mercúrio. O tempo de cozimento é de setenta e duas horas, requer utensílios próprios e um tipo especial de calor para que o mercúrio evaporado e o ouro se misturem, o que é feito numa garrafa chamada kajkupi.

"Primeiro, tomamos uma tola (dez gramas) de ouro e batemos devagar até que se torne uma folha finíssima, que é então cortada em pequenos pedaços com uma tesoura para depois serem purificados. Isso se faz aquecendo os pedaços no fogo até estarem incandescentes e submergindo-os a seguir em várias outras substâncias. Temos receitas diferentes para esse procedimento, mas, em geral, usamos óleo de gergelim, urina de vaca, coalho, vinagre, dal (lentilhas), etc. Tomamos então oito tolas de mercúrio completamente purificado e pilamos no almofariz com o ouro purificado. Quando estão perfeitamente misturados, vão ao fogo com enxofre. É assim que se costuma fazer o kajjali (sulfeto preto de mercúrio), esfregando o almofariz aquecido com o pilão também aquecido. Nessa receita, esfregamos o kajjali com o suco da flor do algodão, a pele da raiz do ankot e o suco de babosa, durante horas. Leva-se ao sol até secar e coloca-se no kajkupi."

O dr. Jha fez uma pausa e consultou um outro livro.

"O que é kajkupi?", perguntei.

"Kajkupi é uma garrafa, larga na base e com o gargalo estreito. Os minerais são colocados no kajkupi e depois numa panela de barro cheia de areia, tapada e vedada com lama e coberta com um pano; a seguir é levada ao fogo. Como o controle do calor é muito importante na preparação do makaradwaj, o kajkupi é enterrado na areia para que o cozimento seja lento e progressivo.

"Também usamos uma técnica especial para queimar. Para que o fogo se mantenha brando, queimamos bosta de vaca durante as quatro primeiras horas.

"Depois, aumenta-se o calor durante mais quatro horas e, finalmente, coze-se em fogo alto durante sessenta e quatro horas. Permitimos que o fogo se apague e que a panela esfrie completamente. Quando abrimos, encontramos o makaradwaj cristalizado ao redor do interior do gargalo da kajkupi. Para extraí-lo, é preciso quebrar com cuidado o gargalo."

O dr. Jha contemplou-nos por cima das lentes dos bifocais fazendo uma pausa. Levantei-me e dirigi-me ao armário de remédios, voltando com o frasco de makaradwaj, cujos cristais de cor púrpura de rubi efervescente tinham um brilho metálico. Pareciam pedaços de cinábrio, mas mais escuros.

"Existem muitas variedades deste remédio, mas são todas preparadas basicamente da mesma forma", prosseguiu o dr. Jha. "Se usarmos uma quarta parte de ouro para cada parte de mercúrio, é chamado 'simples' makaradwaj; se usarmos partes iguais de ouro e de mercúrio, chama-se 'siddha' makaradwaj e é mais potente."

Makaradwaj é uma forma de HgS, sulfeto de mercúrio. Quimicamente é igual ao cinábrio, mas consta que tem propriedades completamente diferentes. A explicação alquímica para esse fenômeno é de que o mercúrio tem a capacidade de absorver as ações das outras substâncias com as quais é sublimado. Durante a sublimação, o mercúrio adquire uma eficácia enorme e é então considerado um tônico precioso.

Makaradwaj é misturado com várias plantas e minerais na preparação de muitas fórmulas. Uma receita de makaradwaj é triturada num almofariz durante três dias. Acrescentam-se cravos moídos, noz-moscada e açafrão esfregados com o suco de folhas de bétel durante mais três dias. Adicionam-se então cânfora e almíscar e repete-se o processo de trituração. Com essa pasta, secada na sombra, fazem-se pílulas que são armazenadas em garrafas de vidro. Toma-se pela manhã e à tarde, diluídas em leite fervido e esfriado e adoçado com açúcar em pedra, antes das refeições. Essa receita é considerada excelente para a digestão, para o metabolismo, para a saúde e uma longa vida. Deixa a pele suave e sadia e é um afrodisíaco eficaz; um dos sinônimos de makaradwaj é Kama Deva, o deus do sexo.

O guru continuou transmitindo o ensinamento, descrevendo a forma de ministrar o makaradwaj para muitas doenças insistentes ou incuráveis. "No Ayurveda dizemos que a vida é a mistura da alma e do corpo. O makaradwaj é um suporte para a vida. Quando as pessoas estão à beira da morte, dá-se uma dose de um grão para estimular o coração. Se o coração está falhando, um rati é misturado com dois ratis de coral purificado e dois ratis de pérola purificada, tomados de três a quatro vezes ao dia. Também é muito bom misturar essa preparação com almíscar e tomar com mel, como um tônico."

Enquanto o doutor falava, um jovem casal entrou no cômodo. Ele pediu à jovem que se aproximasse, pousou o livro e tirou os óculos para auscultar-lhe o pulso. Conversaram por uns instantes e ele confirmou que ela se restabelecia de um mal a que não aludiu. O dr. Jha pediu ao assistente que preparasse uma nova dose de medicamentos e voltou ao tema.

"Makaradwaj pode ser misturado com sitopaladi", continuou. "Nessa apresentação cura tuberculose, bronquite aguda, diabete e impotência. Aumenta a virilidade e cura muitos tipos de doenças. Para tonturas e perda de memória, toma-se com cardamomo verde ou castanho e mel ou creme de leite duas vezes por dia. Para impotência ou frigidez, misturam-se dois ratis de almíscar ou um rati de açafrão e toma-se duas vezes por dia com mel ou folha de bétel.

"Como aumenta o vata, tratando-se de hipertensão ou de doenças mentais, este medicamento deve ser evitado. Ele é recomendado em casos de deficiência de ojas (essência nutricional) e prana. O 'prana vital' reside no coração e nos pulmões; o 'prana da atividade' reside nos órgãos genitais. Assim, este medicamento é recomendado quando o prana vital está em colapso ou o prana genital enfraquecido com a conseqüente perda de atividade."

O dr. Jha terminou seu comentário sobre o makaradwaj. "É importante lembrar que nos tratamentos com elementos minerais o prático precisa seguir as instruções com precisão. Se o mercúrio é impuro, contamina órgãos e tecidos; se é preparado e administrado corretamente, não causa seqüelas."

Passamos o resto da noite falando sobre alquimia e a importância da depuração nos procedimentos de preparação dos medicamentos da medicina clássica. "Os melhores medicamentos minerais são os que são transformados em néctar por meio de mil cozimentos na brasa", disse o dr. Jha. "Diz-se de um médico que prepara assim o medicamento que ele tem 'mão de néctar' porque integra seus conhecimentos filosóficos em todos os aspectos da prática da sua arte."

Alegre e sorridente, o dr. Jha mostrou-nos as palmas de suas mãos dizendo: "Quando chegarem a ter a 'mão de néctar', quer receitem ouro ou cinzas, o paciente sentirá somente o sabor de néctar." Sorri agradecendo suas palavras e Gopal, pensativo, concordou: "É sim, Guruji."

O guru continuou. "Os casos mais complicados exigem uma abordagem filosófica. É bom ter sede de saber, não sede de dinheiro. Segundo o Ayurveda, só depois que adquirirmos muitos tipos de conhecimento, a mente amadurecerá. O Ayurveda ensina que as veias, artérias e órgãos vitais são muito complexos, que os sabores, propriedades e princípios ativos das plantas e dos minerais são muito diversos e as derradeiras conseqüências são tão sutis que a inteligência se confunde. Um aluno de Ayurveda deve repetir o ensinamento cem vezes e depois praticar ainda cem vezes. Só então é que poderá dominar as diferentes abordagens do conhecimento médico."

O dr. Jha se espreguiçou e sorriu, finalizando a matéria daquele dia. "Um dia vocês sentirão o que sinto hoje aos sessenta e oito anos. Maturidade e espanto perante a filosofia do Ayurveda."

Agradeci-lhe penhorado e parti com muitos sorrisos e namastês.

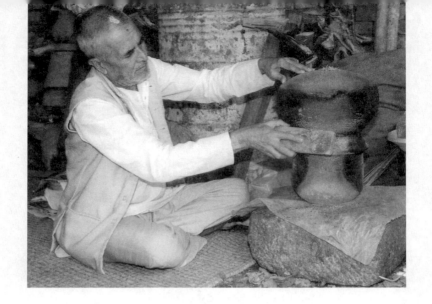

4
O Alquimista do Rei

Processando com perfeição o mercúrio,

livrarei o mundo inteiro da pobreza.

Nagarjuna

Na busca da saúde, da cura e da felicidade, a prática da medicina sempre esteve inextricavelmente associada à magia e ao misticismo. Mesmo a alopatia moderna prossegue na busca da esquiva "cápsula mágica" e recorre à mística da ciência para suscitar, na psique, a aura de poder que se atribui à medicina. As medicinas ayurvédica e tibetana, cujas raízes penetram no campo fértil do Tantra, da alquimia, do xamanismo e da ioga, aliam a ciência ao sobrenatural e demonstram como ativar as capacidades curativas da mente e do espírito. Os vários ramos dessas tradições utilizam técnicas terapêuticas comprovadas, como a meditação, a visualização, a oração, a recitação de mantras, o transe hipnótico e a fé, todas reconhecidas pela ciência moderna, ainda que seus efeitos transcendam os limites da racionalidade.

A alquimia, denominada no Ayurveda como Rasa Shastra, a "ciência do mercúrio", é uma singular mistura de medicina e misticismo. A alquimia medicinal é um campo de pesquisa academicamente reconhecido e adotado em todas as universidades ayurvédicas da Índia. O notório ramo do Rasa Shastra tem grande aceitação e recorre a diversas substâncias purificadas, nas quais se inclui o mercúrio, na prevenção e cura de doenças. O ramo místico do Rasa Shastra se baseia nessa "iatroquímica", dando preferência ao mercúrio. O objetivo dessa tradição é o rejuvenescimento do corpo e da mente que conduz a "jiva mukti", a liberação espiritual numa só vida. É nessa linhagem envolta em segredo, mas com uma longa história de eventos milagrosos, que encontramos a antiqüíssima busca dos meios para transmutar os metais básicos em ouro.

Os dois níveis de Rasa Shastra, um de prática corrente e outro lendário, ainda que diferentes, estão intimamente associados. A ciência que trata da preparação do mercúrio para uso medicinal é derivada dos experimentos místicos da alquimia tântrica e tanto uma como a outra tratam da purificação da toxicidade do mercúrio. As duas ciências podem ser descritas como interna e externa, superior e inferior. Juntas, essas duas disciplinas podem levar à realização completa do objetivo da vida: a prática inferior, externa, produz o elixir da saúde e da longevidade e garante o tempo de vida necessário para completar a alquimia superior e interna que é a transmutação da consciência e a realização do jiva mukti. Em geral, o que se denomina "alquimia", a transmutação de metais básicos em ouro, é apenas um dos fenômenos extraordinários que podem ocorrer nas etapas avançadas dessa arte.

Rasa Shastra, combinando visões místicas e medicinais, é tanto uma fonte de conhecimento válido como objeto de ceticismo e ridículo. A medicina alquímica e os remédios à base de mercúrio têm grande aceitação e são utilizados há mais de mil anos no subcontinente indiano ainda que, devido aos seus aspectos mágicos, possam ser rejeitados por muitos indianos e nepaleses de formação científica moderna. Para os médicos alopáticos de Katmandu com formação científica, para quem mesmo o valor medicinal das plantas é questionado, falar de Ayurveda e de proezas paranormais dos alquimistas tântricos suscita desdém e menosprezo. Os médicos ayurvédicos, que estudaram Rasa Shastra como parte da sua capacitação, lidam com temas como levitação e transmutação do mercúrio em ouro. Tratam esses fenômenos como uma manifestação científica que definem como um aspecto da ciência cuja compreensão agora nos escapa ou como uma realidade que transcende nossa percepção comum. Para um alquimista clássico ou para uma pessoa como Gopal, cuja visão de mundo parece emergir de uma vida passada do século VII, afirmações sobre as incríveis possibilidades da alquimia são, não só consideradas rigorosamente verdadeiras, mas, mais ainda, uma forma elevada da verdade.

A filosofia alquímica é muito mais disseminada que o Ayurveda, restrito, até muito recentemente, à cultura hindu, sendo que Rasa Shastra é apenas uma das muitas correntes que alimentam o vasto oceano das artes e ciências alquímicas. Os ensinamentos alquímicos da antiguidade foram amplamente disseminados, a sua linguagem secreta adaptada às práticas religiosas de cada povo. Para os europeus, a alquimia apresentava-se envolta no imaginário cristão; para os persas, nas geometrias da cosmologia islâmica; para os chineses, na poesia do Tao e para os hindus e budistas do subcontinente indiano, no lusco-fusco esotérico da linguagem tântrica. Ainda que fosse reduzida à busca do ouro, a alquimia logo provou ser muito mais do que a ciência que transmuta os metais. Quanto mais nos dedicamos ao seu aspecto arcano, mais difícil se torna a sua definição. Estima-se que, sobre o assunto, tenham sido escritos mais de cem mil volumes nos últimos dois mil anos, mas está-se longe de um consenso.

Ao penetrarmos os labirintos dos conhecimentos alquímicos, nos deparamos com arquivos oníricos do inconsciente, repletos de misteriosos símbolos vivos. Trata-se de um mundo onde a fênix ressurge das próprias cinzas, serpentes engolem continuamente as suas caudas e dragões furta-cor pairam sobre as labaredas, escadas cabalísticas alcançam as esferas celestiais culminando no inominável, mandalas do cosmos ilustram a geometria divina da forma humana e tábuas de esmeralda descrevem a unidade dos mundos superiores e inferiores. Um iogue tibetano sopra numa trombeta feita de fêmur humano, convocando demônios e espíritos ávidos para o festim de seu próprio sangue e carne, transformados pela compaixão em oceanos de alimento e bebidas refrescantes; isso é alquimia. Celebrantes medievais em círculos secretos de iniciações consagram talismãs com raios planetários; também isso é alquimia. O padre cristão consagra o pão e o vinho, transmutando-os no corpo e no sangue do Cristo. Uma ioguine indiana com o seu consorte, no gozo da união sexual, transmutam o desejo em sementes incandescentes de energia da mente que fundem e abrem os chakras do corpo etérico. Fileiras de monges budistas sentados durante vários dias recitam orações enquanto cordões coloridos carregam as vibrações de seus corações para recipientes repletos de remédios colocados sob imensos altares. Um eremita taoísta, elevando e abaixando seu sopro, o faz circular pelas órbitas microcósmicas da sua espinha dorsal, alimentando pouco a pouco a flor dourada da plena consciência. Um adepto gnóstico, com toda a paciência, mantém viva a chama no seu altar-laboratório em busca da ressurreição que se desvenda no colorido da transformação metalúrgica. O destilador observa as delicadas gotas de attar extraídas de pétalas frescas de rosa que pingam no bocal. Tudo isso é alquimia, o caminho que encontra a luz do espírito na escuridão da matéria.

Não existe sombra de dúvida de que a filosofia alquímica foi foco da atenção dos personagens históricos mais respeitados, criativos, esclarecidos e de prestígio, que incluem santos e videntes, cientistas e médicos, artistas, reis, imperadores e papas. Tampouco se pode contestar que séculos de pesquisas laboratoriais na busca do ouro resultaram em contribuições valiosas para a química, a metalurgia, a medicina, as artes e ainda outras áreas de desempenho humano. A história alquímica também abunda em relatos curiosos sobre grandes obras de caridade, tais como construção de hospitais, sustento de comunidades religiosas e avanço de causas políticas, financiadas por grandes fortunas cujas origens permanecem envoltas em mistério. Um dos exemplos mais marcantes da tradição indiana é o de Nagarjuna, que supostamente manteve uma vasta comunidade de praticantes de budismo com ouro produzido por processos alquímicos. Outro aspecto curioso da história alquímica são as leis que proíbem o fabrico de ouro; na Inglaterra, por exemplo, foi proibido por Henrique IV e, na Índia, leis regulando o processo ainda vigoram já que um método menos dispendioso de produzir ouro desvalorizaria o metal, reduzindo a fortuna dos ricos.

Através dos tempos, na busca do ouro, inúmeros indivíduos procuraram desvendar os segredos da alquimia. Mas por que então um metal brilhante se tornaria o objeto da busca de místicos como nos relata a história da tradição? Esses espíritos elevados certamente compreenderiam o pouco valor relativo do ouro. Nas culturas em que a alquimia floresceu, como a do cenário tântrico hindu de onde surgiu Rasa Shastra, a busca da riqueza era considerada pelos ascetas devotos uma forma de servidão a este mundo e a causa do sofrimento em todas as suas etapas: no começo sofremos para adquiri-la, no meio sofremos para conservá-la e, no fim, sofremos quando, inevitavelmente, a perdemos. Segundo os sábios do Rasa Shastra, o uso do ouro, manufaturado por métodos alquímicos para benefício próprio, era um grande pecado com conseqüências funestas. Histórias contadas ao redor dos fogos de cozedura dos alquimistas relatam as maldições que Deus faz cair sobre aqueles que se aproveitam do ouro alquímico para fins mundanos.

Dizem os textos sagrados do Rasa Shastra que quem é capaz de aprender as artes do mercúrio se torna paciente, tolerante e constante; a mente é equilibrada e nada pode perturbá-la, ora continuamente a Deus, tem devoção e amor pelas deusas e recorre aos siddhis dos mantras (poderes de invocação). Conhece uma grande variedade de textos sagrados clássicos, não é indolente e segue sempre o Dharma. Tal praticante pode ser um discípulo responsável do mercúrio e o mercúrio pode utilizá-lo para o labor espiritual altruístico do Rasa Shastra. Segundo esses padrões, o alquimista que cobiça o ouro já fracassou antes mesmo de começar.

O objetivo mais elevado na alquimia indiana não é a transformação dos metais básicos em ouro, mas a realização do jiva mukti, a libertação da consciência individual e a libertação de todo o sofrimento. A filosofia do Rasa Shastra acredita que, só quando se dispõe de um corpo saudável, é possível levar a cabo as práticas ióguicas que conduzem ao controle da mente; e que sem o controle da mente não é possível alcançar a compreensão da realidade última. Para alcançar jiva mukti, o corpo precisa estar livre de doenças, ter a garantia de uma vida longa e não estar sob o fardo e os atropelos do envelhecimento físico, condições básicas para a estabilização da mente. Mesmo assim, nem um corpo saudável, nem uma mente estável, isolados, conduzem ao jiva mukti; só quando são mantidos em união e utilizados em prolongadas práticas espirituais é que conduzem à iluminação.

Na alquimia tântrica e na medicina ayurvédica, o mercúrio altamente purificado é usado como rasayana, um medicamento que promove o rejuvenescimento e uma longa vida; dá força e vitalidade ao corpo e sabedoria e desapego à mente. Crê-se que a terapia rasayana, que utiliza o mercúrio altamente purificado, alimenta todas as camadas e envoltórios do corpo, mesmo os dos nutrientes alimentares, prana, funções psíquicas, intelecto e espírito. Esse rejuvenescimento e a alimentação do ser como um todo conduz à realização da saúde, segundo a filosofia ayurvédica: equilíbrio dos humores biológicos, combustões digestivas, dejetos e tecidos e alegria espiritual e mental. Nessas condições, uma pessoa desfruta de uma vida longa, seus poderes sensoriais ou mentais não decaem e a passagem para a morte é feita na alegria e sem dor.

Shodhana, a purificação alquímica do mercúrio, realiza três objetivos primários. O primeiro é devolver ao metal o seu estado não-tóxico, removendo as impurezas oportunistas e as propriedades tóxicas; depois prepará-lo para que seja assimilado e metabolizado pelas células. O segundo objetivo é aumentar a potência dos mahabhutas a fim de que o mercúrio passe a ser um veículo para todos os elementos universais, não apenas para o elemento terra que predomina nos metais. Por fim, as propriedades físicas e químicas do mercúrio são transformadas elevando a sua temperatura de evaporação, tornando possível expô-lo a altas temperaturas e alterando assim a sua estrutura molecular para que digira e assimile outros metais.

Completadas as etapas do shodhana, o mercúrio detém extraordinárias qualidades curativas. É então processado até tornar-se energeticamente tão potente, que pode ser usado como um germe de força atômica transmutacional. Essa quintaessência do mercúrio é a "Pedra Filosofal" que, dizem os alquimistas, tem o poder de transformar os metais básicos, tais como o mercúrio comum, em ouro. Se a energia atômica do mercúrio for adequadamente preparada para agir sobre a estrutura molecular de outros metais, é considerada adequada para produzir efeitos de rejuvenescimento no corpo e na mente humanos, suficientemente profundos para conduzir ao jiva mukti.

Antes que o mercúrio possa ser utilizado para fins de rejuvenescimento, os canais do corpo precisam ser liberados de suas impurezas, o que é feito com os métodos do pancha karma, ou os cinco processos de purificação, que incluem massagem com óleos e banhos de vapor com ervas, vômitos terapêuticos, lavagens intestinais com laxantes e insuflações nasais. Durante esses tratamentos o iogue segue um regime alimentar especial, com ervas que estimulam o processo digestivo e o metabolismo. Terminadas as etapas do pancha karma, continua o tratamento com ervas que por etapas removem os excessos de sais, de ácidos, de alcalóides e os parasitas do corpo.

Estando o corpo bem preparado para a terapia rasayana, administra-se a preparação de mercúrio alquimicamente purificado, em doses crescentes, por períodos de até vários meses. Durante esse tempo, e pelo resto da vida, para não causar sérios prejuízos, é preciso seguir um rigoroso regime alimentar, adotar disciplinas sociais e religiosas que garantam o sucesso do tratamento, para não perturbar o novo equilíbrio metabólico e o nível de consciência mais elevado. Rasa Shastra afirma que quem tenha feito essa prática desfrutará de uma vida longa, sem marcas de envelhecimento como as cãs e a pele enrugada. Associando práticas de ioga e de meditação às demais disciplinas, uma pessoa que tenha sido fortalecida e rejuvenescida com a terapia rasayana pode então alcançar jiva mukti. Eis por que as palavras sânscritas para o mercúrio são quase sempre sinônimas do Senhor Shiva, uma indicação de que o metal líquido é considerado a essência de Deus. A palavra mais comum para mercúrio é "parada", que quer dizer, "o que contribui para alcançar a salvação".

O dr. Bishnuprasad Aryal tinha sido alquimista na corte do rei Mahendra. Aprendera as artes do Rasa Shastra com o seu guru em Benares e sabia preparar elixires de longa vida e vigor sexual. Judah Samser, primeiro-ministro do Nepal, que tinha muitas esposas e concubinas, convidara o dr. Aryal para residir no palácio e preparar afrodisíacos para os seus constantes prazeres eróticos. Durante vinte anos o alquimista preparou fórmulas com mercúrio, ouro, gemas preciosas e ervas. Ao deixar o seu posto no governo de Sua Majestade, continuou a prática da medicina em sua residência em Sanepa, num quarto cheio de substâncias exóticas e antigos equipamentos espagíricos. Foi lá que o encontrei, com sessenta anos de prática.

Havia um ano que Gopal iniciara os estudos com o dr. Aryal e estava ansioso para me apresentar ao seu guru. "Ele é rigorosamente tradicional, muito conservador e faz tudo exatamente como o pai dele fazia", disse Gopi enquanto nos dirigíamos ao portão do doutor numa manhã ensolarada. "Só se alimenta de frutas e de chá e não aceita comida de ninguém. Antes de comer, muda de roupa e faz uma puja, não confia nos remédios de ninguém e jamais usa os que possam ser encontrados no mercado. Prepara tudo pessoalmente, em pequenas quantidades, para os seus pacientes."

O dr. Aryal estava sentado no chão atrás de uma mesa baixa, rodeado de seus tratados alquímicos e frascos de remédios. Magro e forte, tinha um ar taciturno que demandava respeito. A sua testa alta estava marcada com um tika vermelho e por baixo do cabelo curto tinha aplicado uma pasta de sândalo. Sentamos em silêncio observando o ancião que auscultava o pulso de uma nepalesa sentada na sua frente. Escutava, absorto, as ondulações na artéria; seus movimentos suaves e deliberados expressavam o quanto se exige dos que preparam, a partir de produtos venenosos, remédios para reis.

Ao terminar, o doutor mirou-nos e desejou-nos boas-vindas, sua concentração se esvaecendo num sorriso amável. "Isto aqui é shring bhasma (corno de veado calcinado)", explicou, enquanto preparava a receita para a sua paciente. "É para o tratamento de icterícia proveniente de parasitas." Colocou em papelotes várias carreiras de pó alvíssimo, dobrou cada um e colocou-os num cartucho que entregou à paciente. Falaram sobre a receita e o regime alimentar a seguir enquanto ela punha de parte umas poucas rupias e se despedia. O dr. Aryal espanou a mesa, sentou-se em silencio, dedicando a Gopal e a mim a sua inteira atenção.

Que tesouros inconcebíveis poderiam ser encontrados nesse cômodo cavernoso, maravilhei, olhando à minha volta a confusão acumulada de frascos e garrafas. Pacotes de ervas e minerais pendiam das vigas do teto, estantes e armários prometiam ainda mais segredos, velhos equipamentos de laboratório estavam amontoados nos cantos: pesos e medidas, cadinhos e panelas, almofarizes. Livros empilhados por todo lado, alguns francamente antiqüíssimos, me faziam conjeturar que maravilhas da medicina e da alquimia se encontravam entre as suas capas desfeitas. Divindades hindus nos miravam do alto das paredes, à luz mortiça de uns poucos raios de luz que penetravam por uma pequena janela. Um fio de fumo se elevava de um incensador, vestígio de oferecimentos aromáticos usados na puja da manhã.

Gopal e eu sentamos pacientes, respeitosamente aguardando as palavras do mestre. O guru vestia apenas um fino camisão branco, aberto na frente, onde se entrevia o cordão dos brâmanes usado sobre o ombro direito e passando sob o braço esquerdo. Não parecia ter frio apesar da corrente gelada que se desprendia do chão de cimento e das sombras que nos rodeavam. Numa parede havia uma lareira usada para guardar frascos de remédios.

O dr. Aryal começou a mostrar-nos alguns dos seus tesouros. Abriu uma gaveta e trouxe um pequeno fruto seco.

"O Senhor Shiva foi o primeiro médico ayurvédico", disse o alquimista numa curiosa voz melodiosa e ao mesmo tempo ressequida. "No seu jardim se encontra a original árvore haritaki. É impossível encontrá-la porque são duas unidas numa só e muito raras. Tenho uma amostra."

O ancião estendeu-me o fruto do jardim de Deus. Era mais ou menos do tamanho de uma ameixa, tinha a forma de uma concha, a casca era marrom-escuro esverdeada; a textura granulosa tinha uma fenda onde começava a se separar. Eu conhecia o myrobalan (*Terminalia chebula*) do tempo que estudei fitologia chinesa. Conhecia também alguns dos usos que lhe atribuíam na medicina ayurvédica; é pouco utilizado nas fórmulas chinesas, mas bastante consumido no subcontinente indiano. É tão apreciado que dizem ter se originado no céu. Existem sete tipos de haritaki, seis que crescem nesta terra. O sétimo é da variedade dourada que tem o poder de curar todas as doenças, mas só é encontrado por quem vai aos reinos dos devas. Os médicos tibetanos consideram o myrobalan o remédio supremo entre todos e o chamam de Men Chog Gyal Po, o Rei dos Remédios, o fruto da imortalidade que se encontra na cuia de esmolar do Buda da Medicina.

Consta que o myrobalan tem todos os sabores, menos o salgado, mas que ao paladar produz um forte sabor amargo e adstringente que se torna a seguir adocicado. Os textos clássicos afirmam ser uma das melhores plantas para conferir efeitos benéficos ao corpo, sem causar danos. A lista das enfermidades que o haritaki pode curar é infinita porque pode ser usado em quaisquer condições. É uma das plantas mais famosas do rasayana, dá longevidade e aumenta a sabedoria; alimenta o cérebro e os nervos, purifica as toxinas e regula o sistema digestivo. Admirei-o pensativo, tentando imaginar onde o alquimista teria encontrado aquele espécime.

"Isto aqui é silajit", disse o dr. Aryal, mostrando um frasco contendo uma substância escura e viscosa, como asfalto. "Purifiquei este remédio há cinqüenta anos no palácio real. Tomado com leite, contribui para a cura de todas as doenças. Sua ação principal é o sustento de 'ojas' (essência nutricional refinada)."

Lembrei-me da primeira vez em que vi o silajit na farmácia do dr. Chopel, um material preto e pegajoso, parecido com o asfalto, que encontrara no fundo de um dos armários. "É breu mineral", explicou Amchi-la, "a sudoração de veias de minério de ferro que aflora nas montanhas rochosas. Quando o sol bate na rocha faz borbulhar o asfalto. É um remédio excelente."

Silajit é um remédio muito importante na medicina ayurvédica. É usado para o diabete, a hipertensão, os distúrbios gastrointestinais, os cálculos na vesícula e nos rins, hiperacidez, anemia e distúrbios hepáticos. É diurético e notório na cura de infecções urinárias. Dizem ser um tônico revitalizante, depura os rins e regula o açúcar no sangue. Usado com regularidade a partir da meia-idade, o silajit contribui para a prevenção de doenças do coração, fígado e rins e reduz o volume da próstata intumescida. É recomendado juntamente com guggul (*Commiphora mukul*) para pacientes em recuperação de males cardíacos com o fim de desimpedir e fortalecer os vasos sanguíneos. Silajit é um dos poucos remédios que alimentam e desintoxicam simultaneamente o fígado. "Não existe nenhum mal curável que não possa ser beneficiado com silajit", segundo consta na matéria médica do Ayurveda. Muito estimado por médicos e pacientes, é também um acepipe que regala os macacos.

Para preparar silajit, mistura-se breu mineral cru com água num recipiente de barro que é posto ao sol durante três dias. Ao fim desse tempo, as impurezas sedimentam e o creme escuro e rico da superfície é colocado noutro recipiente. Outra vez o sedimento é misturado com água e o silajit restante sobe outra vez. O extrato líquido é desidratado ao calor do sol e depois misturado seqüencialmente com decocções de triphala, de bringraj (*Eclipta alba*) e leite de vaca. Seco outra vez ao sol, está pronto para uso medicinal.

É difícil encontrar silajit de boa qualidade. Ainda que tivesse conhecido, em outras clínicas, inclusive na do dr. Jha, vários tipos, nenhum poderia ser comparado com a preparação alquímica que o dr. Aryal nos mostrava: era espesso, liso e resinoso, como melado de malte de cevada, e não apenas comestível, mas de sabor agradável. O gosto amargo e pungente semelhante ao da urina de vaca estava presente, mas também um sabor adocicado e rico subjacente que me fazia querer mais. Este sim era silajit de alta qualidade. Ainda que o dr. Aryal tivesse um grande frasco ainda cheio, riu quando lhe perguntei se poderia comprar uma pequena quantidade, porque só poderia ceder umas quatro onças, mesmo assim por um preço elevado. O doutor verteu com cuidado uma porção numa lata de tabaco vazia que eu coloquei na sacola, fantasiando o que o oficial da alfândega iria dizer no meu regresso ao Ocidente. "Esta bolsa é para o seu uso pessoal?" me perguntaria incrédulo e com repugnância quando o seu olfato constatasse o buquê.

"E isto, o que é?", perguntei, tomando em minhas mãos uns bolinhos secos de um recipiente de barro pousado no chão.

"É mica preta em processo de purificação", respondeu o doutor, que do armário retirou várias pedras lisas e brilhantes na sua forma original. "Para purificar a mica, preciso primeiro dissolvê-la num líquido. Depois de extraídas as toxinas com ingredientes vegetais, o líquido é desidratado e o produto enrolado em forma de bolinhos que vão ao forno cinqüenta vezes, talvez mais...." O alquimista tomou em suas mãos uma poderosa lente observando intensamente um dos bolinhos. Pediu que nos aproximássemos e que observássemos a superfície, onde constatamos pequenos grãos de cristal. "Precisam voltar ao forno até que todo o material cristalino tenha desaparecido", disse.

"Como é feito o cozimento?", perguntei.

O guru ergueu-se e conduziu-nos ao laboratório no pátio, com várias concavidades na terra, de diferentes formas e profundidades e forradas de lama. "Existem muitos tipos diferentes de cozimento com designações diferentes, segundo o tamanho da concavidade e a duração do cozimento." O dr. Aryal indicou um dos fornos maiores. "Este se chama 'goja poot', quer dizer, cozimento do tamanho do elefante. Enchemos o buraco com pequenas quantidades de esterco de vaca amassado, cobrimos tudo com mais esterco amassado e casca de arroz. O fogo queima durante três dias, apenas para o primeiro cozimento. "Mica", acrescentou, "pode exigir até mil cozimentos. Quando pronto, é um remédio extraordinário para os males respiratórios e deficiências imunológicas."

Voltamos à clínica e continuamos as nossas explorações. O dr. Aryal abriu uma gaveta, retirou um objeto curioso que colocou sobre a mesa para que examinássemos. Reconheci a forma; era o mais notório dos símbolos hindus, uma base circular com uma coluna fálica. Ainda que represente os órgãos feminino e masculino em união e todos os poderes procriadores e regeneradores da Criação que isso implica, alude-se a ele no masculino como o lingam de Shiva, o pênis de Deus.

De que seria feito? pensei. Era sólido, mas parecia líquido. O alquimista insistiu que eu o tomasse nas mãos. Era liso, metálico, dourado e pesado, curiosamente escorregadio, ainda que suave ao tato.

"Guruji o fez com mercúrio puro", explicou Gopal. "É muito difícil fazer com que o mercúrio solidifique."

"Para que serve?", perguntei.

"É usado na prática do Dharma", replicou o nosso mestre. "É a força vital de Shiva. Uso sobretudo na oração, durante a puja, oferecendo-lhe incenso. Quando se logra solidificar o mercúrio, nos tornamos pessoas de sucesso e todos os siddhis que almejamos são rapidamente realizados."

O objeto brilhava na minha mão, deixando tremeluzir a sua opalescência metálica. Que poderes ocultos estariam nessa gota que satisfaz todos os desejos, nesse líquido solidificado, nessa presença sacramental do Criador, que abre a porta para todas as realizações imagináveis?

"Para estudar com propriedade esta arte alquímica, são precisos muitos anos de dedicação total", disse o doutor, colocando o lingam de mercúrio de volta na cômoda. Fui logo atraído por esse tipo de pesquisa e ofereci os meus serviços ao guru. Ele acedeu sorrindo e pediu-nos que ajudássemos a preparar seus remédios daí em diante.

Pondo-se de pé, o ancião nos reconduziu ao calor do sol que banhava o pátio. À despedida, entregou-me um cartucho com pequeníssimas sementes para que eu as plantasse no meu país, no Ocidente. "Chama-se tribij", disse. "Três sementes a cada dia curam a hipertensão." Desejando-nos tudo de bom, levantou a tranca do alto portão, despedindo-se de nós.

Os dias ensolarados e quentes que se seguem às monções são de muito afã para os herboristas e alquimistas de Katmandu. As chuvas trazem uma profusão de verde para os campos, a luz intensa torna possíveis as muitas preparações, impossíveis de serem levadas a cabo na estação de ventos e chuvas. De setembro até o fim do ano, as condições são perfeitas para a colheita e a preparação das fórmulas com plantas e também para fazer os trabalhos de manipulação do mercúrio. Num dia de sol radiante, Gopal e eu fomos ao laboratório no pátio e logo se juntaram a nós o doutor e Raman Bandari, um técnico ayurvédico que nos ajudaria a extrair e a destilar o mercúrio nos dias seguintes.

O primeiro passo da preparação do mercúrio para remédios comuns, rasayanas de alto nível, transmutações ou jiva mukti, é produzir mercúrio quimicamente puro. Dado que o mercúrio se amalgama facilmente com outros metais e também agrega fragmentos oportunistas do entorno ou dos mercados onde é adquirido, precisa ser perfeitamente lavado antes de ser submetido ao shodhana, o requinte alquímico que permite a não-toxicidade. Um dos métodos alquímicos preferidos é a extração do mercúrio do mineral cinábrio. O dr. Aryal e Raman estavam prontos para dar início ao simples procedimento.

Começamos por reduzir a pó a hingula (cinábrio). Raman sentou-se no chão de tijolo do laboratório para reduzir a pó o pesado minério vermelho, num almofariz de pedra preta. Examinei as pequenas pedras que iríamos moer.

"A hingula é encontrada nesta forma?", perguntei.

"Vem assim da mina", respondeu o dr. Aryal. "Hoje em dia a hingula artificial é comercializada. Moem um cinábrio de má qualidade, colocam num recipiente com água e enxofre, de onde extraem o ar, e ela petrifica. O cinábrio que utilizamos é puro, portanto, a quantidade de mercúrio extraída é mais elevada."

"Ele vem do Nepal?"

"Das montanhas do leste", disse o doutor. "Apenas extraem uma pequena quantidade já que não têm mercado por lá."

"É perigoso manipular a hingula?", perguntei.

"Enquanto se apresenta na sua forma mineral, para uso externo, não é venenosa", disse o dr. Aryal. "O enxofre e outros minérios vêm misturados a ela. O mercúrio tem centenas de apresentações distintas, desde as não-tóxicas até as tóxicas. Ele recombina e se mistura de formas diferentes, portanto dependerá da apresentação original."

Quando o cinábrio estava moído, cortamos uns limões frescos e espremamos o suco no almofariz. Raman, com habilidade, moveu o pilão sobre a mistura reluzente na pedra ovalada. Suas mãos se moviam com uma elegância natural, vinda de décadas de intimidade com o reino mineral.

"Esfregamos o cinábrio com suco de limão", explicou Raman. "Depois é preciso secá-lo ao sol, um procedimento que se chama 'bhavana'; o suco evapora e repetimos o processo três vezes. A hingula reage com o ácido cítrico fazendo que o parad seja rapidamente extraído. Ele abre a hingula."

Raman era um homem diminuto, com a aparência de um gnomo. Tinha muitas rugas provenientes tanto da idade quanto da sua experiência alquímica. Tinha a voz de cana seca e quase nunca falava. Seus olhos estavam perdidos nos sulcos fundos dos seus traços newari, as pupilas eram pretas e vítreas, não permitindo saber se ele podia, de fato, enxergar. Era doce, gentil e humilde, quase pueril, o que poderia nos levar ao equívoco de que era um simplório sujeitando-se a trabalhar por um punhado de rupias. Raman tinha prestado décadas de serviços aos muitos vaidyes (médicos ayurvédicos), tanto em clínicas particulares quanto em postos do governo. Era extraordinariamente bem-dotado e muito conceituado como técnico ayurvédico e assistente alquímico e reconhecido pelo requinte da sua intuição e por saber como manipular os reinos vegetal e mineral.

Estávamos sentados sobre as pedras, protegidos pelos toldos do laboratório; enquanto nos revezávamos triturando o cinábrio, as horas se escoavam morosas. O sol forte da tarde secava a pasta pela primeira vez; amanhã, essa fase estaria terminada.

"Como foi que veio a estudar o Ayurveda?", perguntei a Raman.

"Estou nisso há mais de 40 anos", o velho técnico respondeu. "Quando eu era criança, o meu pai costumava preparar remédios ayurvédicos. Naquele tempo, os bons vaidyes de Katmandu me ensinaram fazendo com que eu os ajudasse numa coisa ou noutra. Trabalhando, adquiri conhecimentos e experiência. Ainda não tenho muita compreensão, mas faço o que posso."

O velho mirou-me, franzindo os olhos com um sorriso.

"Farei o meu melhor pelo Ayurveda até morrer", disse. "Quero fazer bons remédios para cada lar e cada aldeia. Se tivesse dinheiro, daria tudo de graça só para ajudar. É o meu jeito, gosto de ajudar."

Raman continuou amassando o cinábrio úmido em movimentos rítmicos com o pesado pilão que cortava a pasta vermelha. Ao longo de sua vida, quantos dias teria esse velho passado nesse trabalho simples, contemplativo e monótono? pensei.

"Alguma vez você teve outra atividade?", perguntei-lhe um tempo depois.

"Sou um músico de Deus", respondeu. "Toco flauta e harmônio. Conheço a música tradicional para cerimônias religiosas e também as canções clássicas."

O dr. Aryal falou. "Sempre que faço parad, é Raman-ji quem prepara. Ele sabe tudo sobre o calor, sobre o que o mercúrio precisa e não é preciso lhe dizer nada. Ele tem um tipo de poder receptivo, mas ninguém desconfia." Raman resmungou uma réplica e os velhos riram entre eles.

No dia seguinte, o trabalho preliminar com o suco de limão estava terminado. O pó seco seria agora colocado em recipientes de barro, chamados "dhamaru yantras", para ser destilado. Raman meticulosamente retirou o cinábrio do pilão com uma colher e o separou em pacotes de 200 gramas que pesava numa balança. Quando terminou, começamos a misturar barro com água do poço numa bacia.

"Agora vamos colocar a hingula no dhamaru yantra", o dr. Aryal explicou. "Depois, colocamos as duas metades juntas e unimos as partes com lama e um pano. É preciso estar bem selado para não deixar escapar o ar."

Quando a massa estava bem consistente, Raman colocou cada um dos pacotes de cinábrio num recipiente individual, colocou outro recipiente emborcado em cima do primeiro, uniu-os, enquanto amarrávamos o pano empapado de lama ao redor das beiradas. Terminado esse procedimento, alinhamos cuidadosamente as yantras para secar ao sol antes do cozimento. O alquimista despachou-nos pedindo-nos que regressássemos ao cair da noite.

Regressamos, Gopal e eu, à casa do Dr. Aryal pelas oito da noite. O velho estava descansando em seus apartamentos e ficamos à espera, no pátio. A Lua crescente pendia de nuvens cor de marfim e uma orquestra de grilos tocava na relva. Pouco depois, nosso mestre se juntou a nós, e a próxima etapa da preparação do mercúrio começou.

Ateamos fogo a um dos fornos onde, com todo o cuidado, colocamos o dhamaru yantra, que se assemelhava a um grande cogumelo sobre as chamas, um recipiente de barro que continha o pó vermelho-alaranjado que logo começaria a liberar o metal prateado.

"Queimamos durante oito horas", disse-nos o dr. Aryal. O fogo precisa ser brando, não pode ser alto e precisamos manter as toalhas úmidas sobre o recipiente para que o yantra não rebente."

Raman pôs de molho as toalhas que torcia, colocando-as a seguir sobre o yantra.

"O parad gaseifica e se acumula na parte superior do recipiente na forma de pó preto, semelhante ao suor." O dr. Aryal continuou. "Amanhã colocaremos o pó numa bacia que, amassado, se transformará em mercúrio líquido puro."

Desenrolamos esteiras de palha sobre o chão de tijolos e avivamos o fogo no forno. Gopal destapou um tubo de cinzas sagradas que tinha recebido de um iogue e, aplicando-as em nossas testas, abençoou-nos. O dr. Aryal instalou-se comodamente nas ásperas esteiras de palha; o trânsito noturno tinha começado.

O doutor falava em voz baixa no silêncio do entardecer. Falou do fogo e da necessidade de manter constante a temperatura. Disse-nos que o êxito do labor dependeria dos poderes de concentração e manutenção da atenção. A relação do mercúrio e da mente era também importante para os que recorriam aos remédios contendo mercúrio. "Se os pacientes não praticam a meditação enquanto estão sendo medicados com estes remédios, não se beneficiarão de seus plenos poderes", afirmou o alquimista.

O fogo crepitava baixinho enquanto a vizinhança se recolhia.

"O mercúrio está associado aos nagas, as divindades serpentes do mundo inferior", continuou o dr. Aryal, "isso porque o mercúrio provém da terra e é atraído para os lugares úmidos. Mas o mercúrio tudo permeia: é inerente aos cinco elementos, à nossa respiração, à luz e aos nossos olhos, à mente e ao "prana", a origem da mente. Tudo o que existe no mundo é um reflexo do mercúrio e parte integrante dele através do mercúrio."

As palavras do alquimista eram profundamente verdadeiras. O gás-metal-líquido movediço, inodoro e denso está presente em tudo. Pode ser encontrado nos oceanos e mares, em toda a atmosfera e nas galáxias. Evapora no espaço, proveniente de fontes naturais e artificiais e é devolvido à terra com a chuva, evaporando em seguida outra vez. Encontra-se concentrado nos corpos de animais e plantas e associado a outras substâncias em todo o reino mineral. O destino final do mercúrio parece ser o fundo do oceano, unido ao enxofre num abraço molecular que produz o cinábrio, o mineral favorito dos alquimistas.

A minha imaginação podia conjurar a face prateada do mercúrio, deslocando-se numa viagem sem fim pelo mundo. Eleva-se dos labirintos das minas, os úmidos reinos do além, e vem à luz nos domínios dos homens. Evapora-se como o rocio quando, com a transpiração do solo, os gases do metal sobem sugados pelas espirais de calor, que também levam os pássaros na direção do Sol. O mercúrio cai das nuvens, cascatas de pequenos cristais em cortinas de gotas de chuva que pendem dos palácios airosos do céu e procura os recessos perdidos para onde as águas fluem através de gerações de escuridão, unindo-se a outros elementos em busca do óvulo sulfúrico da terra. Extraordinário que o mundo dos nagas, o reino mítico subterrâneo no fundo do oceano, seja apontado pelos alquimistas como a fonte do mercúrio; eles reconhecem a sua onipresença sutil que une a consciência a tudo o que vive.

Aprofundou-se o silêncio da noite. Gopal enrolou um cigarro que dividiu com Raman, a seguir sentou-se contemplando as brasas. Dentro dos recipientes enegrecidos, o mercúrio despertava, se enroscando como um dragão vaporoso.

"Existem dois tipos de trabalho com parad", disse Gopal. "O medicinal é o que fazemos aqui, a purificação do mercúrio para fazer kajjali ou makaradwaj. Mercúrio como este é uma cura poderosa para doenças, mas não tem poderes espirituais, não passa de um trabalho primário. O verdadeiro trabalho com o mercúrio chama-se dibir rasayan e quer dizer 'alquimia cósmica'. É um trabalho muito especial, uma forma sublime de devoção."

Dibir rasayan, como Gopal o chamava, era o caminho tântrico dos alquimistas que consideravam o mercúrio o último sacramento. Seus laboratórios eram altares e templos e seu trabalho, um empreendimento essencialmente espiritual, porque viam no mercúrio e nas suas misteriosas transmutações nada menos do que a chave para a iluminação. É um caminho perigoso, que conduziu alguns à iluminação e à sabedoria e outros à morte. O simples procedimento que ocorria agora no laboratório rústico do dr. Aryal era uma etapa preliminar na preparação de remédios ayurvédicos, um processo comum, levado a cabo há séculos em todas as farmácias familiares e companhias ayurvédicas, na Índia e no Nepal.

"Para adorar o mercúrio e agradar aos deuses com dibir rasayan, precisamos ter uma sadhana pura", continuou Gopal. "Não entramos aqui calçados, nem conversando e contando histórias. Quando se faz alquimia cósmica, é preciso ter um lugar especial, fazer muitas pujas, entoar muitos mantras e cânticos religiosos. É o nível mais elevado da medicina, não existe nada mais além disso. Quem se dedique a este trabalho alcançará rapidamente muitos siddhis e será respeitado em todos os mundos; poderá fazer muitas coisas com mercúrio."

Permanecemos sentados em silêncio, absortos em nossos pensamentos, enquanto o conteúdo do yantra era submetido às suas transformações. O dr. Aryal levantou-se, despediu-se e deixou-nos, mantendo o fogo e contemplando o trabalho. As horas decorreram morosas, transportando-nos para a alvorada. O trabalho prosseguia ao ritmo dos fornos; longos períodos de meditação, pontuados por xícaras de chai quente. A noite cheirava a terra úmida e fumo de fogueira.

Gopal continuou, citando as palavras de Deus segundo os textos alquímicos. "Shiva disse a Parvati, 'O' Devi, com este rasayana o corpo adquirirá força interna, autocontrole, sabedoria e ciência. Se quiser deixar para trás a ilusão deste mundo, a sua mente deveria se unir a esta ciência que é uma ponte. Quaisquer que sejam as bênçãos do Dharma advindas de doação generosa e espontânea aos pobres, peregrinações, contemplação de estátuas das divindades e outras práticas similares, também podemos obtê-las através desta arte. Se o coração de um homem medita no parad, a negatividade e o karma negativo que o vêm afetando vida após vida será purificado; em troca, ele terá vida, fortuna, saúde, boa digestão, sabedoria, força, juventude e muita sorte. Este Rasa Shastra é conhecido em todas as galáxias; santifica-nos, purifica-nos e nos traz sucesso.'"

Raman se deixava envolver pelo imaginário da cena alquímica atemporal, com gestos graciosos substituindo os panos do yantra. Pequenas labaredas perfilavam a sua sombra de elfo enquanto se debruçava para avivar o fogo. Em breve, permitiríamos que as brasas morressem enquanto se formasse o orvalho mercurial e Vênus surgisse no céu.

"A teoria rasayan do Rasa Shastra nos vem do céu", continuou Gopal. "Se soubermos utilizar o mercúrio devidamente, com mantra e tantra, ele pode contribuir para tudo; nada é impossível ao mercúrio. Ele é apreciado pelos deuses no paraíso, pelos rishis e pelos seres divinos que sempre oram para o parad, para que possam atravessar o mundo ilusório e o oceano da enfermidade."

Ao longe, uns cães latiam. Gopal adormeceu; Raman estava sentado, imóvel, dissolvendo-se na escuridão enquanto escutava o mercúrio. Deitei-me sobre os tijolos frios e pensei no que estaria acontecendo dentro do yantra. Começou a chuviscar e as gotas compunham uma melodia agradável no telhado de zinco do nosso laboratório rústico. Nas entranhas da noite, o mercúrio começava a sua misteriosa transformação na panela de barro. Ajeitei o cobertor a minha volta, sentindo o cheiro da lã espessa; alongado, meu corpo cansado luxuriava no chão de terra.

Levantei-me pela madrugada, após um sono intermitente. O fogo estava apagado e o parad tinha completado a sua viagem, deixando o cinábrio, elevando-se em vapor e condensando em pó sobre o yantra. O sol banhou o pátio enquanto os picos nevados do Himalaia se erguiam sobre as nuvens matinais que nos envolviam.

Demos início às etapas finais da extração, cortando com cuidado as camadas de pano e lama cozida das beiradas das panelas. Quando foram separadas, Raman cuidadosamente virou uma panela sobre uma bacia da qual saiu um pó cinzento-escuro que, ao leve toque de uma colher, transformou-se em mercúrio. Raman desenhava, deixando um rasto, no pó mineral. Quando o pó foi todo raspado, a bacia continha mercúrio líquido. Lavamos o metal reluzente com água, filtramos e despejamos num vidro até a próxima transformação alquímica.

A Lua remexia um caldeirão de nuvens leitosas. Mais abaixo, no vale, o alquimista conversava com os aprendizes enquanto preparavam os remédios.

"Uma vez o meu guru e eu acampamos à beira de um rio, numa floresta", disse o dr. Aryal. "Um dia, apareceu um saddhu carregando apenas uns poucos pertences numa sacola e um vaso com uma planta. Começamos a conversar e logo ficamos amigos. Passado um tempo, ele disse que gostaria de preparar um festim para os pobres da região. Achamos uma ótima idéia, porém ninguém tinha dinheiro. Então o saddhu disse: 'Confio em vocês, vou então revelar um grande segredo.' Enviou-me à aldeia para buscar um punhado de cobre.

"Quando regressei, o saddhu tirou da bolsa uma pequena bacia de metal e *sudhagi* (bórax) natural. Espalhou uma camada fina de bórax na bacia, um pouco de cobre e umas folhas da planta que trouxera. Continuou alterando as camadas e depois colocou a bacia no fogo. Passado um tempo, uma chama muito azul começou a queimar no cadinho. Em seguida, o saddhu tirou a bacia do fogo e deixou que esfriasse. Estava cheia de ouro puro. 'Leve à aldeia e venda', disse-me. Não querendo chamar a atenção, reparti o ouro em quatro partes menores e vendi-as. Depois, oferecemos um fabuloso festim aos pobres da cidade.

"Passamos os três vários dias juntos à margem do rio. Um dia o meu guru resolveu perguntar ao sadhu sobre a planta que tinha transmutado o cobre em ouro. 'Chamase jari', disse ele. Informou-nos como chegar a um certo vale onde ela crescia e como podia ser encontrada. Naquela mesma noite desapareceu.

"O meu guru e eu resolvemos partir para o dito vale e, logo à chegada, perguntamos à gente do lugar como encontrar o jari. Eles riram dizendo que jari quer dizer planta na língua local. 'Jari está por toda parte', responderam."

O dr. Aryal ficou em silêncio, permitindo-nos refletir sobre a sua história. Seria possível que a mítica pedra filosofal, capaz de transmutar tudo em ouro, poderia ser encontrada no reino das plantas? O poder de transmutar poderia estar disponível em algum lugar?

Continuei o meu trabalho, moendo coral purificado com água de rosas à luz do luar. Antes tínhamos triturado bocados de coral nos almofarizes, lavado com água morna para tirar a areia do mar e a sujidade do mercado. Depois de secar o pó ao sol, o embrulhamos num pano que suspendemos dentro de uma panela de barro numa decocção de ervas. O dola yantra foi colocado num dos fornos e o coral fervido por muitas horas. A seguir, foi outra vez lavado e posto para secar. O pó purificado poderia ser ainda processado de duas formas, triturado com babosa e calcinado para fazer bhasma, ou esfregado com água de rosas para fazer pisti. Dado que era Lua cheia, o alquimista optou por esse último. Quando o meu trabalho estivesse terminado, o almofariz seria colocado sob o céu da noite, absorvendo as influências refrescantes da Lua.

O pisti de coral, frio em potencial, tem sabor doce e alcalino. O dr. Aryal o receitaria para seus pacientes, só ou associado a outros ingredientes, em doses de até 500 miligramas duas vezes ao dia com mel, leite ou manteiga fresca. Agiria como um estimulante digestivo, carminativo. Ele dá acuidade à visão e é recomendado para febres crônicas, bronquite, febres hemorrágicas, excesso de transpiração, transpiração noturna e males ósseos. Agora, o aroma do delicado attar se desprendia do pilão, despertando o meu coração para a magia da noite.

Fez-se uma pausa na nossa conversa. Contemplei o céu de Katmandu onde deslizavam nuvens luminosas, ainda prenhes com as últimas monções das planuras bengalis; atravessavam o Terai e se despejavam, enfim, no limite ocidental do vale. Flutuando à luz do luar, projetavam tanto os raios como as sombras nas aldeias aos nossos pés. Na colina de Svayambhu, raios perolados iluminavam a agulha da estupa e, mais além dos ghats de Kali, escorria o rio cinzento escuro. Em Buranilkanta, na orada de Vishnu Adormecido, o Senhor se reclinava na opalescência da sua cama de serpentes flutuantes, enquanto em sonho criava o universo. Sorri imaginando a sua expressão beatífica e sorvi o chai quente. O alquimista começou a contar outra história.

"Numa outra ocasião em que o guru e eu residíamos nas montanhas", o doutor disse, "um homem aproximou-se de nós pedindo-nos que o ensinássemos a fazer ouro. Meu guru assim fez, ensinando-lhe a usar uma das plantas da região chamada eclabir. Antes que se fosse, meu guru pediu-lhe que caso fosse bem-sucedido, se comunicasse com ele.

"Ao partir, o homem foi procurar seus irmãos e juntos organizaram-se para a tarefa que foi bem-sucedida. Lograram produzir cinco tolas (cinqüenta gramas) de ouro. Os irmãos entusiasmaram-se e resolveram construir um laboratório secreto, usando o método para produzir grandes quantidades do precioso metal. Investiram tudo o que tinham no projeto e começaram a trabalhar.

"Passados uns meses, ainda que a fórmula fosse a mesma, não tinham conseguido produzir ouro. O homem foi procurar meu guru, contando-lhe o que se passava. Meu guru mandou-o embora afirmando que ele era o único responsável pelo fracasso por ter desprezado as suas instruções e, sendo bem-sucedido à primeira vez, não se comunicar com ele. 'O seu sucesso foi fruto das minhas bênçãos', disse ele. 'Você não poderia prosseguir sem o meu apoio.' Ele voltou para a companhia dos irmãos e passaram a viver na pobreza."

Muitos médicos ayurvédicos, fundamentados tanto em dados científicos como em documentação histórica, crêem na possibilidade de transmutar o mercúrio em ouro. Alguns dos mais velhos com quem estudei afirmavam ter presenciado a transmutação feita por outros médicos e, até mesmo, participado do processo. Outros diziam ter ouvido relatos de que as últimas gerações de certas linhagens familiares o tinham logrado, mas que não tinham pessoalmente presenciado. Todos detinham as fórmulas para esse fim.

O dr. Uprenda Thakur é conservador, um intelectual altamente qualificado que foi, durante anos, diretor de medicina ayurvédica do governo do Nepal. Quando lhe perguntei sobre as perspectivas de transmutação do ouro, respondeu que os preparativos para o processo estavam, naquele momento, sendo levados a cabo no instituto que ele dirigia.

"Esse trabalho não exige um siddhi especial, algum tipo de poder?" perguntei ao dr. Ram Brikhya Sahu, outro médico da Faculdade Ayurvédica da Universidade Tribuvan de Katmandu.

"Não", respondeu ele. "Pode ser feito recorrendo meramente às leis eletroquímicas."

A opinião desses médicos não diferia da dos demais médicos ayurvédicos, certos de que a abordagem alquímica para liberar o elétron suplementar do mercúrio era uma realidade. O dr. Narendra Tiwari, o mais notável especialista em farmacologia e botânica do Nepal, concorda. "A diferença entre o átomo do mercúrio e o átomo do ouro é de apenas um elétron. É possível levar a cabo o processo com tecnologia moderna e são muitos os laboratórios capazes de executá-lo, mas o custo de produção é mais elevado do que o valor do ouro que se poderia extrair."

O dr. Tiwari então descreveu uma transmutação recente, devidamente registrada. "Se visitar o Templo de Vishunath da Universidade Hindu de Benares, verá um monumento que comemora o acontecimento histórico de produzir ouro a partir de mercúrio. O movimento em prol do Congresso indiano, quando passava por uma séria crise econômica, recebeu de um iogue de Hardwar alguns quilos de ouro preparado com mercúrio e doados ao partido. O Congresso indiano não tem mais de 100 anos; esse é, portanto, um exemplo recente da produção de ouro a partir de mercúrio."

Existem outros registros em vários templos confirmando acontecimentos alquímicos levados a cabo diante de uma assembléia de notáveis. Por trás do templo de Lakshmi Narayana em Délhi colocaram duas placas de mármore na parede do altar do fogo. Uma delas é o registro de que no dia 27 de maio de 1941, um praticante de Rasa Shastra demonstrou uma técnica que lhe fora transmitida por um santo chamado Narayan Swami. Os detalhes do processo incluem colocar o mercúrio dentro de uma determinada fruta, misturar com pó de plantas, cobrir o fruto com lama e incinerá-lo. O processo produziu 12 gramas de ouro puro, apenas pouco menos do que a quantidade de mercúrio utilizada e foi testemunhado por empresários e vários membros destacados do governo. A outra placa registra que em março de 1942, um alquimista do Rishikesh demonstrou a um grupo de pessoas, com a presença do secretário de Mahatma Gandhi e de outros notáveis, o preparo de mais de um quilo e meio de ouro a partir do mercúrio.

Segundo a teoria atômica dos alquimistas indianos, cada molécula contém os pancha mahabhutas, os cinco elementos universais, em composições variadas. Nos metais predomina o elemento terra, regido pela capacidade de coesão, enquanto os elementos de espaço, ar, fogo e água são presenças secundárias. Contudo, o mercúrio e o ouro têm a característica singular de serem dominados pela radiância do elemento fogo, fazendo com que o elemento terra não passe de uma presença secundária. Desprovidos dos recursos tecnológicos da física moderna, os alquimistas da antiguidade compreenderam a similitude atômica entre o mercúrio e o ouro. Essa afinidade atômica, conjuntamente com o uso do fogo nos processos alquímicos, permite a ambos os metais interagirem de maneiras inusitadas.

O Rasa Shastra descreve cada átomo e partícula infra-atômica como um estado de rotação, uma vibração giratória. Este movimento é particularmente evidente no mercúrio, como se constata nas suas características líquidas, instáveis. O mercúrio é tanto utilizado na medicina quanto na alquimia porque é menos coeso que os demais metais e as características de seus elementos podem ser facilmente alteradas. No que tange aos objetivos alquímicos, a natureza mutante do mercúrio propicia alterações moleculares, atômicas e subatômicas, permitindo a sua penetração na composição dos elementos de outros metais, transformando-os em novos componentes. O mercúrio não pode atuar no rejuvenescimento rasayânico, nem na transmutação alquímica no seu estado metálico, mas por meio de processamentos avançados, as energias quânticas das suas partículas atômicas são liberadas, permitindo as alterações moleculares em outros metais.

Para lograr essa liberação de energia, Rasa Shastra usa ingredientes e métodos rudimentares, ainda que poderosos. O mercúrio é triturado com uma grande variedade de sucos de plantas e líquidos fermentados que põem suas moléculas em contacto com gorduras, óleos e ácidos. O fogo é usado para precipitar as mudanças na estrutura atômica do mercúrio. O metal é amassado num almofariz por longos períodos de tempo, sujeitando-o à pressão mecânica e a repetidos impactos. O mercúrio é submetido a inúmeros outros procedimentos durante as etapas de purificação; preparam-se pastas com plantas e sais, fervidas em vinagre. Ele é levado ao fogo várias vezes em cadinhos lacrados, evaporado e recristalizado nos recipientes de destilação, envelhecido com sal em panelas de barro enterradas na terra e fundido com outros metais e minerais. Um único processo pode ser repetido cem vezes, cada uma exigindo vários dias de manuseio.

Segundo o Rasa Shastra, são necessárias 18 etapas de purificação para produzir mercúrio de alta qualidade, para o rejuvenescimento do corpo e a transmutação de outros metais em ouro. Essas etapas são descritas em metáforas, como "fazer transpirar" o metal (limpando as suas impurezas), "fazê-lo desmaiar" (alterando as suas propriedades químicas naturais), "revivificá-lo" (restaurando a perda de sua potência), "alimentá-lo", "mastigá-lo", "digeri-lo", "assimilá-lo" (acrescentando outros metais ao mercúrio) e "penetrá-lo" (levando o metal a um estado que permita penetrar a estrutura molecular de outros metais). A alquimia da Índia é única porque fornece instruções detalhadas e autênticas receitas para lograr cada etapa, contrariamente às alegorias enigmáticas, meramente simbólicas, contempladas pelos alquimistas da velha Europa.

Uma das etapas finais do trabalho alquímico é alcançada quando o mercúrio é induzido a "abrir a boca", tornando possível a absorção de outros metais. A prova de que o mercúrio pode, com êxito, mastigar, digerir e assimilar outros elementos, é que não aumenta o seu peso. O dr. Aryal diz ter presenciado esse acontecimento extraordinário, inexplicável pelas leis da física, com a presença de outras testemunhas. Basuki Brahmachari era um iogue alquimista que vivia em Pashupati e que tinha logrado fazer com que o mercúrio abrisse a boca. Colocou o mercúrio "faminto" numa panela com uma grande porção de leite que o mercúrio assimilou. Perguntei ao dr. Aryal como isso era possível e ele respondeu que tinha alguma compreensão, mas não podia colocar em palavras.

A explicação de Gopal para a "abertura da boca" era de que o mercúrio tinha sido trazido "à presença de Deus". "Se uma pessoa pode 'abrir a boca' do parad, pode fazer devoção diretamente a Shiva porque o paro (mercúrio) é o próprio Shiva. Quando o mercúrio abre a boca, podemos fazer-lhe oferendas de ouro, sândalo, pau d'águia, cânfora, açafrão e nunca aumentará de peso. É uma puja muito pura que nos coloca em contato direto com Deus; pode-se invocar qualquer deus ou deusa que ele ou ela aparecerá. Com essa devoção advirão muitos e grandes poderes."

Segundo os alquimistas, a transformação do mercúrio é uma manifestação dos mais elevados segredos milagrosos, acontecimentos que desvendam todas as possíveis realizações nesta vida e na próxima. Se conseguirmos solidificar o mercúrio, abrir a sua boca, matá-lo e depois trazê-lo de volta à vida ou utilizá-lo para produzir ouro com metais básicos, podemos fazer tudo o mais que possamos almejar neste mundo. Os textos do Rasa Shastra e as noites em que se contemplam os fogos dos alquimistas do Himalaia estão repletos de tais maravilhas. Recorrendo à utilização do mercúrio rasayânico, os alquimistas têm o poder de pôr termo aos seus males e estabilizar sua vida para que não envelheçam. Praticando assim, os rishis do passado faziam milagres. Um alquimista bem-sucedido realiza o estado de libertação dos apegos e do sofrimento.

Era quase meia-noite. Coloquei o almofariz numa prateleira elevada para que fosse banhado pelos raios da Lua cheia, com o pisti branco no seu interior cheirando a rosas dos jardins indianos.

"O nome nepali para o mercúrio é paro", disse Gopal, após um tempo. "*Par* quer dizer 'fora' e *paro* quer dizer 'aquilo que nos conduz para fora deste reino'. Paro tem grandes poderes quando é devidamente tratado. Confere ao iogue capacidades sobre-naturais e siddhis. Quando o poder do paro é ativado, pode-se ver a distância, voar no céu, andar sobre as águas, não é verdade, Guruji?" perguntou Gopal.

"São poderes menores para o paro", contestou o dr. Aryal. "Ele tem a capacidade de proteger de todos os males e conduzir a sucessos inimagináveis, mesmo para além desta vida."

"Esses poderes não nos vêm do trabalho manual", continuou Gopal. "As mãos fazem o trabalho, mas é Deus que dá os dons. Só precisamos permanecer puros e tudo será feito para nós. Mesmo a morte terá de perguntar se queremos partir. Se quisermos, poderemos fazer esse trabalho durante centenas de anos.

"Esses métodos remontam à antiguidade e são muito secretos", concluiu Gopal. "Ainda não os presenciei, mas estou muito interessado e sempre falo neles. Nesta vida, tenho por objetivo a mais elevada aspiração: adorar Shiva no mercúrio; todas as faces de Deus se encontram ali."

No céu azul-anil, nuvens cor de alabastro passavam à deriva como pensamentos mercuriais.

"Empenhando-se por toda a vida, poder-se-á ver Deus em tudo, não apenas no paro", disse o dr. Aryal.

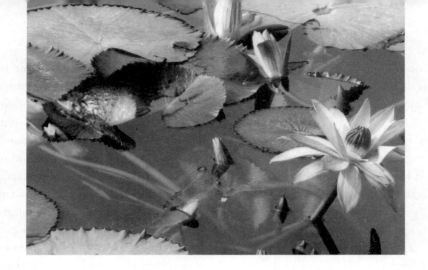

5

SOMA

Flui, Soma, em dulcíssima e inebriante corrente. Dá-nos o fulgor, dá-nos o céu, dá-nos tudo o que há de melhor. Faz chover abundantes riquezas nos dois mundos e faz-nos felizes.

RIG VEDA,
NONA MANDALA

Para os que procuram remédios, ouro e jiva mukti, Rasa Shastra e as suas ciências mercuriais oferecem medicamentos curativos como bálsamos refrescantes e elixires rasayânicos que conferem uma vida extraordinariamente longa. Os que alcançam os cumes mais elevados da jornada alquímica, pela purificação e o aperfeiçoamento do mercúrio, são recompensados com a Pedra Filosofal, germe da energia atômica, capaz de atear fogo à luz dourada espiritual dos metais básicos, liberando a alma das ilusões da existência.

O labirinto subterrâneo dos nagas não é o único reino a nos dar a "Pedra dos Sábios". Assim como o esperma de Shiva era objeto de veneração dos que procuravam jiva mukti nos efeitos transmutacionais de preciosas gemas, os metais e minerais e as poções poderosíssimas do reino das plantas também capturam a nossa imaginação desde o começo dos tempos. Para os alquimistas, iogues, médicos e os que estão em busca da saúde, da sabedoria e da transcendência, o verdor do mundo vegetal revelou sublimes mistérios, mitos galvanizadores e *gyan*, conhecimento profundo e ciência.

Nas selvas primitivas e nas florestas maldefinidas do passado longínquo cresciam dibir bhuti, ervas dos deuses com características mágicas. As ervas dibir podem mudar de forma e desaparecer, dom que detêm para se ocultar das pessoas comuns. Só os puros de coração podem encontrar dibir bhuti. Depois de completados os ritos de purificação e invocações, as plantas aparecem, vergando-se na direção do praticante para indicar o seu contentamento.

A mais notória das plantas dibir era o Soma, o inebriante mítico dos sacerdotes brâmanes. Esse ser misterioso, apenas visível aos olhos dos mais puros, era fonte do elixir dourado da imortalidade, tão lendário que todo o mundo alquímico aludia a ele.

Em ordem de importância, Soma é o terceiro dos deuses védicos. Os cento e vinte dos 1.028 hinos do Rig Veda são dedicados ao Soma, adorado como divindade associada a Agni (o fogo solar) e Indra (rei dos deuses). Após a leitura dos efeitos do Soma nos velhos textos de medicina e religião, quem não gostaria de tomar esse néctar de imortalidade? A sua ação é calmante, revigorante e rejuvenescedora; dizia-se que podia reverter o processo de envelhecimento e transportar para estados visionários de consciência.

"Este Soma é um deus", proclama um dos hinos à divindade. "Ele cura os males mais contundentes de que o homem possa sofrer. Cura os enfermos, alegra os tristes; dá coragem aos fracos, afastando seus medos. A alma, da terra para o céu, ele eleva, tão amplos e espantosos são os seus poderes. Tomamos o fulgente Soma e passamos a ser imortais, penetramos na luz que todos os deuses já conheceram."

A busca do Soma preocupou, durante milênios, os místicos, herboristas, sacerdotes e eruditos; muitas teorias foram sugeridas, mesmo assim, ninguém sabe o que era o Soma. Seria um deus na forma de uma planta que conferia vida e inspiração, o suco extraído de uma erva divinal que curava todos os males unindo a humanidade ao céu, uma ambrosia que concedia a vitória sobre a morte, um cogumelo psicodélico, um processo alquímico, ou uma divindade lunar cuja essência podia ser extraída do dibir bhuti?

Alguns eruditos crêem que os sacerdotes arianos preparavam com o cogumelo *Amanita muscaria* uma bebida alucinógena. Várias outras espécies botânicas também foram sugeridas, como *Psylocibe*, *Ephedra* e ginseng; alguns herboristas crêem que o Soma possa ser um tipo de feto ainda não identificado, fungo ou orquídea. Outros pesquisadores postulam que Soma nunca foi uma planta e que todos os hinos no Rig Veda estão codificados com informação alegórica que descreve procedimentos de purificação do minério aurífero. Se quaisquer dessas idéias são verdadeiras ou não, uma coisa é certa: uma abundância de simbologia alquímica envolve o Soma e os seus rituais.

O nono livro do Rig Veda consiste, sobretudo, de rezas e cânticos para uso na preparação do Soma com fins cerimoniais. Neles aprendemos que o Soma se encontra nas montanhas, floresce durante a estação das chuvas e é fortalecido pelas nuvens pesadas de chuva. A parte da planta utilizada é o caule ou broto que é prensado, filtrado e oferecido aos deuses. As invocações descrevem, em alegorias, as etapas da extração e purificação: quando o leite do Soma é "mungido" dos brotos, converte-se numa "onda" ou numa "corrente", é recolhido no recipiente como um "oceano de néctar" e *bindu*, "gotas luminosas". Os eruditos crêem que a iconografia das mitologias hindu e budista tem a sua origem no legado dos trabalhos alquímicos associados ao Soma. Dizem que o vajra, o raio de Indra, era um dos instrumentos utilizados para macerar os caules do Soma.

O culto do Soma parece ter desempenhado um papel preponderante nas observações da reação orgânica às espécies botânicas de toda a Ásia, enquanto procurava-se a planta que nos libertaria da morte. Alguns escritores postularam que o culto do Soma determinou o ímpeto para uma era de pesquisa botânica dos eremitas taoístas e dos curandeiros da China, cujos conhecimentos passaram a ser o fundamento da prática da tradicional medicina chinesa. É uma hipótese fascinante cogitar que o uso dado hoje em dia às plantas medicinais asiáticas, que atraem milhões de pessoas, originou-se na busca de um elixir inebriante de imortalidade e que os fundamentos do hinduísmo possam ser encontrados nas extrações alquímicas da planta dibir.

Assim como outras divindades da mitologia védica, o Soma penetrou a terminologia do Ayurveda e da ioga, onde é utilizado para descrever os aspectos alquímicos das funções fisiológicas. O pranayana, a ciência da respiração ióguica, ensina que o fluxo da respiração circula através de três "nadis" primários, ou meridianos de energia sutil. Esses canais são descritos há séculos nos diagramas das medicinas tibetana e ayurvédica como vestígios do tantra e da alquimia integrados nas tradições de cura como uma espécie de fisiologia esotérica. A narina esquerda abre-se para uma passagem denominada *ida*, e a direita para *pingala*. Como cobras entrelaçadas ao redor da coluna vertebral, esses canais têm a forma de um caduceu, símbolo do exercício da medicina. Ida e pingala têm um ritmo circadiano natural que os leva a alternar a sua força por toda parte. Quando a respiração se move de um lado para o outro e volta, existe um breve período em que está equilibrada; diz-se então que o prana penetra o *sushumna*, o canal central associado à coluna vertebral.

"É verdade, sim; sem a menor dúvida", começa por dizer Hermes Trismegistus, que lavrou a mais notória afirmação alquímica em tábuas de esmeralda. "O de baixo é como o de cima, e o de cima é como o de baixo, para aperfeiçoar a maravilha do Uno." A fisiologia ióguica associa o microcosmo do corpo ao macrocosmo celestial, atribuindo o fluxo esquerdo de ida à Lua e o fluxo direito de pingala ao Sol. Desta forma, o corpo se converte num alambique cheio com o intercâmbio constante entre os aspectos do Soma (águas lunares) do yin refrescante, líquido e nutritivo e os aspectos de Agni (fogo solar), quente, seco e energético do yang. Em estado de equilíbrio, o prana penetra o canal central sushumna, descrito como sendo da natureza do ar. Quando essa corrente se eleva, transporta a consciência para cima ao longo da coluna vertebral, através dos pontos de intersecção de ida e pingala, enroscados ao redor do nervo plexi dos chakras, e finalmente a lança para o espaço infinito do samadhi, a consciência cósmica.

Em termos médicos, poderíamos dizer que a circulação do Soma no ida diz respeito à atividade do sistema nervoso parassimpático, que relaxa, descansa, acalma e permite o fluxo de sangue nos órgãos internos. A circulação de Agni no pingala pode ser correlacionada com o sistema nervoso simpático, que produz estimulação, aceleração do metabolismo, intensificação dos reflexos e fluxo de sangue nos músculos. Podemos nos referir à *kundalini*, a energia que ascende no sushumna, como o despertar da capacidade latente do sistema nervoso central ativando uma parte predominante do cérebro até então inativa.

Na terminologia ayurvédica, Soma está associado ao rasa e ao ojas. O termo *rasa* tem outras conotações além das que se referem ao mercúrio; também é usado associado a "sucos", ou "essência dos sabores". Rasa pode ser a seiva nas plantas e a mistura de sabores e aromas que compõem a força vital da comida. A nível fisiológico, rasa se refere a *chyle*, a mistura líquida produzida nas etapas preliminares da digestão; esse aspecto de rasa também constitui a primeira das sete camadas de tecidos formadas pelo alimento. A palavra *rasayana*, terapia de rejuvenescimento, significa "o caminho do rasa", que trata de como as essências nutrientes alimentam os tecidos e órgãos recém-purificados após o tratamento pancha karma. Como o inebriante elixir dos Vedas, o Soma também é denominado rasa.

A influência do Soma pode ser observada na criação de ojas, essência nutricional. A partir dos sucos não digeridos no estômago até o metabolismo celular final, passo a passo, através das complexas transformações enzimáticas do nosso corpo, o rasa da comida é gradualmente refinado em ojas, néctar amarelo-dourado e branco provenientes de raios de Sol e de Lua que se encontram nas plantas que nos alimentam.

Dizem que o ojas é derivado dos nutrientes purificados produzidos por todos os órgãos e tecidos, sobretudo a medula óssea e os fluidos reprodutivos. Semelhante *in natura* ao líquido cérebro-espinhal, o ojas sustenta o cérebro, atua como base para a consciência e surge no brilho dos olhos. Se pudéssemos correlacionar o ojas com substâncias bioquímicas, seria semelhante à hemoglobina e aos anticorpos; ele fortalece o sistema imunológico.

A luminosidade de ojas está intimamente relacionada com os fluidos reprodutivos e pode ser esgotada com prática sexual excessiva e com preocupações. A preservação e o aumento dessa essência nutriente para alimentar o coração e o sistema nervoso central é um dos motivos que levam alguns meditantes a renunciar às relações sexuais e a adotar o celibato. Dizem que a preservação de ojas é a melhor forma de garantir a longevidade, fortalecer o corpo e alcançar a sabedoria.

À medida que a respiração se aquieta e os seus fluxos em turbilhão penetram as profundezas das correntezas do rio do sushumna, a mente regressa à sua verdadeira morada — absorção tranqüila. Alimentado por essências rasayânicas vegetais e minerais e pela luz interior da virtuosa moderação, o cérebro reage, segregando os hormônios da bem-aventurança. Esse é o nível mais profundo do Soma, o néctar da meditação, que alimenta divindades e luzes no caminho da imortalidade. É um elixir celestial nunca provado por seres comuns. Como reza o Rig Veda: "Podemos pensar que eles tomaram o Soma depois de macerada a planta, mas o Soma conhecido dos brâmanes não poderá jamais ser tomado. Nenhum ser terrestre O ingere."

Quando penetramos o reino dos devas e das divindades, a mente, energizada pelo prana e alimentada com o Soma, pode, sem qualquer esforço, gerar suas próprias forças cósmicas criativas. Como o Buda da Medicina, descobrimos que na palma de nossa mão está pousada uma cuia de dulcíssimo néctar que liberta todos os seres da doença, da pobreza, da morte e da decomposição, na realização eterna para além de qualquer resquício de avidez. "Toda a água e tudo o mais que vocês tenham bebido desde um tempo sem começo até agora não saciou a sua sede ou trouxe satisfação", cantou Milarepa. "Bebam, pois, da fonte da mente iluminada, seres de boa fortuna."

O Nepal sempre foi uma terra rica em variedades botânicas. A geografia do país se estende desde as planícies do Terai até as montanhas mais elevadas do mundo; devido às enormes diferenças de altitude, tem uma grande variedade de climas e de vegetação. Pelo menos 7.000 tipos de espécies que dão flor crescem nos vales, selvas e montanhas do Nepal. A ênfase nos remédios preparados com ervas da tradição clássica reflete a profusão de plantas na região e fez com que durante vários séculos a sua pujança botânica fosse considerada repositório do tesouro da medicina ayurvédica.

As culturas do Himalaia que viviam próximas dos elementos da natureza fomentaram a evolução do Ayurveda. Grande parte do conhecimento botânico utilizado na medicina clássica tibetana provém da vivência dos povos da região, que interagiam com as numerosas espécies de plantas que os rodeavam. "Um médico sábio aprende sobre medicamentos com os povos tribais, pastores e povos da floresta que sobrevivem de rizomas, raízes e frutas", escreveu Todaramalla, ministro no séc. XVI do rei moghul Akbar, na sua obra enciclopédica sobre o Ayurveda.

A medicina Ayurveda é reconhecida e muito bem-vista em todo o mundo por quem está em busca de diversas curas, mas nos verdes vales em que se originou, a tradição que lhe deu à luz está em declínio. A identidade de muitas plantas, constantes tanto da literatura ayurvédica quanto da tibetana, está perdida porque os camponeses que conheciam os seus usos deixaram as suas casas e passam mais tempo nas cidades. Ao mesmo tempo, muitos remédios conhecidos e disponíveis não estão sendo utilizados e um tesouro de velhos manuscritos que contêm um vasto acervo de informação médica são menosprezados e jamais utilizados. Os médicos clássicos e os herboristas confiavam em que seus alunos continuariam com as mesmas práticas, mas eles transmitem cada vez menos conhecimentos, segredos e técnicas de família. Seja devido à mobilidade social, seja por falta de interesse de parte dos alunos, essa informação está se perdendo no tempo.

Segundo as pesquisas feitas por organizações empenhadas em preservar esse patrimônio cultural e medicinal, se as linhagens milenares do Ayurveda continuarem a desaparecer no ritmo atual, em duas gerações estarão extintas no Nepal. A documentação sistemática dessas tradições é uma tarefa enorme, impossível de ser levada a cabo. Alguns poucos e dedicados estudiosos tentam, contudo, salvar uma pequena parte do valioso legado de seu país. Os drs. Lokendra Singh e Narendra Tiwari são os especialistas do Ayurveda que mais conhecem os tesouros botânicos do Nepal. Juntos, eles fundaram a Associação de Pesquisa Ayurvédica do Himalaia, que se dedica à preservação das plantas e do conhecimento etnobotânico em vias de desaparecimento.

O dr. Singh é o pai do moderno Ayurveda no Nepal. Trabalhando em meio a uma resistência generalizada e apatia política, fundou a Faculdade Ayurvédica na Universidade Tribuvan em Katmandu. Duas gerações de praticantes nepaleses devem a boa fortuna de estudar o Ayurveda à luta desse médico brilhante, divertido e sensível.

Nascido em Bhaktapur, região do povo newari, o dr. Singh estudou medicina integràda na Universidade Hindu de Benares, onde também estudou e praticou cirurgia moderna e Ayurveda clássico. Pelo menos três décadas de sua vida foram dedicadas às pesquisas científicas sobre a eficácia dos medicamentos e terapias ayurvédicos. Quando conheci o dr. Singh, seus esforços para proporcionar estudos superiores ayurvédicos no Nepal estavam por fim sendo reconhecidos e valorizados, sobretudo devido ao interesse de ocidentais.

O dr. Singh foi um excelente professor. Aliava qualidades incomuns, uma genialidade visionária, irreverência espiritual e um aguçado senso de humor. Ainda que a área de seu principal interesse fosse o aspecto filosófico do Ayurveda, muitos dos nossos diálogos diziam respeito aos seus esforços, através da Associação de Pesquisa Ayurvédica do Himalaia, em levar o governo a implementar soluções viáveis para a crise de saúde num país montanhoso, pobre e remoto, ensinando a utilização das plantas da região. Ainda que seja um conceito simples, econômico e terapeuticamente eficaz, sua visão não está sendo valorizada nem pelos governantes, nem pelos médicos alopatas. A luta permanente com tais adversários seria motivo suficiente para que seus profundos ensinamentos fossem freqüentemente salpicados com pitadas de resignação existencial.

O dr. Tiwari nasceu em Lumbini, onde também nasceu Buda. Cresceu rodeado de uma selva luxuriante e lembra-se que desde a mais tenra idade sonhava amiúde com o seu futuro envolvimento com a medicina ayurvédica. O dr. Tiwari é hoje um dos herboristas mais capacitados do Nepal: é doutorado em botânica ayurvédica pela Universidade Hindu de Benares, catedrático na Faculdade Ayurvédica de Katmandu, consultor de inúmeras indústrias de produtos ayurvédicos e vice-presidente da Sociedade Etnobotânica do Nepal.

O dr. Tiwari tem um conhecimento enciclopédico sobre as plantas e toda a sua rica tradição. Em jardins ou florestas não existe uma só espécie que lhe seja desconhecida; consegue classificar qualquer erva daninha, arbusto, árvore, trepadeira, capim ou flor que encontre; descreve em detalhe as suas características morfológicas e discorre com eloqüência sobre a sua história e usos medicinais. Mesmo as plantas nos vasos dos restaurantes encantam esse amável aliado do reino verde, de fala suave.

O conhecimento do doutor em medicina botânica abrange tanto a visão clássica quanto a moderna; ele conhece as funções das espécies segundo a terminologia clássica da teoria Tridosha e é versado em bioquímica moderna. O seu conhecimento de classificação das espécies é um trunfo para as indústrias herboristas do Nepal, que recorrem ao seu talento no controle de qualidade de seus produtos. Além do seu vasto conhecimento botânico, também conhece a fundo os textos médicos da antiguidade e contribuiu substancialmente para a pesquisa acadêmica. Também é conhecedor dos problemas sociais, políticos e ambientais com que se depara a fitoterapia no Himalaia. É um ativista, totalmente dedicado à proteção da flora e à preservação do conhecimento tradicional de seus usos pela população local.

Através da Associação de Pesquisa Ayurvédica do Himalaia, os drs. Tiwari e Singh pesquisaram o trabalho de curandeiros tradicionais do distrito de Gorkha e as plantas que utilizavam. A distribuição geográfica desse distrito é uma secção transversa de todas as particularidades regionais do Nepal, desde o sopé das montanhas, perto do lago Fewa em Pokhara, até à fronteira do Tibete no alto Himalaia. Eles selecionaram seis áreas no distrito, onde vivem diferentes grupos étnicos, pesquisaram quantas pessoas praticavam a medicina tradicional e como tinham adquirido os seus conhecimentos. Constataram que só uma pequena porcentagem da geração mais jovem está atualmente envolvida com esse tipo de trabalho e que importantes linhagens de conhecimento não estão sendo transmitidas.

Durante esses estudos, o dr. Tiwari coletou as plantas que são usadas como remédios por praticantes da região e comparou-as com as farmacopéias ayurvédicas clássicas. Ele descobriu que até 80% delas estão sendo usadas para os mesmos fins descritos nos textos médicos, confirmando que a fonte de muitas informações sobre ervas está nas tradições orais e escritas que têm sido transmitidas de geração a geração pelos povos autóctones.

Os drs. Tiwari e Singh chamaram a minha atenção para a devastação botânica que ocorre no relevo do Nepal, onde começam a rarear e a se extinguir muitas valiosas espécies de plantas do Himalaia. O leste do Nepal, sobretudo, é um dos "focos" ecológicos em perigo no mundo, onde uma alta concentração da biodiversidade está ameaçada. Ainda que não haja estatísticas conclusivas sobre o número de espécies ameaçadas do Nepal, talvez sejam semelhantes às de outras regiões sob pressão ecológica. O Havaí, por exemplo, perdeu 10% de sua flora nativa e outros 60% dela estão ameaçados, uma perda potencial de conseqüências inimagináveis para as atuais e futuras gerações. Quando as plantas desaparecem, a nossa capacidade de produzir remédios, de plantas ou de refinados farmacêuticos, também desaparece. Não é apenas o futuro da medicina que depende da abundância da flora: como pode haver vida humana onde as plantas não sobrevivem?

Como na maior parte dos países do terceiro mundo, onde uma população em crescimento depende de recursos locais para obter combustível, plantar e pastorear o gado, as regiões não habitadas do Nepal diminuem e se deterioram. Restam apenas 10% da imensa selva e das florestas virgens que cobriam todo o território. A principal ameaça à diversidade da flora no Nepal é a ocupação demográfica e a expansão das áreas cultivadas. A erradicação da malária nas planícies do Terai permitiu o desenvolvimento de infra-estrutura, como estradas, canais de irrigação e linhas de transmissão de energia; o acelerado crescimento da agricultura e da pecuária teve um impacto deletério na floresta tropical. As áreas florestais que não foram transformadas em lavoura estão sendo devastadas por uma população crescente para suprir suas necessidades de combustível e forragem. A destruição do hábitat, que a ocupação demográfica acarreta, leva à extinção de espécies que dependem de um certo local e tipo de solo para a sua sobrevivência. Por exemplo, o hábitat do *kakad singhi*, um parasito que produz uma noz (*gall nut*) usada no tratamento da tosse, asma, diarréia infantil e disenteria está restrito a uma pequena área e a madeira em que cresce é usada para lenha. A perda dessa planta deixa o mundo com menos um medicamento pediátrico altamente eficaz.

Nas regiões alpinas e subalpinas, a maior ameaça à flora vem menos das necessidades locais do que das pressões internacionais do alpinismo e do turismo. O suprimento de lenha para esses grupos tem sido uma das principais causas do desmatamento e conseqüente erosão do solo; o dano causado à vegetação nessas altitudes contribuiu para as grandes enchentes que devastaram países como Bangladesh. O pastoreio nas regiões elevadas também alterou a diversidade da flora na região. A colheita de plantas tem sido, ao longo dos tempos, uma fonte de renda para as comunidades do Himalaia. Mais recentemente, o surto fenomenal da medicina natural, associado à transferência para paradigmas de cura alternativos, contribui para a saúde e o bem-estar de inúmeras pessoas. Infelizmente, essa retomada de interesse nos medicamentos da flora também é uma ameaça para o reino vegetal e a causa da extinção de muitas espécies. O aumento mundial de consumo dos remédios, tanto da medicina Ayurveda quanto da tibetana, aumenta o preço das plantas, incentivando mais colheitas. A abertura do comércio com indústrias internacionais e um aumento astronômico na exportação de plantas para as fórmulas ayurvédicas exercem uma enorme pressão na flora do Nepal.

Setenta por cento das plantas usadas hoje em dia na Ayurveda vêm da região do Terai e do sopé das montanhas. Essas plantas já foram abundantes, mas devido a colheitas não regulamentadas e à perda do seu hábitat, muitas espécies começam a escassear. Métodos inadequados de colheita ameaçam numerosas espécies medicinais, sobretudo quando são colhidas as partes da planta que permitem a sua sustentação, como as raízes e a casca. Muitos apanhadores arrancam as raízes das plantas precipitando a sua extinção. Nas regiões alpinas do Nepal tubérculos e raízes estão ameaçados devido aos métodos inadequados da apanha. Um deles é o *Nardostachys jatamansi*, que tem um papel importante nas fórmulas ayurvédicas, como nervino e sedativo; outro é a *Orchis latifolia*, um afrodisíaco nutritivo da família das orquídeas. Muitas espécies de árvores medicinais também estão ameaçadas devido a métodos inadequados de colheita da casca, como a *Cinnamomum tamala*, a canela nepalesa, e a *Holarrhena antidysenterica*, um remédio para combater amebas.

Um grupo importante de remédios que se perderam é o das "drogas divinas" da Ayurveda: plantas como o Soma que diziam ter poderes milagrosos. Hoje em dia, a identificação é disputada e impossível de ser confirmada. O dr. Tiwari e outros pesquisadores estão tentando identificá-las, mas os textos clássicos não fornecem descrições morfológicas bastante detalhadas. No passado, quem conhecia a floresta não descrevia em detalhe as características de muitas das plantas a que se faz alusão, mas anotava apenas vários sinônimos. Não existia, então, uma linguagem universal de termos botânicos e, assim, o mesmo nome podia designar diferentes plantas, conforme a região. Essa indefinição, associada à mobilidade da população, tornou precária a identificação desses valiosos medicamentos.

Segundo o dr. Tiwari, os Vedas descrevem apenas um tipo de Soma que, mesmo então, era raríssimo. Em textos do período pós-védico, faz-se alusão a um medicamento, *adar*, que proporcionava os mesmos efeitos. Posteriormente, alude-se a 25 diferentes tipos de Soma no *Sushruta Samhita*, que descreve várias características morfológicas.

"Uma das características do Soma é que tem quinze folhas", disse-nos o herborista. "Na Lua nova, enquanto a Lua cresce, uma folha abre-se a cada dia e, na Lua cheia, estão todas abertas." É triste pensar que uma planta que era então encontrada está extinta. Creio que pode ainda ser encontrada, mas perdemos o conhecimento. Os cogumelos, fetos e líquens são as categorias menos conhecidas dos herboristas e etnobotânicos. Essas categorias do reino vegetal não foram ainda pesquisadas e são de grande importância na medida em que continua a procura por novos medicamentos. O dr. Tiwari crê que esses medicamentos pertençam a esse grupo. "Talvez o Soma pertença à família dos cogumelos", diz ele. "O *Sushruta Samhita* também alude a um medicamento divino chamado 'chatra', que quer dizer 'guarda-chuva'; ora, os cogumelos têm a forma de um guarda-chuva. Algumas espécies de fetos e de cogumelos são muito venenosas e, para serem utilizadas, precisam ser previamente identificadas. Sabe-se que certos medicamentos têm ação rápida, que são muito eficazes e que, pelo convívio com eles, os povos tribais adquiriram profundos conhecimentos sobre o seu uso; aprenderam a identificar as espécies venenosas, as comestíveis e as que se tornavam comestíveis depois de depuradas."

"A etnomedicina forneceu muitos medicamentos à farmacopéia", disse o dr. Tiwari, "entre os quais se incluem antibióticos extraídos de fungos e de algas. Hoje em dia dedico-me à busca do medicamento ayurvédico denominado 'astaban'. O *Charaka Samhita* o descreve como um medicamento que aumenta a vitalidade. Já identifiquei três espécies genéricas de astaban usadas, pelas suas qualidades energéticas e tonificantes, pelos povos que vivem em regiões muito elevadas."

Enquanto nos vales do Himalaia valiosas plantas medicinais escasseiam e paira sobre elas a ameaça de extinção, outras ainda esperam ser redescobertas e fórmulas antiqüíssimas, que poderiam em muito beneficiar a humanidade, jazem em manuscritos relegados ao esquecimento.

Numa tarde de inverno, caminho pelas ruas de Katmandu na direção de Buranilkanta, onde se encontra o novo Centro de Pesquisa Ayurvédica Om, de Gopal. O tráfico fétido flui trazendo as imagens de sempre: motoristas emaciados, conduzindo homens cheios de si mesmos, mendigos deitados nas calçadas, mulheres nos seus afãs costumeiros, o ócio dos rapazes às portas das lojas. Estou farto de respirar a fumaça e a poeira que pairam no ar, farto da infecção respiratória de que todos sofremos e cada vez mais vulnerável à miséria e ao desespero com que me deparo. Não posso deixar de pensar no karma que me une a este país tão pobre e poluído, a esta visão angustiante em que se converte o mundo. As causas desse destino me escapam, sei apenas o que me faz permanecer aqui e o que me traz de volta cada vez que parto: são os pequenos detalhes repletos de magia, como, por exemplo, as tentativas ingênuas de Gopal de trazer de volta para essa pequena propriedade construída em terraços o Ayurveda clássico.

Dobro uma esquina e desço uma ruela estreita por onde escorre o esgoto e me deparo com crianças estupefatas e mulheres reunidas junto à fonte que me fitam com olhares transbordantes com a intensidade de sentimentos complexos. Num instante desapareço, um instante em que alguém de um outro mundo atravessou as suas vidas, um homem que nunca teve que desempenhar essas tarefas estafantes e infindáveis das aldeãs. Meu pensamento se detém nesses mistérios insondáveis do destino quando, de repente, o caminho se torna íngreme e lamacento à beira de um despenhadeiro a poucos centímetros dos pneus do carro. Do outro lado do vale surge uma vista espetacular das montanhas que conduzem a Gunje, onde Gopal e eu distribuíamos medicamentos.

Chego à soleira do sonho de Gopal que me cumprimenta com o seu jeito humilde, encantador e alegre; ele parece um muçulmano com a barba cheia e um turbante na cabeça. Dá um esticão na corda pendurada no portão e ouve-se o som agradável de um gongo, colocado num tufo de bambu, no alto da montanha. "Seja bem-vindo, Deus", diz ele com as mãos unidas; eu o saúdo com um Namastê.

É um prazer rever Gopal, feliz por receber um convidado. Muito tinha sido feito desde a minha última visita e ele está feliz por poder mostrar. Sigo-o até uma floresta de bambu no extremo ocidental da propriedade, que desaparece num vale encoberto. "O ar aqui é tão puro", observa Gopal com reverência, "a mente se beneficia dos efeitos da inspiração e da expiração. À noite, o bambu compõe diferentes tipos de música", prossegue ele, maravilhado como sempre. A seguir, descreve como vai construir uma cabana de meditação ali mesmo, diante do monte Nagarjuna.

Enquanto retornamos pelo campo aberto, Gopi esmiúça a sua visão. "A encosta é linda na Lua cheia", diz ele; "muito em breve haverá cerimônias ao ar livre durante toda a noite para se aproximar dos seus raios lunares." Caminhamos até um pagode construído para as oferendas de fogo e chegamos a um santuário onde os gurus de visita recebem os visitantes. Atravessamos o que virá a ser um lago de lótus e nos dirigimos ao alpendre de preparo das plantas. Os assistentes de Gopal estão cortando e fervendo *Adhatoda vasaka*, um amigo fiel dos médicos e pacientes ayurvédicos. De uma panela de barro na lareira, retiram uma xícara de uma decocção verde e viscosa que me dão para beber e que fará bem aos meus pulmões; é amargo, um excelente remédio com efeito instantâneo.

Passamos ao anexo destinado à padaria. Gopi mostra a prensa antiga para a extração de óleos vegetais e descreve seu plano de fazer por encomenda e conforme as necessidades de seus clientes vários tipos de pão de ervas. Transbordante de sinceridade, o meu amigo afirma que neste lugar, em que as energias puras da força da vida descem dos picos de Shivapuri e Nagarjuna, digere-se muito melhor a comida que na cidade. Observo que a mistura túrgida no meu estômago, associada às forças prânicas da montanha, abriram o meu apetite.

"Quanto você pagou por esta terra?", pergunto-lhe. A propriedade parece constar de uma superfície plana de 5 acres (20.000m²), rodeada em três flancos por encostas íngremes; a vista em todas as direções é esplêndida.

"Vinte e cinco mil rupias por ano", Gopal responde, cerca de quinhentos dólares por ano. Há um ano ele fez um contrato por dez anos e começou a construir. Imagino ser um compromisso enorme, dado que não tem nem poupança nem renda. Gopi, sorrindo, descreve a reação do pai quando lhe pediu ajuda financeira. "'O que adianta construir um centro numa propriedade que você terá de abandonar em dez anos?', perguntou meu pai. Respondi-lhe: 'Teremos de abandonar tudo. Temos mesmo que pagar aluguel para habitar o corpo em que vivemos. Se não o alimentarmos, temos de abandoná-lo.'" Consta que o pai se deixou convencer pela simplicidade da lógica do filho.

As crianças cantam no vale e um crescente de lua pende do monte Nagarjuna. Gopi me conduz ao armazém repleto de sacos de cereais e leguminosas. De um dos sacos extrai um punhado de soja. "Estes grãos são muito orgânicos", explica e passa a falar de um guru que virá dar ensinamentos sobre as propriedades curativas da comida natural. Com um punhado de lentilhas nas mãos, oferece-se para preparar uma sopa medicinal para mim e sugere-me vários tratamentos para a congestão pulmonar: banhos de gengibre fresco e vaporização com ervas. Agradeço a bondade do meu amigo generoso e excêntrico e peço-lhe que me prepare um remédio eficaz.

Ao cair da noite, retiramo-nos para jantar na varanda da casa principal, onde os assistentes do meu anfitrião acendem o fogo numa panela de barro para nos aquecer, enquanto preparam o jantar noutro cômodo. Sentamo-nos sobre esteiras estendidas no chão de terra, rodeados pelos reflexos da luz do fogo nas paredes de terra; uma cobertura de bambus e colmo tapa o céu, a descoberto a leste. Do outro lado do vale, as janelas do casario luzem na escuridão; cachorros latem mais abaixo na estrada. Gopal espalha guggul nas brasas em vez de incenso e nos abençoamos com o fumo que nos envolve.

Seus ajudantes prepararam um banquete e servem com requinte cada um dos muitos pratos aromáticos e nutritivos da cozinha ayurvédica, alimentos da floresta e produtos das hortas de nossos vizinhos: sopas de legumes e raízes de alto teor protéico, mingaus de grãos e sementes, o delicioso arroz basmati regado com ghee, hortaliças selvagens preparadas ao vapor, ricas em ferro e em outros minerais. Tinham sido temperados com especiarias exóticas e cozinhados em fogo brando para aumentar a capacidade digestiva e facilitar a assimilação, guarnecidos com picles de fruta adocicados e bem apimentados. Gopi discorre sobre a importância para a saúde de cada ingrediente e condimento enquanto saboreamos os sofisticados pratos campestres que dispersam a friagem da noite e aquecem nosso estômago e coração.

Foi a abundância não cultivada da terra que primeiro alimentou o homem. O consumo de alimentos selvagens que já foi parte importante de todos os regimes alimentares, agora se limita à população tribal. Como dizia o meu anfitrião, muitos dos alimentos nutritivos e curativos, provindos do Himalaia, estão sendo cada vez mais negligenciados. Os alimentos ocidentais processados seduzem o consumidor, enquanto que as raízes e ervas nutritivas estão associadas à pobreza e falta de requinte.

Para que possam sobreviver no seu hábitat, as plantas selvagens precisam ser resistentes, ter um forte sistema imunológico e grande vitalidade, o que lhes confere elevado valor nutritivo e propriedades medicinais. No passado, a adição de algumas dessas plantas na preparação dos alimentos fornecia os concentrados vitamínicos e outros nutrientes essenciais aos nossos antepassados; eram ingredientes regionais e sazonais que não podiam ser considerados propriamente alimentos comuns, nem tampouco medicamentos eficazes. Espécies conhecidas em todo o mundo são o funcho, a malva, a urtiga, a mostarda, as algas, o dente-de-leão, o estragão, a folha de parreira, o agrião, assim como ervas aromáticas: alecrim, manjericão, manjerona, sálvia, salsa, estragão e hissopo. Os modernos hábitos alimentares urbanos já não incluem essas deliciosas variedades da horta e da floresta. Tanto nos mercados tradicionais quanto no campo, milhares de espécies de plantas ainda não foram identificadas e integradas na nossa alimentação.

Até que, no século XIX, fossem isolados os constituintes dos amargos alcalóides vegetais e surgissem as modernas empresas farmacêuticas, "alimento" e "remédio" não eram conceitos muito claros. Constava que as comidas tinham poderes curativos e os remédios, vitalidade nutritiva. As tradições médicas da Ásia têm um acervo de saborosas receitas que usam ervas como parte do trivial culinário, algumas das quais, como o frango *dong quai* e *congees* (mingau), preparados com ervas e verduras, são recomendados para os pacientes ocidentais por médicos também ocidentais praticantes da medicina chinesa. O uso corrente de ervas aromáticas regionais pode ter um papel importante na integração de plantas com propriedades preventivas e curativas nos nossos hábitos alimentares. Essa associação íntima entre alimento e medicamento é uma das formas mais simples e eficazes na melhoria da saúde pública.

Hoje em dia, a menos que as famílias façam um esforço deliberado para identificar e preparar alimentos naturais de cultivo orgânico, a maior parte das dietas contém um alto percentual de ingredientes derivados de produtos altamente refinados, excessivamente híbridos, provenientes de artifícios no cultivo de plantas e na criação de animais. Quanto mais desvitalizadas as comidas se tornam, menos alimentam o corpo e mais o sistema digestivo é obstruído com dejetos não digeridos. Nossos modernos hábitos alimentares são a causa principal das doenças que encontramos no mundo; muitos males degenerativos, como o diabete e o câncer, surgem na geração seguinte à introdução de alimentos refinados na cultura alimentar. Muitos dos remédios usados pelos herboristas para se contrapor a essas enfermidades já foram parte integrante da alimentação e podem voltar a ser.

A maior parte das espécies constantes do acervo de plantas selvagens comestíveis do Nepal é usada para fins medicinais pelos médicos ayurvédicos. Por exemplo, a *varahica*, um dos muitos tipos de *Dioscorea*, um tubérculo selvagem recomendado como um tônico e que os povos tribais fervem para produzir uma farinha com que se faz pão. *Dioscorea* é uma espécie que teve um lugar importante na farmacopéia e na alimentação na Ásia durante séculos. Na antiga farmacopéia chinesa, encontramos alusão a aldeias em que os habitantes eram extraordinariamente saudáveis, provavelmente devido ao cultivo e uso de diferentes tubérculos como base da sua alimentação.

Um dos alimentos selvagens encontrado em muitas partes do mundo é a urtiga. Essa valiosa planta, que me foi apresentada como parte da coleção de manjares ayurvédicos de Gopal, é usada no Himalaia como verdura altamente nutritiva. O cáustico ácido fórmico que ela contém, o mesmo que segregam as formigas quando iradas, desaparece no cozimento. A urtiga é uma importante planta medicinal, contém muitos elementos minerais e vitamínicos, é uma excelente fonte de ferro para anemia da gravidez, servindo de alimento e fortalecendo o feto; combate o diabete, é um poderoso anti-histamínico na febre do feno e nos distúrbios cutâneos, com alto teor de fibra.

Algumas plantas tóxicas, utilizadas há séculos pelos indígenas, como os cogumelos e os fetos, também são utilizadas como alimento ou medicamento. Por meio da observação e experimentação, conhecem as tóxicas e as não-tóxicas, assim como as técnicas para extrair a toxicidade. Recorrem a muitos procedimentos de cozimento e combinação com outras ervas para que possam ser consumidas com segurança. *Solanum nigrum*, da família do tomate, é utilizado como um vegetal e também pelos médicos ayurvédicos como um tônico para o fígado. Cru, ele pode ser tóxico, mas fervido o alcalóide tóxico, a solanina, é neutralizado. Ainda que certas pessoas hesitem em consumir essa planta, ela é amplamente cultivada e utilizada em partes da África.

Além do seu uso diário e valor etnobotânico, as comidas da floresta têm um papel importante na história espiritual do Himalaia. A abundância de alimentos selvagens permitiu aos iogues e eremitas deixar a civilização e alimentar seu corpo e mente com verduras, raízes e frutas que cresciam na proximidade de seus eremitérios e grutas. Nas montanhas e florestas, esses alimentos selvagens sustentaram contemplativos que compuseram alegres poemas e canções descrevendo a liberdade que desfrutavam longe das imposições da sociedade, não tendo necessidade de trabalhar para a sua subsistência. Milarepa sobreviveu por prolongados períodos alimentando-se apenas de urtigas e diz-se que a concentração de clorofila da planta emprestou uma coloração esverdeada ao seu corpo.

Os alimentos selvagens são recursos preciosos para o mundo. Identificando e adotando as formas como foram tradicionalmente utilizados, podemos diminuir nossa dependência de produtos de cultivo híbrido ou manipulados geneticamente e de colheitas ambientalmente fragilizadas pelas indústrias de produtos químicos. Devolvendo à nossa alimentação os fortes sabores dos alimentos selvagens, estreitamos a brecha imposta entre os alimentos e os medicamentos. A descoberta de velhos e novos usos desses alimentos torna os novos projetos de cultivo economicamente viáveis para os cultivadores de ervas, dando esteio a uma agricultura sustentável e isenta de produtos tóxicos, fundamentais para a salubridade ambiental.

"Aqui temos melão kubindu, *Benincasa*, com flores de madressilva", disse Gopal. Seus assistentes levantam as mesas baixas e servem doces de ervas e infusões digestivas de especiarias enquanto nos reclinamos na luxúria do contentamento. Saboreio a consistência pastosa do melão com um ligeiro travo acre e questiono se é parente do famoso melão amargo da medicina chinesa. Conheço bem as flores de madressilva, que preparei para milhares de clientes em fórmulas recomendadas para infecções bacterianas ou viróticas e para uma quantidade de estados inflamatórios.

Ao sorver a infusão digestiva preparada com especiarias, me vêm à memória todos os alimentos selvagens que estudei e colhi na Califórnia. Uma profusão de plantas alimentícias que crescem nas colinas ao redor de Los Angeles: o leite verde-escuro das folhas de cardo que desintoxica o fígado e melhora a qualidade e quantidade do leite materno; a tenra rama do funcho com sabor de anis que facilita a digestão, trata as dificuldades respiratórias e aguça a visão; nastúrcios chamando a atenção para as suas flores cor-de-fogo de sabor apimentado; as folhas do dente-de-leão que limpam o fígado e os rins. Para o norte, nos vales brumosos de Big Sur, ainda outros tesouros suculentos: a alface mineira aquosa e crespa; azedinha que alivia ardor da inflamação da bexiga; a malva, com elevadas propriedades mucilaginosas e valiosos nutrientes. No alto deserto Mojave, raízes e flores de mandioca, colhidas com cuidado, constituem a base da alimentação das populações autóctones que lhes agregam nozes e pinhões e uma farinha rica e amanteigada feita com minúsculas sementes de sálvia.

A bolota era o alimento selvagem mais importante da população autóctone de toda a Califórnia. Nas grandes florestas de carvalho, preservadas por incêndios premeditados e controlados, cada família dispunha de uma concessão de velhas árvores gigantescas. A farinha da bolota era considerada tão valiosa, que a vida girava ao redor dos ciclos sazonais do carvalho que produzia não só o alimento, mas um antibiótico natural, um fungo cultivado na massa de farinha de bolota. Em toda a Sierra Nevada, pilões côncavos de granito, vazios e silenciosos, são testemunhas do tempo em que mulheres se reuniam nas várzeas, perto de cachoeiras, para preparar a farinha que iria alimentar a sua tribo.

Depois do jantar Gopal e eu voltamos para a floresta de bambu onde, sentados, nos pusemos a escutar o sussurro das canas, nas quais talvez uma em quinhentas contenha um pequeno cristal, o vamsa lochana da medicina ayurvédica, extremamente raro e muito procurado. Um exsudato de sílica, encontrado somente nas plantas fêmeas, é um remédio poderoso contra as febres altas infantis, um expectorante eficaz no tratamento de infecções fleumáticas do peito. No solo, junto ao tufo de bambu, os brotos são eficazes no tratamento da leucorréia. As folhas, rumorejando na noite, também têm poder curativo; são muito usadas na medicina chinesa para estados febris originados nos pulmões ou no fígado.

Estamos sentados ao ar frio do inverno. Na presença soturna e distante do monte Nagarjuna, desfruto o dom de Gopal de silenciar. Meditamos espontaneamente, entrando na corrente de concentração sem concentração, no fluxo de consciência sem qualquer distração que permeia o universo com a bondade amorosa, nascida da quietude. O bambu sussurra seu cântico.

Grande parte da noite já se tinha escoado quando nos pusemos de pé para descer a escadaria traiçoeira a caminho do carro. Gopal tinha aulas com vários gurus ayurvédicos e eu estaria de volta pela manhã para estudar. Enregelado e cansado, cruzo as ruas sombrias, desertas e invernosas onde a fumaça de um ou outro fogareiro aquece os ossos frios dos sem-teto, questionando-me, ainda mais uma vez, sobre o chamado para vir morar nesta cidade insalubre e cheia de tribulações. Ocorre-me que o que me traz aqui é a magia das pequenas coisas, como a dedicação de Gopal em trazer de volta os conhecimentos do Ayurveda, que o faz trabalhar incessantemente e sem outros recursos senão a sua visão, a colaboração de seus fiéis assistentes e uma contribuição esporádica do seu pai. "Estou criando um centro de medicina clássica junto à natureza", disse ele durante o jantar. Refletindo nas palavras do meu amigo, constato que já que os medicamentos e métodos de tratamento modernos não nos devolvem a saúde e o bem-estar; procuramos soluções na sabedoria da antiguidade; das curas de então, constará a medicina do futuro.

Estou flutuando, perdido entre os reflexos do céu, algures no lago Fewa, não longe do pico nevado do Machupuchare e sob o olhar da deusa da fertilidade que observa meu pequeno barco deslizando na água. Cascatas de fetos nos flancos da montanha se debruçam até a superfície do lago, acariciando minha mão estendida. Libélulas com suas frágeis asas de veludo pintado pairam sobre as trepadeiras cujas folhas têm feitio de coração, borboletas navegam em correntes de ar invisíveis.

Nas margens, plantas crescem luxuriantes. Trepadeiras e arbustos disputam o espaço, entrelaçando suas folhas verdes e amarelas em camadas de cores vibrantes, à sombra das quais se escondem flores como uma explosão estelar. O dr. Tiwari as conheceria todas, claro, já que classificou todas as plantas do distrito de Gorkha; a sua voz animada ecoa recitando seus nomes em latim e nepali.

Na antiguidade, as plantas eram consideradas seres sagrados vindos dos reinos superiores, dádivas dos deuses à terra e personificação de atributos divinos. Os videntes do Ayurveda ensinaram a cuidar do reino botânico, descrevendo várias espécies numa linguagem religiosa e mítica. Eles compreenderam que, se não respeitarmos a consciência das plantas, despertaremos para descobrir que desapareceram completamente com seus poderes vivificantes.

"Muitas plantas tiveram a sua origem no amrita, o néctar dos deuses", lembro-me de ter ouvido dizer o dr. Tiwari. "Consta nos textos antigos que os devas e os titãs agitaram violentamente os mares de onde extraíram o amrita, o que suscitou forte contenda entre eles. Indra então tomou posse do néctar e voou. Na fuga, algumas gotas do frasco caíram na terra convertendo-se em medicamentos. Um deles é o guduchi (*Tinospora cordifolia*), outro é o haritaki (*Terminalia chebula*), e ainda outro é o alho. A meu ver, essas lendas enfatizam as propriedades dos medicamentos e seus efeitos específicos."

As qualidades míticas atribuídas a certas plantas contribuem para enfatizar o seu valor para a humanidade. Por exemplo, um dos sinônimos do myrobalan é *amrita*, que destaca o fato de que essa fruta não é de nenhuma forma tóxica e não tem efeitos colaterais. Também é conhecida por *patya*, excelente para os canais do corpo, e *rasayan*, porque rejuvenesce. Para quem tenha se livrado de algum mal através do myrobalan, essa planta extraordinária poderia parecer uma gota de néctar caída do céu.

O barco desliza sob as sombras das ramadas e escuto o murmúrio das árvores expressando a mais pura gratidão, por todos os que esqueceram a importância da terra, do sol, da água e do ar. Como são preciosas e sagradas as plantas que nos rodeiam e os elementos que as nutrem! Se forem destruídas, a vida desaparecerá. Estaremos à sua escuta, lembrar-nos-emos delas, agradeceremos seus poderes curativos antes que desapareçam, ou será que estamos destinados a morrer de sede e de doenças como as florestas e os animais que conhecemos? As pedras são testemunhas silenciosas de como nossos corpos são vulneráveis e frágeis; até a borboleta levada pelo vento compreende isso.

"Os Vedas demonstram um respeito inato por todos os seres viventes", o dr. Singh disse um dia. "No panteão hindu muitas plantas são a personificação de Deus mesmo. Estando clara essa noção de que elas também são seres viventes, que têm direitos iguais de estarem neste planeta, creio que despertarão nosso respeito, não as prejudicaremos nem esqueceremos a dívida que temos para com elas.

"Os antigos diziam 'Aham Brahma Ti', 'eu sou o universo', o que não era uma ilusão porque eles realmente tinham o conhecimento direto da totalidade. Aqueles videntes compreenderam que toda a vida tinha evoluído originalmente a partir da consciência e que, portanto, tudo era consciência e tinha sido criado com uma intenção. Se estamos destruindo alguma coisa é porque a visão que temos é muito restrita."

Os textos religiosos hindus contêm muitas alusões à importância das plantas. No *Bhagavad-Gita*, o Senhor Krishna diz: "Estou presente nas plantas na forma de aswat, se quiserem me render homenagem, rendam ao aswat." Aswat é o *Ficus religiosa*, a árvore Bodhi sob a qual o Buda alcançou o nirvana. Muitos hindus adoram essa árvore, oferecem-lhe água e evitam o uso de sua madeira. Nesse sentimento religioso está embutida uma justificativa ecológica para a proteção dessa espécie que libera mais oxigênio que as demais árvores.

Outra árvore adorada e digna de receber oferendas é o *Ficus benghalensis*, o banyan, uma espécie que produz raízes aéreas que se convertem em troncos que perpetuam indefinidamente a sua vida. Uma só árvore em Calcutá cobre uma área de cerca de quatro acres (1 acre = 4.047 m²) e desconhece-se qual é o seu tronco principal. Essa árvore também tem a importante função ecológica de agregar o solo e prevenir a erosão.

Contos religiosos que atribuem divindade às plantas nos inspiram a conservar nossos preciosos recursos naturais e nos ajudam a trazer o sagrado para o nosso cotidiano. A sabedoria espiritual fundamentada na terra e encontrada no Ayurveda e noutras culturas tradicionais aponta o aspecto sagrado da vida, imprescindível não só para a saúde e a felicidade, mas também para a nossa sobrevivência. Crer que Deus tem a sua morada numa árvore não é um conceito filosófico abstrato, superstição pagã, ou um pitoresco costume hindu: na medida em que destruímos o reino vegetal, temos uma redução do oxigênio na atmosfera. Quem sofre de asma ou de enfisema sabe que oxigênio é vida e que sem a presença do "pneuma", espírito na forma de respiração, o corpo sufoca. Talvez no futuro o *Ficus religiosa*, a árvore da iluminação do Buda, e todos os seus parentes terão um papel preponderante na restauração da atmosfera terrestre. Se esse dia chegar, os que sofrem de males respiratórios encontrarão cura e alívio sob o arvoredo luxuriante.

"Na região do Terai, casam as árvores", diz o dr. Tiwari. "Faz-se uma cerimônia religiosa para o *Ficus religiosa* e o *Ficus benghalensis*, como se estivéssemos casando pessoas. Por ocasião do casamento dos filhos, casam também as árvores, muitas vezes numa encruzilhada. É assim que demonstramos nosso carinho pelas plantas. Não é por nenhum motivo científico, mas essas cerimônias nos lembram a enorme importância dos recursos naturais." Em muitos locais pelo interior do Nepal essas duas variedades de árvores crescem juntas, unidas em matrimônio há vários séculos.

"Utilizamos muitas variedades de plantas nos nossos rituais", disse o herborista. Certos praticantes trançam um anel de capim *Imperita serendrica* e o usam para fazer suas oferendas. A comunidade brâmane faz um fio sagrado com *Sacharum munja* para a cerimônia upanayam, quando o mantra de Gayatri é transmitido à criança. Utilizamos óleo de gergelim nas lamparinas votivas, o melhor de todos os óleos vegetais; consta que ele tem a sua origem na sudação do Senhor Vishnu. A madeira do *Butea monospermum* é usada nas oferendas de fogo porque é tida como sagrada para Agni, deus do fogo.

"As ervas aromáticas são usadas nas oferendas, tais como o *Cedrus deodaria* (casca do cedro do Himalaia), *Nardostachys jatamansi* (nardo espinhoso indiano), *Valeriana wallichiana* (valeriana) e neem. Queimamos essas plantas entoando cânticos para purificar e desinfetar a atmosfera. Plantamos tulsi, manjericão sagrado, ao qual dirigimos rezas pela manhã; é uma planta antibacteriana e antivirótica, que também afasta os mosquitos. A árvore do neem é adorada e usada durante as epidemias de sarampo; suas folhas são colocadas na cama do paciente e também usadas na fumigação do quarto e na purificação da água do banho. As expressões *antibacteriano* e *antivirótico* não eram usadas antigamente, mas sabia-se que a árvore tinha poderes para prevenir infecções e impedir a disseminação da epidemia. Hoje em dia, em muitas aldeias, neem ainda é usado no tratamento do sarampo.

"Tudo isso nos mostra que houve um tempo em que as propriedades das diferentes espécies eram conhecidas. Sabedores de como é importante preservá-las da extinção, não perturbaremos o seu hábitat. Houve um tempo em que nas orações cotidianas associavam-se a tradição e a religião, mas esses costumes estão desaparecendo."

"Por que esses hábitos estão caindo em desuso?", perguntei.

"Porque não compreendemos como são importantes, desconhecemos as razões científicas", disse o meu mestre. "Não estamos transmitindo esse conhecimento para a próxima geração."

A terra lembra-se daquilo que esquecemos. Antes que viessem os carros, antes que viessem as auto-estradas, quando nos locomovíamos os nossos pés pisavam o solo. Constatávamos a sua fertilidade, vendo nascer criaturas e plantas. Sentíamos o despertar da terra ao sol da primavera e o seu adormecer nas profundezas do inverno. Conhecíamos o ir e vir de formas extraordinárias de vida, os hábitos dos animais, a floração e a morte das plantas e o percurso das constelações à noite no céu.

Leves brisas sopram nas margens do lago, o alento da deusa roça a vegetação como as cordas de um instrumento informe, evocando frases musicais na sua passagem. Que felicidade passar o dia deitado escutando vozes melodiosas, intocadas pelas ansiedades e discórdias do resto do mundo. As águias se elevam com perfeição coreográfica, abraçando o vento, sem esforço; as garças deixam rastos efervescentes no tom pastel dos céus.

Todos os seres nascem, são aleitados, criados e um dia reclamados pela Mãe Universal. Como a Lua, as nuvens e a chuva, ela alimenta as plantas com seus sumos. Nas florestas escuras e nos campos prateados, a rainha da noite se move por entre as folhas, produzindo infinitas transmutações químicas enquanto estimula os sabores e aromas que circulam nas veias de seus súditos vegetais. A Mãe nos abençoa com seus alimentos e medicamentos; o seu sangue, alento, ossos e calor são na verdade o alimento que carregam as plantas e os animais sacrificados para a continuação de nossa vida. Tudo o que comemos ou bebemos são aspectos do seu leite, o doce Soma, que corre no seio da terra.

Nossos corpos são sustentados pelos raios do sol, pela chuva e pelos nutrientes no solo, mas não podemos comer nem a luz do sol, nem o solo. Para a nossa sobrevivência, dependemos do processo de fotossíntese das plantas que capta a energia solar, unindo-a aos constituintes da terra e da água presentes nos seus corpos verdes. Será possível que a adoração desse processo divino de que depende nossa vida, seja o segredo do antigo culto alquímico do Soma?

Ouço a voz do dr. Tiwari recitando uma velha e melodiosa invocação védica às plantas, pedindo que jorrem bênçãos nos nutrientes do Soma. "Os que são escuros e os que são claros, o vermelho e o pintado, as plantas castanhas e negras, a todos nos dirigimos. Poupem este homem da enfermidade enviada pelos deuses. Plantas que têm o seu pai no céu, a mãe na terra, as raízes no oceano, que extraordinário poder, que heroísmo, que força a sua... ó plantas, livrem este homem da enfermidade. Agora preparo o medicamento. Que os reflexivos se aproximem, se associem ao meu sortilégio para que juntos possamos fazer com que ele vença as suas dificuldades. Que as poderosas plantas aqui louvadas salvem esta aldeia, vaca, cavalo, homem e besta: rica em doçura a raiz, ricos em doçura seus brotos, rico em doçura o meio das plantas, rica em doçura a folha, rica em doçura sua parte inferior. Participando da doçura, um gole de néctar, que ordenhem o leite e o ghee do alimento, sendo o leite o principal. Por muitas que sejam estas plantas na terra, que estas plantas de mil folhas me libertem da morte e da aflição.

"Quero aqui tratar de uma palavra", disse o meu mestre quando terminou. "É 'madhu', o sabor adocicado. Antigamente havia um ramo da ciência conhecido por 'madhu vidya', a ciência que aumentava o tempo de vida, libertava do processo de envelhecimento, da tensão, dos desejos e da concupiscência. Esta oração faz parte das que foram usadas na potencialização dos medicamentos. 'Rica em doçura' quer dizer que se toma a planta rogando, 'Ó Deus, que enriquece a raiz, que enriquece a folha, que enriquece o caule, que enriquece a flor e as sementes'. Significa que essas partes das plantas são ativadas para efeitos medicamentosos e eliminação do mal."

O vento cai temperando o calor do dia com a aproximação do frescor da noite, a superfície do lago se converte numa pele sedosa e úmida, um espelho refletindo imagens impressionistas. Unidos numa só voz, os insetos cantam entoando rondas dentro de rondas de zumbidos hipnóticos. Primeiro em surdina e depois mais alto, pulsando em ritmos de significados entomológicos, as árvores ressoam ao som de um coro fantasmagórico dos primórdios dos tempos.

Vinda de algures na escarpa entrelaçada de vegetação, ouço uma voz. Haveria alguém nalguma gruta perdida entre os seus torreões? Fez-se silêncio e, a seguir, ouço apenas a brisa leve deslizando pela floresta e pelas águas. Ouço outra vez a mesma toada numa língua desconhecida e ao mesmo tempo familiar; vem do alto, uma voz feminina invisível. Surge então uma mulher, misteriosamente de pé na face vertical do penhasco que borda o lago. Trabalha, colhendo plantas ou cortando lenha e canta, destemida, de pé numa saliência a centenas de metros sobre a copa das árvores. Observo maravilhado, esperando a próxima canção, a próxima oração que virá pairar sobre as águas. Mas ela desaparece, restando apenas o som da água fendida pelo casco do barco.

O Sol se despede majestoso, colorindo de lavanda, laranja-violeta e rosa mais um pôr-do-sol do Himalaia. No céu, nuvens se convertem em visões de paisagens opalescentes. Imperceptivelmente, a visão se converte em tons de bronze reluzente, morrendo em laranja cor-de-fogo e em tons cinzentos com o cair da noite. Os cumes ao redor de Machupuchare retiram-se em tons de cinza e desaparecem. O véu invisível entre o que está dentro e o que está fora, entre a terra, o céu e a água, se desfaz no silêncio. Sem me dar conta, entro em samadhi, suspenso no espaço de luz da tarde e flutuo no silêncio entre as nuvens refletidas na imensidão do lago.

Toda a Criação arfa em uníssono, em movimento imperceptível; apenas nossos corpos guardam ainda viva esta memória. Um alento nos chega com o momento de vida e volta à sua causa numa prece ininterrupta, a expressão mais profunda do sentir do coração. Flutuam vozes que ecoam ao vento; são palavras e melodias entoadas no ar dos primórdios dos tempos e que ora invadem o meu peito. Vem-me ao pensamento a sabedoria do dr. Tiwari e rezo para que outros a possam também escutar: "Tudo o que vive sobre a Terra depende do reino vegetal. Sem ele não poderíamos sobreviver, sem ele não haveria 'prana vayu', o ar que dá alento à vida."

A noite cai. Mirando o céu, ocorre-me que conhecíamos intimamente todas as estrelas, num tempo em que pareciam mais próximas, quando seus raios bailavam no líquido de nossos olhos maravilhados. Quando ainda a tecnologia não tinha tornado a nossa mente cativa, o mundo era um lugar cheio de magia. Nas profundezas de nosso sono se movem os sonhos sonhados pelos nossos ancestrais reclinados na quietude da Terra.

Flutuo num espaço entre duas realidades. À minha volta, grilos e vaga-lumes perseguem seus afãs, enquanto no meu íntimo os sonhos tomam forma. Estrelas passam a se expressar com os sons da eternidade, palavras de luz mais velhas que o mundo; sóis estrondosos enchem o firmamento de silencioso deslumbramento. Os ventos sopram em línguas secretas, inspirando e expirando os aromas das estações; já passaram por todos os lugares, sabem tudo. Grutas uterinas encerram espaços de vacuidade contemplativa, boquiabertas perante o chamado da montanha para que se venha ouvir o silêncio onisciente. Flores lúdicas abrem a íris do seu único chakra, dando à luz universos coloridos e aromáticos; anêmonas e conchas do mar se espalham como piscinas sensuais de mandalas líquidas.

Passeio, encantado, pelas paisagens invisíveis do sono. A deusa Lua desata seu quimono de nuvens sedosas, transbordante de brilho leitoso; suspiros de poesia se elevam com os dragões de espirais de incenso ardente, enquanto ela vaga nas correntezas da noite.

Bem para além dos vales rochosos, profundos e estreitos do alto deserto Mojave na Califórnia estão os bosques de ervas medicinais, protegidos por um extenuante e tórrido dia de marcha, ao longo de leitos de arroios pelos quais no frescor da noite flui água que desaparece durante o dia. O caminho está cheio de protetores: cascavéis cor de bronze enroladas, invisíveis, gaviões de cauda vermelha acompanhando das alturas qualquer movimento no terreno. Onde terminam as trilhas, começamos a encontrar as mais requintadas plantas medicinais.

Caminhei ao longo de paredes de granito e grutas floridas, passei por emaranhados de choupo-do-canadá, atravessei um bosque de salgueiro e entrei numa clareira. Um riacho brotava das ramadas superiores, afunilando através de cascatas e piscinas sucessivas de rocha lisa, derramando em águas ondulantes nas areias de uma piscina na base do penhasco. Na margem ensolarada, numa parte elevada e úmida, coberta de flores brancas, crescia um tufo de preciosas ervas, a *yerba mansa* regional.

A primeira impressão que tive desse maravilhoso jardim selvagem foi a sua qualidade yin, feminina. Os tons de verde suaves, o solo úmido do arroio, as pétalas delicadas dançando na brisa, emprestavam ao lugar uma sensação de fragilidade primitiva, como se arquear uma só folha ou deixar qualquer marca na pureza da natureza violasse a tranqüila harmonia.

Sentei-me, meditei, orei e depois comecei o trabalho. Começando a cavar, descobri que por baixo do exterior suave daquela paisagem havia uma base sólida e tenaz. O solo arenoso da superfície recobria uma camada mais profunda, compacta e firme de argila. Enquanto me empenhava em desenraizar a primeira planta, tornou-se evidente que aquelas criaturas não seriam facilmente desalojadas.

Aqui estava uma família unida. As plantas maiores cresciam retas e garbosas sobre as mais jovens que abriam suas folhas, antecipando o dia em que também poderiam se gabar de um caule alto, coberto de branco. Feixes de raízes compridas penetravam o solo compacto, em abraços fraternos. Fortes, obstinados e suculentos, os caules se partiam com facilidade nas minhas mãos deixando as raízes intactas na terra. Mesmo que me apossasse das partes que afloravam, essa comunidade estava aqui para ficar.

Ao redor desse jardim formou-se um acolchoado de capim e folhas secas que também formava uma comunidade. À mais leve invasão de seus domínios, enxames de joaninhas despertaram do seu sono vesperal. Puseram-se a subir os caules de capim e yerba mansa, acenando suas patinhas e sensores no ar, dando meia-volta e descendo outra vez; voando se por acaso o caminho estava vedado pelos recém-chegados. Amontoavam-se umas sobre as outras, girando na parte de cima ou de baixo das folhas, sendo empurradas e caindo de volta no solo fofo.

Passei toda a tarde meticulosamente colhendo algumas raízes bem fincadas. Era um prazer estar junto à terra, naquelas lonjuras, escavando com cuidado, raspando, arrancando e sondando, invocando o poder mágico do amor para que persuadisse aqueles seres a se entregarem voluntariamente aos meus cuidados. Pensei no dr. Tiwari, um dos herboristas mais bem informados, e nas palavras sábias que ouvi dele no decurso dos meus estudos.

"A maior parte das funções vegetais também podem ser observadas no nosso corpo", dizia, enquanto descrevia a semelhança e íntima associação entre a forma humana e o reino vegetal. "Pode-se dizer que a casca da árvore é a pele, que o xilema é como vasos sanguíneos. As raízes são a principal fonte de absorção, podendo-se dizer assim que são a cavidade oral e o intestino, onde tudo é absorvido. O cerne do tronco se assemelha aos ossos. As plantas absorvem e libertam gases, o que pode ser comparado com o nosso sistema respiratório; transformam a água em vapor, como a nossa transpiração, e também têm cabelos.

"Encontramos sistemas metabólicos tanto nas plantas como nos humanos. Eles transformam biologicamente a energia solar que é assimilada na forma de alimento ou medicamento. Têm um sistema de defesa como o de liberar aromas de suas folhas ou toxinas químicas das raízes. Nos desertos, para impedir que a água evapore, os cactos convertem suas folhas em espessuras cerosas.

"As plantas, como nosso corpo, são seres vivos e dispõem de prana. Morrem e renascem; segundo o Ayurveda, nós também renascemos. Plantas têm ojas e produzem sementes que germinarão no ano seguinte. Como todo ser vivo, também se empenham na continuação da sua espécie."

"E qual é a diferença entre o mundo vegetal e a vida humana?"

"A única diferença entre as plantas e os humanos é que nós podemos expressar em palavras nossos pontos de vista e sentimentos", explicou o meu mestre. "As plantas são seres que, devido ao karma de suas ações passadas, renasceram no reino vegetal. Elas têm algo que se assemelha à consciência, denominado 'antas cheta', sentido interno. Sentem prazer, dor, desejo, preocupação e se expressam através de sintomas. Talvez utilizem palavras, mas não as compreendemos. Elas têm mente."

"As plantas têm mente?", perguntei.

"Sim. Quando não se tem consciência, não se sente dor ou prazer. Muitos iogues detêm poderes que os exime da dor. A mente está presente, porém sob controle e elimina as sensações — as plantas não têm esse poder, estão sempre sentindo."

"A preocupação pressupõe pensamento sobre o futuro e o desejo se baseia na memória", observei.

"Sim, as plantas têm memória; provou-se que se lembram de certas pessoas."

"Como as plantas se comunicam?", perguntei.

"Por sinais", respondeu o dr. Tiwari. "Se formos capazes de captar o sinal, podemos interpretar a sua mensagem. Um dos estudos concluiu que certas espécies apreciam muito a música, que faz com que se desenvolvam. Não é fácil determinar o mecanismo ou a forma de ação, mas observamos que têm consciência e que se comunicam."

"Conhece alguém que se comunique com as plantas?", perguntei.

"Creio que isso se passa em nível mental, como sensações. Consta que há tempos, um certo hakim, um médico muçulmano unani chamado Lukuman, quando ia à floresta ouvia as plantas que diziam, 'Sou útil para este tipo de enfermidade', e que as colhia quando era preciso."

Que dom maravilhoso, pensei, não precisamos nos locupletar com erudição acadêmica em bioquímica, debates sobre sabores, temperaturas, ação, nenhuma ansiedade quanto aos efeitos secundários que acompanham todas as aplicações clínicas; apenas um conhecimento direto e simples adquirido através da escuta intensa das vozes da terra. O que aconteceria se um dia pudéssemos ouvir as mensagens sutis que nos transmitem as plantas? Estaríamos ainda cortando árvores, pulverizando produtos tóxicos nas nossas plantações, serrando e queimando as nossas florestas? Ou será que de repente nos conscientizaríamos de que nossa vida depende da sabedoria e dos poderes desses seres sencientes e que precisam ser preservados e cuidados para que possam garantir a nossa sobrevivência?

"Segundo o Ayurveda", continuou o meu mentor, "antes de colher uma planta precisamos primeiro orar e suplicar, dizendo, 'Preciso utilizar você como medicamento'. Primeiro faz-se um ato de adoração, para só depois colhê-la. Isto faz com que seja reconhecida como um ser vivente, não apenas como uma planta. Medicamentos tratados desta forma são mais eficazes."

"Como é que a oração aumenta a sua eficácia?", perguntei.

"Sabemos que as plantas têm consciência e capacidade interior de sentir. Quando oramos, mostramos a elas a suavidade da nossa natureza. Elas se alegram por saberem que estão ao serviço de outros."

Levantei-me para me espreguiçar e respirar. Enquanto contemplava a paisagem que me rodeava, um novo sentimento em relação às plantas me invadia. Aqui estava a mão do Criador, amorosamente esculpida com dedos de fogo, vento, água, terra e céu. Como podem as plantas não ser alimentos sagrados? Do outro lado do arroio, em frente ao jardim selvagem que acabara de escavar, pedras de granito marmóreo se empilhavam em pirâmides, suas superfícies macias rachadas pelo sol inclemente em que veias e padrões de líquens sugeriam uma colcha de retalhos coloridos. Das rachaduras pendiam pequenos tufos e arbustos e nas gretas maiores um ou outro pinhão se instalara. Na outra direção, erguiam-se enormes pedras sobre colinas cobertas de mandioca até seus cumes mais elevados. Onde quer que o olhar pousasse, tremeluzia o calor seco, sugando os vapores úmidos das coisas vivas. Esse relevo verde era uma ilha preciosa de umidade num mar seco de pedras ardentes. Toda a vegetação circundante tinha sido enrijecida como uma casca de tartaruga ou lagarto para proteger o cerne vulnerável da vida dos raios tórridos do céu. Nesse ambiente agreste que incorporava a vitalidade do deserto, crescia a yerba mansa, suave e lúdica.

"E qual é o efeito de mantras e pujas no preparo dos medicamentos?", perguntei ao botânico.

"Segundo o Ayurveda, mantras e pujas tornam os medicamentos mais eficazes", respondeu. "Estamos usando a nossa energia interna para potencializar o medicamento. O processo bioquímico não é conhecido.

"Sanyasins e saddhus dão cinzas de seus fogos para os doentes e muitos dizem que foram curados. Talvez esses saddhus depositem a sua própria energia nas cinzas e é assim que curam os males. Há quem use mantras para curar as doenças, sobretudo os estados psíquicos. Lêem as orações, colocam alguns medicamentos no fogo e fumigam os pacientes, que mais tarde se recuperam. Quando recitamos mantras, as palavras convertem-se em energia que vai diminuir os doshas. Quando pronunciamos sílabas sagradas, a vibração, o tom, e o comprimento de onda têm variações que talvez possam causar uma mudança nas enzimas e nos hormônios do cérebro, aliviando o doente. Trata-se da ciência do som."

Provei a raiz da yerba mansa; a língua me advertiu que capturou poderes curativos do fogo e da água, do calor do deserto e do arroio calmante. Era rosada, suculenta, ligeiramente fibrosa e estalidante. De repente, um sabor pungente, cortante, deixou a minha boca em fogo, como se tivesse saboreado a intensidade dos longos dias no Mojave. À medida que o sabor diminuía e minha saliva se misturava com os sucos das plantas, senti um travo puro e doce, o elemento água, as ondulações do arroio nas taboas, a sombra dos salgueiros, a caída da noite.

"O Sol e a Lua são responsáveis pela atuação e eficácia das ervas medicinais", disse o dr. Tiwari. "Sabe-se que a suavidade é a qualidade da Lua enquanto que a firmeza é a do Sol. As plantas medicinais das regiões em que os dias são mais longos e quentes têm uma ação rápida e firme, as que promovem o aumento de pitta estão associadas ao Sol e as que aumentam o peso, a qualidade do sêmen, a densidade dos ossos e a gordura estão associadas à Lua."

"Como é que o Ayurveda explica a fotossíntese?", perguntei, curioso a respeito da visão clássica da relação entre a vegetação e a corrente solar.

"A terminologia é diferente", o botânico respondeu. "Na tradição hindu adoramos o Sol e cremos ser ele o responsável por tudo o que cresce, a criação e a energia na terra."

"Nunca arranque as plantas de noite", disse ele. "Elas devem ser arrancadas enquanto o Sol brilha para que o medicamento seja mais eficaz. A luz solar, com a presença de elementos químicos específicos, contribui para muitas transformações bioquímicas. Muitos estudos comprovam que durante certas estações e períodos do ano a concentração desses elementos sofre alterações."

Mastiguei a raiz, tentando avivar a memória do processo de cura da yerba mansa. Os povos nativos da América tinham grande estima por ela, que usavam como um tônico. A pungência da planta se elevava do meu estômago, eu sentia avivar o prana nos pulmões estimulando a respiração. Era um tônico renomado das membranas mucosas, cuja influência tratava a fleuma, acalmava a tosse e facilitava a digestão. Enquanto assimilava as particularidades da planta, eu podia sentir os poderes curativos do deserto invadir o meu corpo.

O remédio potente, como o deserto que não faz concessões, exigia respeito e cautela, atenção e cuidado para não causar danos. Meu instinto dizia que o pouco que provara era suficiente. Voltei a cavar e senti uma segunda fase da digestão que produzia ondas de calor no meu tórax. O solo que revirava emanava um perfume pungente no cair da tarde.

Uma aura dourada baixava à medida que o Sol se punha por trás dos cumes. Uma luz alaranjada se afastava dos penhascos banhando a copa dos pinheiros e as sombras caíam sobre as plantas. A colheita continuava no seu ritmo cadenciado enquanto eu escavava, meticulosamente, cada vez mais fundo o solo, ao redor de feixes de raízes. Quando cada planta era desenraizada, eu tocava a minha face com ela, cheirando o seu perfume e tratando de escutar o que poderia estar me dizendo. Considerando o que fazia como um oferecimento, imaginava a sua jornada através do mundo dos enfermos e o seu nobre propósito de curar as enfermidades. Minhas mãos envolviam cada uma delas com respeito, para que se acalmassem. Em um momento dado, houve comunicação. "Põe-nos no arroio e estaremos bem", disseram sem que usassem palavras.

Ao término do dia, descansei no capim do outro lado do arroio onde se encontravam as preciosas ervas. A noite no deserto encontrou-me perdido em contemplação sobre o que tinha visto, ouvido e sentido durante o dia. Vi pedras decoradas com líquens que tinham seus próprios poderes curativos, os salgueiros os seus, o alimento nutritivo oferecido pelas taboas, carvalhos e pinhões, os potentes óleos essenciais do pinho e do zimbro, os poderes misteriosos e esquecidos dos cactos. Ao longo do arroio encontrei muitas flores, arbustos, musgos e fungos úteis que desconhecia. As cascavéis tinham seus próprios poderes, os gaviões e outros pássaros que já se tinham ido tinham os deles, e as joaninhas e os girinos no arroio também tinham o seu papel.

"Apenas nos preocupam as espécies que nos são úteis", disse o dr. Tiwari, "mas a nossa existência depende de muitas facetas da natureza. Os sapos controlam os mosquitos, as cobras os ratos, as tartarugas purificam a água. As minhocas digerem as folhas e arejam o solo, os pássaros propagam e garantem a sobrevivência das plantas. Os micróbios decompõem os dejetos e se convertem em outras formas de vida.

"Tudo isso nos ajuda indiretamente e é indispensável para a nossa sobrevivência e por isso os ensinamentos espirituais mostram que tudo foi criado por Deus e o que é criado por Deus é muito importante. Eles dizem, não destruam estas coisas, vivam com elas em harmonia, não se mostrem superiores nem pensem que são os soberanos de todas as espécies.

"Estamos sempre renascendo, em movimento circular e poderemos não renascer num corpo humano. Pensando assim, seremos mais conscientes em relação à natureza."

Naquela noite a yerba mansa adormeceu, em feixe, suas raízes mergulhadas na água fresca. Pela última vez suas folhas sorveram o luar do deserto.

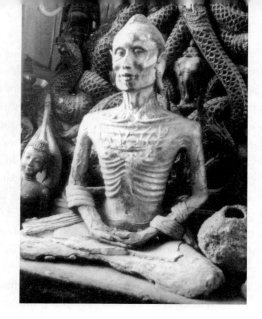

6

Desejo e Libertação

Praticamos muitas austeridades na cultura hindu. Certos iogues alimentam-se apenas uma vez por dia, outros se expõem, sem qualquer proteção, a temperaturas extremas de frio e de calor. Desde os treze anos renunciei a todos os sabores e passei a me alimentar apenas do que comia quando era criança, o que é para mim uma espécie de penitência.

Neste mundo existem dois tipos de conhecimento — o material e o espiritual. Praticando essa austeridade, alimentar-me apenas de leite, adquiri conhecimentos espirituais. Já me libertei dos desejos. Ninguém pode estar completamente livre do desejo, claro, porque seríamos então meros cadáveres. *Mas não tenho desejos prejudiciais, apenas os mais simples: meditação e leite. Assim, adquiri muita compreensão e posso dar bons conselhos a muita gente.*

O "Baba do Leite" de Pashupatinath

O dr. Chopel abriu o texto do *Tantra Raiz*. Começávamos o estudo do "ramo da causa raiz das enfermidades". Ele ajustou os óculos para certificar-se de que tinha toda a nossa atenção.

"O caminho de quem pratica a arte da cura ensina que mesmo a cura completa de uma enfermidade é apenas uma forma de aliviar manifestações de sintomas", disse o monge-médico. Tendo por muitos anos considerado a exatidão dessa afirmação, continuo encontrando novos níveis de significados para as suas palavras.

"Este ramo do conhecimento médico tem três folhas, que representam os três obscurecimentos: desejo, raiva e ignorância", Amchi-la explicou. "São conhecidos como os três 'venenos da mente'. Sua presença no corpo gera os humores Ar, Bílis e Fleuma. Na Árvore do Conhecimento, a folha do desejo ilustra um casal em união sob uma manta, a folha da raiva ilustra dois homens lutando com espadas e a folha da ignorância, ou estupidez, ilustra um homem adormecido.

"Os seres humanos nascem movidos por forças kármicas", continuou o dr. Chopel. "Tendo logrado esta forma humana, os três humores biológicos estão presentes em nós e são denominados as três bases, os preservadores, ou os pilares da vida porque, em equilíbrio, proporcionam saúde e vigor. Mas também são denominados os destruidores, ou os castigos porque, em desequilíbrio, causam enfermidade e morte. Assim, todo o bem-estar ou sofrimento físico depende dos três humores, Ar, Bílis e Fleuma, governados pelos três venenos da mente."

Eu aprendera nas aulas anteriores que os humores têm características independentes, tanto mentais quanto físicas. Agora, Amchi-la estava explicando que o nosso corpo é gerado pelo amadurecimento de ações passadas e que, incorporados à consciência, os três obscurecimentos afetam a saúde através das influências que têm sobre as atividades dos humores biológicos. Cobiça (desejo, apego) é a primeira força que ativa o Ar, que corresponde às correntes nervosas; a raiva agrava a Bílis, que corresponde aos ácidos digestivos; e o torpor mental (ignorância, estupidez) aumenta a Fleuma, que corresponde às secreções mucosas do organismo.

"Desejo, raiva e estupidez surgem todos de uma só causa", disse o doutor, "marigpa, ignorância espiritual. Como todos os pensamentos e ações não-virtuosos surgem a partir de marigpa, é importante que se compreenda o que seja. Marigpa pode ser comparada à cegueira, a não ver, não compreender, não reconhecer. Como nascemos a partir de um útero, nos identificamos com o nosso corpo e temos a sensação de um 'eu' e um 'meu'. Esse pensamento egocêntrico, associado à nossa avidez natural, dá lugar à marigpa."

Lembrei-me de Kalu Rinpoche dissertando sobre como a consciência fica obscurecida pelos limites corporais. A mente, no seu estado natural, é inerentemente pura, disse ele. Não tem forma, não tem centro ou circunferência, nem reside em parte alguma. Do nascimento em diante, à medida que a atenção do indivíduo começa a se voltar para o corpo, o fluxo do pensamento auto-orientado, as sensações e as percepções distorcem o campo da consciência universal. A corrente do pensamento discursivo flui através da vigília e do sono, criando a experiência dualista de 'eu' e o 'outro', dentro e fora, sonho e sonhador que continua por toda a vida e não termina com a morte do corpo físico já que as vivências e visões que ocorrem depois da morte são similares às dos estados oníricos.

O dr. Chopel continuou. "A consciência de cada um dos sentidos percebe os vários objetos sensoriais e, a seguir, julga o que foi percebido. Se imagem, som, gosto, cheiro ou sensação táctil é percebida como agradável, surge o desejo e o apego; se a consciência percebe as sensações como feias ou desagradáveis, surge a raiva e a aversão. Isso é marigpa operando no contexto dos órgãos dos sentidos.

"Quando os três humores estão em equilíbrio, agem como preservadores do corpo, mas quando diminuem, aumentam ou estão em conflito, agem como fatores patológicos que propiciam o surgimento de enfermidades. Sob a influência de marigpa, a consciência dos sentidos (vista, ouvido, olfato, gosto e tato) está continuamente desestabilizando os humores. Para equilibrar os humores, precisamos controlar marigpa, causa primeira do desequilíbrio. Como marigpa se encontra na raiz de todas as enfermidades e, em última análise, de todos os sofrimentos, podemos observar que existe uma só causa, e não muitas, para as numerosas enfermidades."

Marigpa é a perda de consciência prístina que ocorre quando a consciência subjetiva interpreta a experiência sensorial a cada momento mental. No instante seguinte a qualquer sensação, surgem reações fortes ou sutis de apego ou de aversão, a busca de prazer e a rejeição ao desconforto que obscurecem nossa percepção que, de outro modo, seria pura. Por outro lado, a multiplicação de preferências e rejeições põe em movimento os karmas dos comportamentos recorrentes e os efeitos cumulativos dessas ações convertem-se, como nos revela este ramo do *Tsa Gyu*, na causa raiz das enfermidades.

"Como um inseto é atraído pela chama", Amchi-la disse, "a causa das enfermidades pode ser encontrada em cada órgão dos sentidos e levar à destruição. Em Kham (no Tibete oriental) para se aproximarem das gazelas que são atraídas por sons melodiosos, os caçadores tocam flauta. O cheiro de gordura atrai raposas, peixes são atraídos pelo sabor da minhoca no anzol e o elefante é atraído pelo prazer de se espojar em folhas macias espalhadas sobre a armadilha."

O velho médico fez uma pausa e sorriu. "Para quem clinica, tudo isto é fácil de compreender", disse ele. "Reparem quanta gente se empanturra até a morte atraída pelo paladar. Encontramos muitas enfermidades com as suas origens nestas causas."

Como o dr. Chopel observou, apegar-se aos prazeres sensoriais é um dos meios principais de destruição da saúde. Seja devido a compulsões altamente destrutivas, como o álcool, o tabaco ou substâncias químicas, ou a sutis e insidiosas buscas de estímulos, de poder e de riqueza, muitas enfermidades podem, em última análise, ser associadas à marigpa. Sob a influência dos venenos mentais, sentimos compulsão pelo que nos prejudica, aversão pelo que nos faz bem e ficamos confusos quanto à melhor forma de nos cuidar. Essa ignorância primordial não é apenas a raiz das enfermidades, mas também a causa suprema do sofrimento coletivo tanto de comunidades como de nações inteiras. O obscurecimento espiritual de marigpa conduz à avidez, ao ódio e ao medo; estes, por sua vez, conduzem à guerra, pobreza e degradação ambiental do solo, da água e do ar que se encontram na raiz da fome e das epidemias.

As medicinas ayurvédica e tibetana têm uma compreensão completa e sistemática de como o estilo de vida, a alimentação e os estados mentais influem sobre o indivíduo e de que regimes terapêuticos podem ser utilizados como antídotos nos desequilíbrios causados pelos três venenos mentais. Conhecer os efeitos de marigpa e saber como debelar seu impacto nefasto através de protocolos de cura específicos contribuem tanto para a cura quanto para a prevenção de moléstias e para uma melhor qualidade de vida. Utilizados por uma parcela significativa da população, os métodos para se obter bem-estar, prescritos pelas medicinas tibetana e ayurvédica, podem vir a ser as bases para a saúde de comunidades, nações e do meio ambiente planetário, eliminando a necessidade de muitos tratamentos médicos.

Por enquanto, como afirmou o dr. Chopel, mesmo os procedimentos de cura e os tratamentos são, em última instância, apenas uma forma de aliviar manifestações de sintomas. Enquanto marigpa perdurar, as emoções conseqüentes do apego ao corpo, no indivíduo e na coletividade, continuarão sendo as sementes do infortúnio e de enfermidades futuras.

"Uma pessoa saudável tem marigpa", Amchi-la continuou. "O equilíbrio dos três humores proporciona saúde e superficialmente não parece haver sofrimento. Contudo, como a sombra de um pequeno pássaro que rasga o céu não pode ser vista, marigpa, com o potencial de trazer sofrimento, perdura. Uma árvore venenosa precisa ser arrancada pela raiz; se apenas os ramos forem podados, eles voltarão a crescer. Da mesma forma, ao ministrarmos medicamentos, aliviamos os sintomas do mal, mas marigpa, a causa original, não será debelada."

Se um estado satisfatório de saúde é suficiente para eliminar as sementes de marigpa, como vamos remover o véu da ignorância espiritual que obscurece os sentidos e sanar o sofrimento na raiz?

"A sabedoria se opõe à ignorância", explicou o dr. Chopel. "A sabedoria leva à compreensão e a ignorância vela a sabedoria. A ignorância propicia vários aspectos de avidez e aversão, origem de uma multiplicidade de sofrimentos. Quando a sabedoria é obscurecida, falta-nos a compreensão de como as coisas existem verdadeiramente. A ignorância não nos dá acesso à compreensão da verdadeira felicidade; somos como alguém tentando escolher entre um metal precioso e outro não precioso com os olhos vendados. Os venenos mentais causam as enfermidades, o sofrimento e a infelicidade; esses obscurecimentos precisam ser postos de lado para que possamos ir em busca da felicidade duradoura e da iluminação.

"Para que marigpa cesse, precisamos cultivar a 'sabedoria do não ter'. Nosso corpo é a fonte principal do apego e da aversão, mas a causa pode ser qualquer fenômeno. Sabedores de que os sentidos nos levam à destruição, contemplamos como o corpo e tudo o mais é impermanente e analisamos se contribuem para a felicidade duradoura ou não. Através da análise da impermanência tanto no tocante ao que nos rodeia quanto a nós mesmos, podemos compreender claramente a verdadeira natureza dos fenômenos. Esse pensamento desenvolve a 'sabedoria do não ter', que controla marigpa, supera os três obscurecimentos da consciência, previne contra o apego e a aversão antes que causem danos e subjuga as condições patológicas."

Segundo o Ayurveda, mesmo quando os elementos biológicos estão em equilíbrio, não se tem saúde a menos que a mente, os sentidos e o espírito desfrutem de felicidade. Enquanto a ignorância primordial obscurece a consciência, é impossível encontrar a paz interior que propicia a harmonia fisiológica. Sob a influência de marigpa, nossa atenção é perturbada por um sem-número de distrações que levam a mente a oscilar entre a agitação e o esquecimento. Procurando aliviar a dor, a confusão interior, as tristes recordações, a autocensura, os hábitos inconscientes e as ambições destrutivas, nos refugiamos nos confortos materiais, nas diversões sociais e nos prazeres sensoriais até constatar que se converteram em compulsões destrutivas. Com a cegueira causada por marigpa, não temos consciência da natureza ilusória das experiências sensoriais e de como a sensação se dissolve no momento em que surge. A compulsão por sensações prazerosas passageiras é, em última análise, impossível de saciar; ao contrário, ela leva ao esgotamento da força da vida, a uma velhice precoce e às enfermidades.

O dr. Chopel continuou. "Quando algo nos parece belo e atraente, estamos sob o efeito de uma criação da mente. Observando o objeto que nos atrai e o apego que ele gera, podemos constatar apenas os elementos que o compõem. Por exemplo, quando um homem olha para o rosto de uma linda mulher, surge na sua mente a atração. Analisando o que de fato compõe a face, constatamos que se compõe de poros, óleos e pele, secreções como lágrimas, saliva e muco, dentes, cabelo, etc.Também os componentes individuais estão sujeitos à impermanência e deterioração. Externamente, o corpo parece bonito, mas, internamente, está repleto de impurezas. Examinando assim os objetos que nos parecem atraentes, constataremos, em última análise, que não há nada a que nos apegar."

O ensinamento de Amchi-la apresentava um desafio enorme: constatar a natureza insatisfatória, ilusória e esquiva daquilo que mais nos atrai. Por que motivo considerar nós mesmos e os outros meros invólucros repulsivos de dejetos orgânicos, enquanto tornar o corpo desejável e atraente vem sendo um dos principais objetivos da vida civilizada? As palavras do médico chegaram até nós diretamente da Primeira Nobre Verdade do Buda: todos os reinos do samsara estão permeados de sofrimento. Mesmo o enlace sexual mais extático ou o prazer mais elevado dos deuses está maculado de sutis desconfortos e todos terão fim. Os mais formosos homens e mulheres envelhecerão, tudo o que nos atrai a eles desaparecerá e seus corpos passarão a ser atormentados pelo sofrimento da velhice e da enfermidade.

Os ensinamentos do dr. Chopel também dizem respeito à Segunda Nobre Verdade, ou seja, que a insatisfação inerente à existência tem uma causa: marigpa, a cegueira espiritual que não nos permite constatar a natureza do objeto do sentido almejado ou aquele que queremos evitar. Suas palavras contêm também a Terceira Nobre Verdade, que existe uma cessação para esse ciclo de infelicidade: o Nirvana, a cessação do desejo. O caminho para esse objetivo é a Quarta Nobre Verdade, O Caminho. Segundo os ensinamentos de Amchi-la, essa é a "sabedoria do não ter", o reconhecimento de que tudo a que nos aferramos é impermanente.

Os comentários lacônicos e concisos sobre o ramo das causas-raiz das enfermidades eram o mais puro Dharma do Buda. Recorrendo ao vocabulário da medicina tibetana, ele descreveu com precisão como a equanimidade e o desapego nascidos da visão profunda da realidade nos libertam dos venenos do desejo, da raiva e da ignorância, e também das enfermidades e do sofrimento. A felicidade duradoura não pode ser encontrada por meio de nenhuma ação motivada pelos três venenos. Para alcançar a felicidade, a mente precisa ser purificada dos venenos a fim de que suas qualidades espirituais inerentes possam se manifestar. Uma mente tranqüila promove o equilíbrio dos humores biológicos, restaura a saúde e permeia o corpo com a luz da felicidade interior.

"Marigpa é representada na iconografia do budismo tibetano, A Roda da Vida, como uma velha cega caminhando com um bastão", o dr. Chopel disse e concluiu: "Assim é porque marigpa elimina a sabedoria que nos proporciona a visão. Marigpa no corpo obscurece e encobre a sabedoria inteligente. Dizem que na raiz de marigpa existem 84.000 tipos de conflitos emocionais; dado que os seres sencientes têm marigpa, eles erram pelo mundo do sofrimento.

"Com a compreensão de marigpa e dos venenos mentais, podemos fechar a porta a todas as enfermidades. A tentativa imediata de compreender marigpa não quer dizer que estaremos libertos do sofrimento imediatamente. Contudo, desde já, podemos perceber o seu significado e aliviar o peso do sofrimento. Se acendermos uma lamparina bem cheia de manteiga, ela não queimará o combustível de uma só vez; a chama vai consumir vagarosamente a manteiga para, enfim, consumir-se. Da mesma forma, à medida que vamos paulatinamente compreendendo marigpa e como nos libertar de seus efeitos negativos, alcançamos a iluminação."

O Sol se levanta em Katmandu. A névoa paira no vale e uma espessa mortalha de frio cortante penetra até a medula. O dia raia, perfilando as montanhas que nos rodeiam como gigantes arcaicos reclinados no horizonte. Por entre a neblina, enormes prédios dominam a paisagem do meu bairro em Balwatar, com o seu casario de muitos andares, terraços em vários níveis, varandas cobertas de trepadeiras, flores e roupa secando ao vento. O tijolo e o concreto com que foram construídas as casas absorvem a umidade invernal e todas as casas, por mais ricas que sejam, estão impregnadas de mofo.

Todas as manhãs, enquanto as pombas observam com interesse, meus vizinhos sobem aos terraços para fazer oferendas de incenso de guggul e cânfora e pitadas de grãos aos devas nas suas moradas celestiais. A vizinha do lado escova sua longa e farta cabeleira negra enquanto a cor do céu se transforma de cinza plúmbeo em turquesa translúcida. O longínquo som dos tambores e das trompas nos alcança e um pujari recita sua algaravia de versos.

Bandos de corvos voam rumo ao leste, com ríspidos grasnares misturados aos coros de latidos dos cachorros nas vielas abaixo. Um pássaro pousa na grade do telhado da minha casa, uma silhueta negra momentânea contra a água-marinha do colorido matinal. Por instantes, a criatura se transforma em Kag Basundi, o corvo imortal que conhece muitas línguas e a tradição herbária. Os iogues da floresta ensinam que para conhecer os segredos das plantas medicinais, devemos observar o que fazem os animais. Um pássaro olha na minha direção e o último raio de Vênus se dissolve sobre a minha cabeça.

À medida que o Sol se eleva atrás das bandeiras votivas, desfraldadas nos terraços, percebo que recito mentalmente o mantra Gayatri, a invocação védica ao Criador da Terra, do espaço e dos céus. O mantra é uma saudação à luz do Eu Supremo, que se manifesta visivelmente como a energia dinâmica do Sol nascente. A face solar de Deus contempla o mundo com o brilho de seus olhos dourados e fala uma linguagem de labaredas douradas. Seus braços de luz se abrem ao cosmo numa bênção amorosa enquanto é transportado em seu carro puxado pelos corcéis luzidios do novo dia. Sua força vital desperta todos os seres da pequena morte, que é o sono, e também os saúda quando retornam do sono profundo da morte.

A magnificência do Sol é objeto de veneração diária dos Brâmanes; suas linhagens de louvores, hinos e rituais saudando a luz da manhã passam de pai para filho há milênios, desde os tempos dos nômades arianos. Eles se erguem para saudar o raiar do Sol, recitando as orações mais sagradas que descendem da gloriosa época em que se adorava o fogo védico. "Veneremos e adoremos o sublime espírito da Divindade", cantam em sânscrito. "Possa a sua luz inspirar nossa mente com qualidades divinas."

Com a chegada de um novo dia, as mulheres de Katmandu acendem os fogões de sua casa. Agni, a personificação do fogo, também é adorado pelos Brâmanes como a presença visível e tangível de Deus. Todas as manhãs, nas lareiras de todas as cidades e povoados do Nepal, Agni salta para a vida devorando no altar a lenha que lhe deu à luz. Aloja-se em cada lar, observando com o seu olhar tremeluzente aqueles que trazem oferendas de combustível, irradiando luz e calor de seu corpo agitado enquanto, com suas presas douradas, consome as oblações.

Agni é o criador do Sol e da noite estrelada. Surge relampejando no céu, fosforescendo na escuridão dos oceanos, borbulhando na lava dos vulcões; ele é a centelha nuclear nos átomos e a corrente elétrica iluminando os lares modernos. Agni é o calor interior que anima e se perpetua em todas as criaturas. Na morte, consome na pira o corpo desabitado, revivifica a alma para a sua jornada no além e, instalado na matriz, alimenta com amor a semente embrionária da nova encarnação. Enquanto, incessante, submerge e emerge transmigrando pelas existências cíclicas, Agni conhece intimamente tudo, mas não é conhecido.

O deus do fogo tem um papel preponderante na medicina dos Vedas. Agni é a energia térmica universal que catalisa a matéria de um estado para outro. Na fisiologia, Agni é o fogo enzimático e celular que liberta luz, energia e calor armazenados na comida para serem eliminados nos dejetos residuais. Esses dois processos que abarcam todo o campo da atividade metabólica são os fundamentos de um estado saudável. Perturbados, eles se convertem nas duas principais raízes de enfermidades: vitalidade decrescente e toxicidade crescente. Nossa saúde depende inteiramente da ação harmoniosa de Agni; todas as enfermidades, sobretudo as abdominais, estão associadas às perturbações da atividade de Agni.

As filosofias médicas clássicas da Ásia usam o fogo de cozimento da lareira como uma analogia para o processo digestivo. No Ayurveda, Agni é o fogo digestivo, o deus em nosso ventre ao qual, a cada refeição, fazemos oferendas. Agni habita todo o corpo, ainda que esteja concentrado no estômago e nos intestinos; uma correlação singela pode ser feita entre Agni, tal como ele é compreendido pelo Ayurveda e a secreção da bílis, os ácidos digestivos e enzimáticos, conhecidos na fisiologia moderna. No aparelho digestivo, a função fundamental de Agni é separar os nutrientes puros dos subprodutos impuros e desintoxicar os dejetos nos intestinos. Para alimentar nosso corpo, o apetite fogoso de Agni liberta essências derivadas do solo e da luz do Sol e armazenadas nas plantas, permitindo aos intestinos removerem as cinzas residuais.

Quando Agni não está mais em equilíbrio, o Ayurveda descreve os acontecimentos fisiológicos usando a linguagem metafórica dos fenômenos naturais. Quando Agni gera demasiado calor, os sintomas são de um metabolismo hiperativo, digere-se rapidamente a comida, come-se e bebe-se com mais freqüência e registra-se um aumento de pitta, o humor da bílis. Quando Agni gera pouco calor, os sintomas são de um metabolismo hipoativo e das condições fleumáticas do humor kapha. A digestão é lenta e os nutrientes não são bem assimilados, os processos metabólicos se tornam vagarosos, a digestão é malfeita; as fezes são soltas e os movimentos peristálticos, incertos.

Quando Agni está em equilíbrio, a digestão é normal proporcionando bem-estar. Não há gases, distensão, ardor, arrotos (eructação), refluxos, dor ou estagnação. Os intestinos funcionam com regularidade, os nutrientes são extraídos com eficiência e bem aproveitados pelo corpo, que elimina os dejetos com facilidade. A temperatura do corpo é estável, a tez tem um brilho saudável, os olhos são brilhantes, a mente é lúcida. Emanamos então a felicidade natural que surge do bem-estar proporcionado por uma boa saúde.

Por toda a extensão de Katmandu, desde os pequenos jardins vicinais às florestas luxuriantes nos flancos das montanhas, as plantas adoram o rei do calor e da luz quando ele desponta para um novo dia. As sementes brotam do solo, as ramadas se multiplicam como braços abertos em adoração, as folhas se desenrolam em festiva devoção e as flores se abrem com oferendas de néctares, cores e fragrâncias. Durante todo o dia o reino vegetal sorve a luminescência do céu, transformando-a na essência nutritiva da vida na Terra. Agni amadurece o arroz nos terraços cultivados, a mostarda amarela que dança nos campos, as frutas nos pomares e os vegetais nas chácaras.

Agni se manifesta de muitas formas, tanto benevolentes quanto maldosas. Ele desperta a multiplicidade da vida e permanece no seu interior como apetite insaciável a saciar. Quando o estômago pede alimento, é Agni que quer comer; desde a primeira mamada até ao último repasto, são as suas bênçãos que nos satisfazem. Há dois mil anos, os dedos ardentes do deus do fogo alteraram a paisagem da Índia para sempre quando tribos arianas incendiaram as florestas virgens, implantando suas técnicas agrícolas, criando gado, fundando aldeias e impérios. Hoje em dia o ar de Katmandu se torna pesado e escuro à medida que uma população ávida por fontes de combustível consome a preciosa lenha do que resta das florestas em extinção. Sem árvores, não cai o doce Soma úmido da estação das chuvas e Agni se transforma de um deus benévolo no demônio terrível da seca que devasta a terra.

A febre, quer queime no interior de um indivíduo quer inflame todo o planeta, diz o Ayurveda, é a forma com que Agni purifica as toxinas geradas pela vida em desequilíbrio, o fogo enviado por Shiva para afligir os que não respeitam as leis da natureza. "Neste tempo de trevas do Kali Yuga", o dr. Chopel comentou, "os seres menos virtuosos estão sendo vitimados por diferentes tipos de febres cujas naturezas se assemelham, mas são mutantes, enganando facilmente o médico. Há febres difíceis de diagnosticar e outras difíceis de tratar. Uma febre também pode desenvolver-se rapidamente — no Kali Yuga, certos males podem vir a ser fatais minutos após a contaminação. Associada a uma infecção, uma febre também faz surgir doenças misteriosas, como algumas formas de câncer."

A distância, carros buzinam em fila ao longo de vários quarteirões da Ring Road, esperando chegar até os postos de gasolina, fechados em protesto contra mais um imposto sobre combustível. Guardas observam os motoristas irados; as frustrações profundas e voláteis da pobreza e da adversidade ameaçam se inflamar em violência e revolta. O desejo e a raiva também são aspectos do fogo, dizem os místicos de todos os tempos, em cuja mente flui a equanimidade refrescante do Soma. Quanto mais incitamos as chamas de paixões agressivas, mais tenebroso se afigura o futuro, com os fogos da guerra envenenando a fragilidade dos céus. Nos cumes nevados do Himalaia, morada de Shiva e Shakti, atiçando a ira do Criador, exércitos suicidas se confrontam em nome do ódio religioso e de fronteiras imaginárias. Na ausência da compaixão, a união da ciência e das artes militares deu lugar a uma alquimia sacrílega que transforma a energia vital da natureza em incineração atômica. A Índia, no seu orgulho patriótico, batizou seu rebento nuclear de "Agni". Será que a bela história dessa pátria espiritual terminará em aniquilação radioativa, como vingança de Agni por haverem violado a santidade da vida?

Ou será que vamos afastar as trevas que se acercam abrindo nosso coração para a sabedoria universal, tão eloqüentemente revelada pelos videntes da antiguidade? Agni, diziam eles, está em cada um de nós nas luzes da mente, do coração e da alma. A transmutação de Agni purifica todos os níveis, começando no metabolismo celular, facultando a assimilação mental dos pensamentos e idéias e culminando na mais profunda luminosidade que depura e liberta o espírito das sementes kármicas incrustadas nas muitas camadas de compulsões. Agni é a capacidade que nos permite discriminar entre o real e a ilusão, a chama da atenção que ilumina o real e afasta as sombras da confusão. São os brilhos da inteligência e da compreensão que alimentam a mente e permitem a realização de nossos objetivos, sejam mundanos, sejam da mais elevada libertação de todos os sofrimentos. A humanidade foi abençoada com os poderes de Agni, ainda que permaneça na ignorância da sua presença divina. Temos em mãos a chave de nossas existências vindouras: ou os reinos dos infernos nucleares ou uma civilização iluminada.

No fundo do coração, no mais profundo do ser, onde Agni arde de puro amor e percepção livres de quaisquer impedimentos, se encontra o verdadeiro ouro, "o ouro dos sábios", infinitamente mais precioso que o metal tão valorizado. Comparado ao fulgor espiritual de Agni, o Sol de nossa galáxia é uma esfera escura iluminando as sombras ilusórias de maya. Uma pérola de consciência nos aguarda, reluzente na formosura de seu fogo arcaico, despertando-nos do torpor que tomamos por vigília. À nossa volta suas maravilhas se manifestam sem cessar, porém não as vemos; o caminho da libertação se oferece a nós, mas não o seguimos. Por quanto tempo ainda resistiremos ao néctar da liberdade?

O Sol se eleva no céu do Nepal. O orvalho das folhas nas florestas evaporou-se, as brumas se dissolveram nas cores escuras de mais um dia poluído de Katmandu. As ruas estão cheias de gente e veículos que se movem sob o olhar atento e os braços abertos da divindade solar, que arde desde tempos imemoriais. Seus raios se derramam sobre a vegetação na terra, alimentando nosso corpo de calor vital, fluindo em nosso sangue, brilhando em nossos olhos. É apenas um átimo de segundo no ciclo eterno da luz.

Agni proclama a sua presença em minhas vísceras, para lembrar-me de que um bom médico mantém uniforme a temperatura do calor digestivo. Está na hora da refeição matinal.

"Hoje falarei da terapia do incenso", disse o dr. Aryal. Gopal e eu nos sentamos no aposento do alquimista, prontos para mais um dia de estudo. O doutor dirigiu-se ao armário de onde trouxe um velho texto e um cartucho de pó castanho. Pousou o livro para que examinássemos o requinte da miniatura caligráfica e abriu o cartucho com o pó. "Chama-se Graha Doshanti Dhoop, que quer dizer 'Incenso do Planeta da Paz'", disse, enquanto aspergia o carvão no incensor. A sala encheu-se de uma fragrância tranqüilizante e doce, sugerindo especiarias e flores.

Um dos medicamentos mais antigos do mundo são os maravilhosos poderes curativos encontrados na arte e ciência dos aromas. Inalados pelos canais olfativos e levados às profundezas de nosso cérebro ancestral, os aromas de óleos essenciais segregados pelas plantas, ricos, complexos, misteriosos e sutis, evocam memórias que conduzem a alterações positivas na disposição individual, estimulando o sistema imunológico. O aroma é a ponte que liga o reino colorido e aromático vegetal e o coração e a alma do homem às esferas dos deuses.

"Esta fórmula fez a felicidade dos nossos antepassados", explicou o guru. "Alegra os deuses e deusas, depura as influências negativas astrológicas e garante êxitos em nossos empreendimentos, cura a agitação e a insônia e contribui para a tranqüilidade da mente." A fumaça subia em remoinhos, enrolando-se nos raios de sol que invadiam as sombras, e apaziguando o ambiente.

Desde o raiar da história do homem, as fragrâncias se unem às orações, os oferecimentos de incenso feitos às línguas tremeluzentes de Agni nos altares enchem o espaço com nuvens de aromas prazerosos, banquetes para os deuses etéricos nas moradas celestiais. Essa alquimia arcaica sempre foi praticada nos templos e altares, que se encontram na origem da cura do corpo e da mente. Quando os néctares florais lançam seu fascínio, o espírito é elevado, as divindades se alegram e abençoam a terra com acontecimentos auspiciosos e a magia se manifesta.

"A mais destacada fórmula no fabrico de incenso é denominada Siddha Chintamani", continuou o nosso mestre, "e quer dizer 'o que está no pensamento se manifesta', ou melhor, 'o incenso que é a jóia que satisfaz todos os desejos'. Ele é preparado a partir de várias ervas como as que foram compradas ontem e às quais se acrescenta mel, benzendo-se a seguir com mantras. Como passa a ter grandes poderes, precisa ser utilizado de uma forma ritualística."

O alquimista começou a ler em voz alta os ingredientes. "Tomar aquilária, casca de cedro (*Cedrus deodaria*), sândalo branco (*Santalum album*), kuth (*Saussurea lappa*), nach (*Helix ashera*), nagkesar (*Messua ferra*) e açafrão (*Crocus sativus*) em partes iguais. Moer acrescentando mel puro."

Uma longa e fascinante história botânica estava contida nessa simples mistura de flores, casca de árvore, raízes e cernes de árvore. Há séculos que a aquilária, o sândalo e o açafrão são objeto de grande apreço dos médicos tibetanos e ayurvédicos que os utilizam para preparar os medicamentos de terapias de fumigação indicadas na psiquiatria. A aquilária exerce uma extraordinária influência terapêutica na mente e no sistema nervoso, dadas as propriedades adocicadas, pungentes e de aquecimento do seu óleo essencial, chamado "óleo de oud". Os efeitos que esse raro e requintado perfume exerce sobre a consciência são tão portentosos, que abrem as portas entre este e o outro mundo, permitindo aos moribundos uma passagem tranqüila para o além. Da árvore do sândalo se extrai um rico óleo, considerado a mais sagrada, devocional e meditativa de todas as fragrâncias. O sândalo produz um efeito calmante e harmonizador no mental, restaura a tranqüilidade perdida na turbulência causada por distrações mundanas. Diz-se que os seres iluminados, transportados para além dos cuidados pessoais, emanam o mesmo aroma. O açafrão é recomendado para o coração, fortalece a fé e a devoção e induz a sentimentos de compaixão.

Esses três ingredientes eram considerados preciosos e comercializados ao longo das antigas rotas da Ásia e dos países do Mediterrâneo, utilizados por médicos em fórmulas medicinais, mas também por xamãs, sacerdotes e iogues em preparações ritualísticas. As árvores de sândalo e de aquilária já foram abundantes; seu aroma não é apenas alimento de deuses e medicamento para o mental, mas também uma poção para despertar paixões eróticas. Contudo, séculos de procura de seus preciosos óleos dizimaram as florestas primitivas.

"Esta fórmula tem mais de mil anos", comentou o dr. Aryal, "pode mesmo ser de outra época. Os ingredientes que a compõem são comuns, mas agem uns sobre os outros de uma forma muito profunda. O uso ritualístico desse composto favorece qualquer atividade. Traz bom augúrio e boa fortuna em tudo o que se empreenda. Promove bons negócios, tem influência sobre reis e outras pessoas de destaque. Aumenta a atração e o poder do magnetismo e desenvolve poderes psíquicos. Também afugenta as cobras que possam estar perturbando a casa."

O doutor pousou o livro. "Já a receitei para muitas pessoas e pude observar a eficácia de seus poderes. Há pouco, um homem procurou-me sofrendo de grande penúria; destituído, estava em grande sofrimento. Ofereci-lhe este incenso dizendo-lhe que o oferecesse aos deuses. Foi o que fez e logo começou a atrair boa fortuna e riqueza. Hoje, é proprietário de uma casa e de um carro."

Siddha Chintamani, "a jóia que satisfaz todos os desejos", também é o nome que se dá ao Mahakala Branco, "Protetor do Dharma", uma das divindades do panteão tibetano. Siddha Chintamani Mahakala dança entre chamas ardentes, sobre um disco solar em fogo, tem a barba vermelha e ao redor dos olhos a cabeleira se ergue para cima. Com seis braços que representam as perfeições transcendentais, ele gesticula poderosamente, afastando demônios com armas assustadoras enquanto os sons de seu mantra ressoam como trovões. Uma gota de mercúrio purificado por poderes sobrenaturais flutua no centro do seu coração e sua comitiva de deusas remove os obstáculos e confere abundância. Vertendo gemas preciosas de um vaso de cristal, ele enche o céu de resplendor e faz chover prosperidade sobre a Terra. Seu mundo é a mandala do tesouro: o Sol é de ouro iridescente e a Lua, de prata polida; estrelas diamantinas ardem no céu translúcido cor de água-marinha, nuvens de opala flutuam sobre os oceanos de turquesa líquida, flores de rubis crescem entre as árvores de esmeralda e os capins de jade.

O Mahakala Branco é a compaixão búdica que assume o aspecto da energia dinâmica que derruba as limitações. Sua forma é uma expressão da intensa concentração, da presença sem distração, da vontade inquebrantável e da imparcialidade jubilosa indispensáveis para que se manifestem as realizações mundanas e supremas. O poder de atrair riquezas mundanas para aliviar o sofrimento causado pela penúria é o mais superficial de seus poderes; seu verdadeiro propósito é prover recursos materiais e espirituais indispensáveis à prática do Dharma, afastando os obstáculos que cada um planta no próprio caminho para o despertar. Como as demais divindades do caminho tântrico, o corpo imaterial de Mahakala é uma manifestação da realização suprema que é a de suplantar a ignorância existencial com a visão profunda da insubstancialidade inerente a todos os fenômenos. A mente confusa e ainda não iluminada se empobrece com o apego ao ego e com as eternas preocupações referentes às necessidades e exigências pessoais, embora sejamos verdadeiramente ricos, muito além do que a nossa consciência condicionada possa imaginar. Esse conhecimento liberta a vitalidade do coração, espontânea, próspera e generosa.

No dia anterior, Gopal tinha adquirido os ingredientes necessários para produzir o incenso Siddha Chintamani e começara a moê-los. O guru pesou-os numa balança de mão, servindo-se de moedas de prata como contrapeso. À medida que acrescentava um ingrediente à mistura, espalhava um pouco sobre o incensor para que cheirássemos. O lugar se encheu de nuvens de aromas exóticos, tornando-nos alegres e tagarelas. Quando todas as ervas tinham sido pesadas, o dr. Aryal acrescentou o mel aos pós.

"A saúde não é apenas para os homens", disse o alquimista, meticulosamente limpando de seus dedos a massa pegajosa. "É para todos — pessoas, animais e plantas. Tudo precisa de saúde."

A libertação da dor que causa a enfermidade é uma das aspirações mais profundas dos seres humanos. As prioridades da vida são drasticamente alteradas quando, pouco a pouco, a enfermidade crava suas garras. Quando deixa de ser possível respirar sem esforço e o desconforto contínuo destrói o físico perturbando a mente e nos impossibilitando de levar a cabo qualquer tarefa, as atividades mais corriqueiras passam a ser extenuantes. Quando a comida não é digerida e é impossível conciliar o sono, não há mais contentamento. Sem o conforto da saúde, qualquer pequena tarefa cansa e os bens materiais acumulados perdem o sentido.

Todos os seres querem se libertar das desditas das enfermidades. E como o bem-estar de todos é tão intimamente interdependente, pensei, são como órgãos de um só organismo. Quando o reino vegetal está enfermo, os seres humanos e os animais adoecem; quando a água ou o solo são envenenados, perece a civilização.

"A enfermidade afeta todos", continuou o doutor, "os que não possuem nada e os que possuem muito. O médico precisa colocar todo o seu empenho na melhoria da saúde de cada um e não apenas tratar os ricos. A medicina é para todos."

Quando a generosidade dhármica e as artes da cura se unem, como ensinam as medicinas clássicas como a ayurvédica, estabelece-se o sublime caminho do mérito espiritual e a sutilização das virtudes. Para os doentes e os que não dispõem de recursos, encontrar um médico compassivo que pratica pela alegria que lhe traz a prática da generosidade e o bem-estar dos demais, é como se encontrasse a jóia que satisfaz todos os desejos. "Um médico que busca felicidade no enriquecimento pessoal, em vez dos frutos auspiciosos que lhe caberão como resultado do dom da vida", explica o texto ayurvédico Todaramalla, "é como aquele que abdica do ouro que tinha em mãos para escalar uma montanha em busca de lama."

O dr. Aryal continuou. "As pessoas cansam-se de médicos que não trazem alívio para os seus males. Ao fim, quando já não têm mais para onde ir, procuram o Ayurveda, como nesta clínica. Recorro a quinze ou trinta doses de medicamentos e consigo aliviá-los. A senhora que acaba de sair sofria de um mal grave e pensava que estava morrendo. Depois do primeiro tratamento, metade do seu mal tinha desaparecido. Ela me trouxe só um dinheirinho, mas estou feliz."

Quantas vezes observei isso entre os meus próprios pacientes, pensei. Se os medicamentos clássicos têm o poder de curar enfermidades que não cedem aos modernos tratamentos, por que não dar precedência a eles? Seria muito mais razoável para o paciente, que não ficaria exposto ao desconforto de seqüelas e preocupações econômicas, mas também para o médico, que não teria de se confrontar com os sintomas iatrogênicos que mascaram o mal original.

É certo que ficam estabelecidos vínculos kármicos negativos quando o médico enriquece à custa dos muitos encargos acarretados pelo paciente, sem ter trazido qualquer contribuição para o seu bem-estar. "Um bêbado pode alcançar a libertação", afirma o Todaramalla, "e um criminoso que tenha assassinado um Brâmane também. Mas o médico não alcançará a libertação se recebe dinheiro de seu paciente sem contemplá-lo com as devidas melhoras."

Estamos cada vez mais perante menos recursos médicos, exceto os que ainda restam da sabedoria das filosofias curativas de antigamente; até os privilegiados, muitas vezes, não encontram a cura mesmo com os melhores cuidados médicos que possam adquirir. Quando os empenhos do médico fracassam e o gênio tecnológico se esvai em promessas vãs, a esperança e a fé do paciente se voltam para as plantas que sempre estiveram conosco, as mais antigas práticas de cura que a humanidade conhece. Para aqueles cujas enfermidades não respondem aos modernos tratamentos, os seres do mundo verde são jóias que satisfazem os desejos, são eles que oferecem seus corpos para que possamos ter vidas felizes. A prática da medicina à base de plantas está repleta de gratidão pelos poderes compassivos da terra, à medida que pacientes e médicos se alegram com o exílio da enfermidade e a restauração da vitalidade.

O alquimista continuou seu trabalho, misturando cuidadosamente ervas e mel. Ao fim de uma hora, disse que a fórmula estava pronta.

O guru ergueu o incensor colocando-o sobre a mesa. "Este carvão está queimando desde a puja da madrugada", disse ele. Aspergiu um pouco da fórmula recémpreparada sobre as brasas e elevou o recipiente em que estavam as ervas na nuvem de fumaça. Enquanto o incenso queimava, fez uma invocação melodiosa com palavras sagradas com que benzeu e ofereceu proteção a todos os que se serviriam dela. Então, elevou o olhar e sorriu. "Siddha Chintamani está terminada", disse. "Recitei o mantra de Shankar, que purifica o mundo."

O doutor indicou um grande quadro com a imagem de Shiva na sua encarnação como rei dos iogues himalaios. Está sentado com o sorriso beatífico do samadhi, com cobras ao redor do seu pescoço. "Este lugar não me pertence, pertence a Shankar. Sou apenas o mantenedor. Shankar ordenou-me que fizesse assim, cumpro suas ordens. Você agora também é parte da família Shankar. Shankar tem três olhos", entoou em sânscrito o dr. Aryal. "Ele tem um bom coração e cuida de todos. Shankar é o Senhor de todo o universo."

O alquimista colocou o incenso mágico numa bolsa. "Guarde este medicamento num recipiente limpo num lugar sagrado", disse. "Utilize-o com reverência, ofereça-o a Deus."

"Este é o último ciclo de ensinamentos de Guruji", disse Gopal baixinho. "Muito em breve fechará seus livros e se tornará um Baba. Temos muita sorte por ele estar aqui conosco agora. Uma vez terminada esta etapa de sua vida, não praticará mais a alquimia."

"A vida vem de um poder antigo", continuou o nosso mestre enquanto arrumava a mesa. "Ela fez 840.000 formas de vida na Terra e deixou alguma coisa na alma de tudo o que existe. O homem, com muito mais poder, só chegou bem mais tarde. Antes vivíamos num lugar em que tudo o que pensávamos se tornava realidade, enquanto que agora vimos à Terra apenas como viajantes."

Debruçando-se, o dr. Aryal apanhou, de sob sua mesa de trabalho, uma esfera prateada brilhante de mercúrio solidificado atada a um fio negro, pedindo que me aproximasse. "Isto aqui protegerá você de todas as enfermidades e influências nefandas", disse enquanto atava o fio ao redor do meu pescoço. "Você terá mais sucesso e terá o poder de tornar manifesto tudo o que desejar. Age como um grande ímã, potencializando quaisquer energias que emanam de você. Mas, cautela, porque agirá tanto sobre o poder dos pensamentos negativos quanto o dos positivos! Este parad se associa ao Dharma e sustentará suas aspirações.

"É difícil encontrar um discípulo dedicado", o doutor concluiu. "Estou velho e preciso do apoio de gente como você para que esta tradição possa florescer."

Agradeci-lhe de todo o coração, declarando que colocaria todo o meu empenho na divulgação e no florescimento do Ayurveda.

Despedindo-nos do dr. Aryal, Gopal e eu deixamos a sombra refrescante da sua modesta clínica e ingressamos no calor da tarde de Katmandu. Nada poderia ser mais valioso, pensei, enquanto voltávamos em silêncio pelas ruelas do Sanepa, do que uma bolsa de incenso que satisfaz todos os desejos e uma gota que faz florescer o Dharma, proveniente da essência de Shiva. Tesouros valiosíssimos, considerando que o doutor talvez nunca mais viesse a oferecê-los. A esfera lisa de mercúrio era um minúsculo reflexo da plena atenção e as ervas aromáticas estavam associadas às preces elevadas a serem atendidas.

O nome tibetano para Bodhgaya é "Dorje Den", o trono de diamante no umbigo do mundo. Por ser o único lugar da Terra com o poder de suportar o despertar, consta que foi onde todos os Budas do passado se iluminaram e todos os Budas do futuro serão iluminados. O jardim que circunda a árvore bodhi está cheio de imagens de Shakyamuni, o Buda desta era, em pé, meditando, ensinando, reclinado, esculpido em pedra, fundido em metal e pintado em pano. No templo Mahabodhi, os fiéis de todo o mundo colocam flores a seus pés e se alegram contemplando seu sorriso beatífico, acrescentando seus louvores aos que ecoam no tempo.

À leste da aldeia se eleva uma colina sobre a qual Gautama meditou, emaciado, durante os sete anos de ascetismo. Um dia, sem mais forças, deixou aquele lugar e, caminhando penosamente até o rio, desfaleceu; dois mil e quinhentos anos mais tarde, esse rio ainda corre sobre as mesmas areias. Foi então que surgiu uma jovem que o alimentou com leite fervido. Hoje em dia, a caminho do mercado, esses aldeões carregam enormes cestos sobre as cabeças, mulheres lavam seus saris no rio lamacento e crianças recolhem a bosta do gado Brahma que, depois de seca, serve de combustível caseiro.

O príncipe do clã dos Sakyas foi finalmente repousar sob um magnífico fícus, ouvindo o sussurrar da sua folhagem na brisa da tarde. Ao cair da noite, quando as estrelas luziam no céu, empreendeu a derradeira vigília. Hoje, monges de diversas nacionalidades entram e saem de seus mosteiros, velhos saddhus envoltos em seus xales finos se acotovelam nos pátios e condutores de jinriquixás procuram abrigo logo que a névoa fria se eleva do chão. Sob a capa da noite, fumando bidhis, um monge da estalagem birmanesa troca idéias com hóspedes sobre o Dharma. A Lua se eleva mais tarde sobre sonhadores exaustos.

Foi sob esse luar que encontrei, prostrada, à entrada dos fundos de um mosteiro em Bodhgaya, uma velha monja tibetana rodeada de seus escassos pertences. Estava em profundo sofrimento, devido a uma febre que havia vários dias consumia o seu corpo. Seus olhos vermelhos protuberavam, a face era descarnada, a pele pendia solta de seus ossos. Exalava um cheiro pungente e rançoso, era incapaz de urinar e tinha o ventre dilatado e duro. Quando tomei o pulso rápido e forte, disse-me em voz rouca que estava morrendo.

Queria ser levada para o mosteiro em que estava Kalu Rinpoche para ficar próxima de seu mestre. Estava nos estertores finais e quase morreu no jinriquixá durante a curta trajetória. Não se preocupara em receber cuidados médicos ainda que estivessem disponíveis. Encontramos um catre, num quarto vazio do mosteiro e, depois de torná-la tão confortável quanto possível, voltei para o meu quarto na estalagem birmanesa.

Sentei-me numa varanda, à luz de uma lâmpada fraca, enquanto o zumbir de mosquitos acentuava o silêncio da noite e Órion reluzia no céu. Segundo a cosmologia tântrica, triquiliocosmos de universos estavam nascendo, galáxias e sistemas solares multiplicavam suas idades e épocas ecoando as propensões kármicas de incontáveis seres, cuja sede de existência davam à luz, a partir do espaço vazio, a universos onde seriam geradas as encarnações vindouras.

Meus pensamentos foram levados para o outro lado da aldeia onde estava a monja e questionei-me sobre as imagens que estariam passando na sua mente. As palavras de Amchi-la ecoavam no silêncio, suaves, admoestando-me sobre a fragilidade da vida. "Desconhecemos o que chegará primeiro, o amanhã ou a próxima existência. Sei como isso é verdadeiro. Em um minuto podemos estar tomando uma xícara de chá e, no outro, estar deitados morrendo."

Em breve, a dor da velha monja cessará, ela exalará seu último alento e seu corpo será consumido pelas chamas. "Mesmo quando a vida não é senão um duro labor, sofrimento e enfermidade, ninguém quer partir", Gopal observou, contemplando, mesmerizado, as chamas de um dos lugares de cremação de Pashupatinath, enquanto mais um ser humano partia ao encontro do seu destino implacável. Pensei nos monges budistas sentados ao lado das piras, contemplando a natureza transitória da existência e iogues que optam por viver nos cemitérios onde os cadáveres são preparados para serem oferecidos aos abutres, o funeral no céu, segundo a tradição tibetana. Para aqueles cuja mente está possuída pelo "demônio guardião dos cadáveres" do apego ao corpo, essas práticas podem parecer mórbidas e assustadoras, mas os que vivem conforme o fluxo da impermanência alcançam a libertação e o destemor.

A rede de Indra, reluzente de constelações, brilhava como jóias multifacetadas lançadas ao céu de veludo negro sobre Bodhgaya. Em breve, o Sol raiaria, o mesmo fulgor que trouxe o despertar budista para Gautama. No último quarto de uma noite tal como esta, Mara, o rei dos devas que confunde a mente com ilusões, rebelou-se contra a meditação de Gautama, procurando desviá-lo da libertação definitiva. Em resposta, Gautama serenamente tocou a terra, testemunha de suas vidas; vencido, Mara e seus exércitos de seduções sensuais evaporaram. Atravessando o oceano da existência que surge do desejo, o Buda alcançou a margem do nirvana, a cessação da sede, o começo da libertação infinita.

Um outro dia raia para a Índia atemporal, mais um dia para lavrar os campos, carregar água, criar os filhos, queimar os mortos. Mendigos de olhos avermelhados, cabelos emaranhados, ventres distendidos, pés e mãos atrofiados ou deformados, respiram a atmosfera carregada de fuligem das ruas e surgem, tresloucados, angustiados e desesperados ou indiferentes, orgulhosos ou serenos. Oferecem os ensinamentos extraídos de sua existência e mendigam o dom de quem passa. Lótus cor de carmim flutuam em lagos translúcidos e peregrinos dos quatro cantos do mundo oram à sombra da venerável árvore Bodhi. Trazem sua mente agitada ou tranqüila, seu corpo exausto ou eufórico, corpo em que o karma amadurece, e vêm ouvir o sagrado Dharma para serem mais uma vez elevados pela sua verdade compassiva.

A monja dormiu durante a noite, mas pela madrugada seus pulmões se encheram de fluido. Passei a manhã a seu lado, umedecendo os lábios ressequidos, ajudando-a a erguer-se, deitar ou sentar outra vez. Mostrava-se paciente e tolerante, mas enquanto eu tomava seus pulsos sentia sua vida esvair-se ao meu toque. As fortes pulsações, rápidas e em estacado da noite anterior converteram-se nas que antecedem a morte, fracas e vacilantes. "O prognóstico de vida, karma e desenvolvimento espiritual pode ser avaliado no 'nervo da vida', situado na artéria ulnar do pulso", ensinou-nos o dr. Chopel, "e deve ser observado várias vezes antes de qualquer diagnóstico. Em geral, o ritmo irregular é considerado um mau sinal."

Pelo meio da manhã chegou o regente de Kalu Rinpoche, Bokar Rinpoche, que vinha fazer um *mo*, um oráculo tibetano. O lama sentou-se diante da monja, desfiando devagar o rosário de contas pelos dedos. Começou a orar invocando raios de luz solar que banhavam sua cabeça raspada. Depois Rinpoche tocou o corpo da monja em diferentes lugares com o rosário e, por fim, encostou-se. Então falou.

Falou à mulher como tudo era impermanente. Como ela era uma monja que tinha preservado seus votos, disse ele, poderia contar em ir para Dewachen, a terra budista da grande felicidade. Disse-lhe que era hora de lembrar-se das instruções de *powa*, a arte de transferir a consciência do corpo no momento da morte. Relembrando-lhe as instruções, explicou como o canal central se eleva como um tubo oco através do centro do corpo. O moribundo visualiza a consciência na forma de uma semente brilhante vibrando no canal que passa pelo coração. Amitabha, o Buda da luz infinita, é visualizado na coroa da cabeça. Quando o último sopro é exalado, a semente da consciência se eleva e é expelida do topo da cabeça para o coração do Buda. Dizem que os adeptos dessa prática alcançam o renascimento instantâneo nas terras puras, são libertados de todo e qualquer sofrimento e postos no caminho direto para a iluminação. Ao terminar, Bokar Rinpoche ergueu-se e, seguido de seu atendente, afastou-se.

Uma hora depois chegou um xamã tibetano, rude e andrajoso. A monja parecia contente de vê-lo. Tomou-lhe o pulso e depois, com carinho, pousou-o de novo. De um saco pequeno tirou um torrão de tinta, uma pedra para misturar a tinta e uns blocos para imprimir em madeira. Afrouxou o cinto do hábito da monja expondo seu abdômen e começou a misturar a tinta. Depois carimbou o talismã em diferentes partes do corpo. Foi-se logo que a tinta secou.

"Quando a vida, o karma e as fortunas espirituais chegam ao fim, ninguém pode impedir a morte", disse Amchi-la, sobre a exaustão dos três fatores que sustentam a vida, segundo reza o *Tantra Raiz*. "Se apenas um é exaurido, mas os demais perduram, a vida pode ser prolongada. Se o karma acaba, pode-se prolongar a vida com ações virtuosas, como as peregrinações aos lugares sagrados e as bênçãos dos mestres espirituais. Se é a boa fortuna espiritual que é exaurida, ela pode ser acumulada outra vez oferecendo esmolas aos mendigos, fazendo oferecimentos aos deuses e outras ações dessa natureza. Se os três se exaurem, é como o céu em que as nuvens do fim da monção se exauriram: mais ninguém nem qualquer método poderá ajudar.

No fim da manhã a monja estava muito agitada. A respiração piorou, não se acomodava mais em nenhuma posição, tinha muita sede, já não falava claro e tinha muita dor. Na noite anterior, eu lhe perguntara se queria um medicamento para tirar as dores, mas ela recusou respondendo que os que tomara anteriormente lhe causaram muito desconforto. Contudo, naquele momento sentia muita dor e aceitou um medicamento. A monja queria ficar só, fui então à aldeia em busca de morfina e, quando regressei, já estava morta.

Os residentes dos quartos adjacentes olhavam pela porta. A monja estava erguida com um braço estendido, parecia tentar se levantar. Os olhos estavam semi-abertos e os lábios ressequidos, distendidos sobre os dentes. Sentei-me silencioso na outra cama enquanto uns e outros entravam, olhavam e partiam. O abade do mosteiro, Bairo Kyentse Rinpoche, entrou. Quando os residentes constataram que ele estava chegando, alinharam-se no corredor para receber suas bênçãos. Estava nitidamente contrariado e logo vi por quê. Considera-se pouco auspicioso a morte de alguém num mosteiro que não tenha ainda sido consagrado e o mosteiro não estava terminado e não tinha sido consagrado. O corpo da monja foi imediatamente transportado para a margem do rio e cremado.

Afastei-me, pensando na morte da anciã. Pareceu-me ter morrido em circunstâncias auspiciosas no lugar mais sagrado do mundo budista, perto do seu mestre amado. No seu momento derradeiro, recebeu ensinamentos profundos para a libertação espiritual, tão difíceis de praticar nos últimos momentos de sofrimento. Agora, suas cinzas estavam nas areias por onde Gautama tinha caminhado antes da sua iluminação.

Aqui em Bodhgaya, quando era ainda apenas um pequeno bosque, Gautama constatou a verdade da existência. Viu a dor do nascimento, da velhice, da doença e da morte; da mudança, da incerteza e da certeza da impermanência; da mente confusa e da infalível lei do karma e dos renascimentos infinitos. Sentado no trono diamantino, no umbigo do mundo, superou as seduções de Mara com tranqüilidade, surgidas da visão profunda, sacudiu os céus com o seu despertar e rompeu o véu da ignorância para que todos os seres pudessem retomar o caminho de volta ao lar.

Ao raiar do dia entrego-me à luxúria que encontramos entre o sono e o despertar, onde os sonhos se desenrolam apesar dos apelos dos sentidos. Serão ambos os mundos efêmeros? Para o eu que sonha, o estado de vigília não passa de uma ilusão da memória. Que felicidade poder me espreguiçar e respirar o ar fresco da vida para depois sentar em absorção tranqüila, desfrutando a clareza e leveza da mente quando no céu raiam as primeiras luzes! Meu coração agradece este renascimento para um novo dia.

Caminhando pela floresta, deparo-me com um lugar perfeito para meditar. Um riacho cintilante flui pelo bosque sombrio a meus pés e reluz sob a ramada dispersa das árvores, para desaparecer nos terraços dos campos de arroz. A meu lado, na escarpa do rochedo engalanada com capins, ervas e musgo, refugiadas da canícula, entre teias traiçoeiras, borboletas esvoaçam despreocupadas. O ar é avivado por leves sonoridades de insetos e pontuado por grunhidos de búfalo, enquanto mais abaixo, na garganta do rio, águias zelam por seus ninhos. Observo seu vôo indolente galgando os céus nas correntes de ar ascendentes e transporto meu olhar para os reflexos do sol na margem afastada do lago Fewa.

Meu assento para a meditação é perfeito. Tem uma área inclinada e plana para a postura correta, estreita bastante para manter-me alerta, excelente suporte para a prática da quietude mental e da atenção unifocal. Meditando, respiração e mente fluem leves e suaves unindo a plena atenção ao espaço vazio, como a criança que retorna ao regaço da mãe. Os pensamentos se dissolvem em sua própria harmonia e sem qualquer esforço; de onde a premência da satisfação dos desejos? Absortos na qualidade de nossa presença, encontramo-nos à vontade e somos consolados.

O contentamento é uma poção curativa. Para o corpo, um bálsamo que acalma as correntes agitadas pela turbulência da mente e que restaura a paz que se esvai nos remoinhos da preocupação. O contentamento liberta muitos níveis de tensão muscular, relaxa e proporciona ao corpo a sensação de leveza. É um elixir de longa vida que protege contra enfermidades, potencializa o sistema imunológico e harmoniza as funções fisiológicas. Da quietude fluida do contentamento profundo surgem os poderes de rejuvenescimento da força da vida, que restauram o equilíbrio dos humores e dos sistemas orgânicos. O coração se acalma, a circulação de fluidos e essências se harmoniza, a respiração é suave e regular e os padrões de pensamentos recorrentes se atenuam. Vem-nos à lembrança um tempo em que nossa vida estava repleta de problemas e preocupações.

A tranqüilidade é o melhor dos medicamentos para todas as enfermidades e o antídoto para as complexidades samsáricas. A flor da serenidade é uma pérola preciosa, escondida nas profundidades da percepção onde se detém o fluxo do tempo. O rio tranqüilo da temporalidade agora se estende como alimento pelo sangue, pelas ondas suaves da quietude da respiração, sem jamais se apressar. Alimento-me desse festim espiritual enquanto a vida se desdobra diante dos sentidos apurados. Existe renovação nessa ioga antiga da não-ação, tão espaçosa e desobstruída; o contentamento transbordante nos liberta da fome e da escassez. Que felicidade estar livre das preocupações e fardos do ego!

Lembro-me de um lugar longínquo, Los Angeles, onde o tempo é uma mercadoria preciosa, mas evaporou-se como a miríade de fontes e riachos que outrora alimentavam o deserto do sul da Califórnia. Perdido numa corrida inclemente, repleta de ansiedade e árduo labor, expulso da vida pelas exigências de múltiplas ambições, consumido pelas rotinas repetitivas para garantir os duvidosos confortos da tecnologia, o tempo fez-se ainda mais escasso que comida.

As ruas ardem ao calor dos tubos de escape de dez milhões de carros que pintam uma natureza morta de movimento contínuo. Movido por marés de esperança e de medo, o tráfego se adensa ao raiar e mingua ao pôr-do-sol, vagalhões de rostos enquadrados por trás de volantes e vidros escurecidos, rostos transtornados por preocupações econômicas e que aspiram à riqueza e poder, com a vontade de encontrar prazeres simples neste mundo complicado, de tédio e preocupação.

O arfar do contentamento percorre o meu corpo tranqüilo.

Penso nas pessoas que conheço, doentes por não terem tempo. Não têm tempo de preparar a comida, de comer tranqüilos, de fazer a digestão sem que alguma coisa perturbe a mente. Sem tempo para repousar, seus corpos desgastados, se entregando a níveis de exaustão cada vez mais profundos. Na corrida contra o relógio, tomam estimulantes, depois sedativos para anular o efeito dos primeiros, causando a inevitável saturação tóxica. Estamos enredados pelas nossas exigências e exaurindo nossas forças vitais.

"O que é que aprendeu de mais importante?", perguntei uma vez ao saddhu Narayan Giri, que conhecia o coração dos homens. Ouvi com atenção sua resposta e venho meditando nelas ao longo dos anos.

"O que há de mais importante é saber quem e o que você é, de onde vem e para onde vai", respondeu, enquanto o ruído do rio Kali Gandhaki, em cheia durante a monção, corria aos nossos pés e o aroma da vegetação úmida pairava na bruma em suspensão na floresta. "O que é este corpo?" Narayan perguntou, apontando o ventre moreno; a pele luzidia, o olhar cálido e os gestos suaves deixavam transparecer os anos de solidão em práticas ióguicas nas florestas da Índia e imprimiram nele majestade e à vontade. "São apenas os 'pancha mahabhutas' que não param de dançar. Tomamos esta forma ao nascer, mas ela está sempre em transformação e depois morremos. Tudo é impermanente. Compreender que este mundo é um sonho é Auto-Realização."

"E por que existe tanto sofrimento no mundo?" perguntei, enquanto as nuvens baixavam sobre a aldeia Devkot, Lugar de Deus.

"É porque as pessoas esqueceram a Auto-Realização", respondeu o saddhu. "É porque a cabeça delas está em fogo, porque elas estão apegadas às coisas do mundo, porque estão cheias de cobiça."

O céu carregado se abriu e a chuva caiu naquele oásis de tranqüilidade, em que os anciãos vêm se retirar do "mundo da ilusão". "Com mais devoção, haverá também mais paz", sorriu Narayan, enquanto as plantas em flor elevavam seus lábios para receber as bênçãos do céu.

A irradiação da tarde aquece o meu jardim de meditação, tão lindamente envolto na luxúria verdejante dos penhascos sobre o lago Fewa.

Em certas épocas do passado as pessoas eram dotadas de mente mais pura. Estavam livres de fortes apegos, desejos egóicos, emoções conflitantes. Anteriormente, o mundo era perturbado pelos efeitos da ignorância coletiva. Os que recebiam instruções sobre técnicas de meditação penetravam com facilidade a corrente sem fundo, permanecendo tranqüilos durante dias, semanas e até meses. "Hoje em dia", Kalu Rinpoche disse, "mesmo praticando todo o dia só se consegue alguns momentos de absorção meditativa." Como é preciosa a bem-aventurança da contemplação.

Ao longe, no vórtice do turbilhão troante da cidade, gente se desloca de lá para cá, gestos repetitivos que produzem isto, fabricam aquilo, incrementam vendas e aumentam lucros. Os que não se prestam ou não podem fazer parte desse afã lutam pela sobrevivência. As filas de desafortunados serpenteiam em lojas, postos de gasolina, bares e restaurantes, teatros, hospitais, tribunais, prisões e igrejas. Os computadores zunem em tons suaves monitorando o saldo devedor. O lamento de uma sirene anuncia a dor desta existência, outra o fim de uma vida algures. O meu coração murmura velhas encantações de bênçãos e proteção.

Sento-me, permitindo aos pensamentos que se desdobrem sobre a superfície da consciência, como ondas no lago Fewa. "Cada pensamento que surge deixo-o partir sem qualquer tensão", Tulku Urgyen ensinou-me há anos. O velho Rinpoche sentava-se na sua caixa de meditação num aposento cheio de sombras e incenso, desfiando o mala e olhando pela janela de Nagi Gompa. O mosteiro flutuava no horizonte de um outro mundo, rodeado de cascatas e flores selvagens, muito mais elevado que as ruas buliçosas de Katmandu. Com as costas retas, o Tulku mirou-me intensamente com seus olhos sabedores tibetanos e perguntou: "Quando você vê a Lua no céu e a vê também refletida em corpos de água, qual delas é a Lua verdadeira?" Surpreendido com a simplicidade da pergunta, respondi: "A Lua no céu." "Certo." Rinpoche disse. "Assim também é com a mente e os pensamentos."

Tulku Urgyen então me disse que colocasse a consciência na parte de trás da cabeça e olhasse diretamente a mente, deixando cair os pensamentos sem qualquer apego. Segurando o mala, deixou-o cair sobre o hábito. "Assim", disse, repetindo o gesto. "Observe o espaço entre os pensamentos." Meditamos no silêncio do monte Shivapuri, enquanto eremitas praticavam devoções em grutas nos penhascos cobertos de trepadeiras acima de nós.

O texto da *Flor do Ornamento* descreve o sofrimento como uma rede de conceitos imaginários, apegos recorrentes às emoções, cobiça e desejo. Perseguimos cada pensamento ou fantasia passageira como se fossem inerentemente verdadeiros, como a Lua no céu, e não vemos como esses pensamentos surgem do nada, não param em lugar nenhum e retornam ao nada, como desenhos feitos com os dedos na água ou o rastro do vôo de um pássaro no ar ou o reflexo da Lua. Todas as nossas ações seguem esse

147

roteiro do nada, nossos apegos nos conduzem a uma cadeia infindável de gestos repetitivos e aos efeitos que se seguem. "Pensamentos discursivos são como correntes que nos prendem ao sofrimento", Amchi-la disse um dia. "Logo que nos apegamos a um pensamento, ele nos conduz ao seguinte e a ainda outro e logo eles se estendem numa miríade de conflitos emocionais e karmas de existência cíclica."

Milarepa, o venerável antecessor espiritual de Kalu Rinpoche, exaltou em cânticos sua libertação das amarras ilusórias da mente. "Aquele que é escravizado pelo desejo e permanece insaciável, sempre ansiando por algo mais, será para sempre triste. Aquele que renuncia a todos os objetos mundanos torna-se livre de preocupações e considerações e será para sempre feliz. Aquele que se distrai, assolando corpo e mente de sensualidade, será para sempre triste. Não se agite nem pense demasiado. Permita que a sua mente relaxe com naturalidade e não faça nenhum tipo de esforço."

O que acontece quando meditamos e permitimos que os pensamentos caiam, como o mala de Urgyen Rinpoche caindo suavemente sobre as dobras de seu hábito? O que vemos quando observamos o espaço entre cada idéia, conceito ou fantasia que se vai? "Compreendi que o fluxo de pensamentos é feito de projeções fantasmagóricas", cantou a ioguine Sahle Aui para o seu guru, Milarepa. "As vagas se elevam do mar e tornam-se invisíveis outra vez. Todas as dúvidas, erros e tentações mundanas são dizimados!"

A extinção do sofrimento está em cortar a atividade mental compulsiva. Não praticando nada, repousando na não-fabricação, sem nada fazer e sem nenhum esforço, descortinamos a tranqüilidade, a equanimidade e a paz.

Penso em Tulku Urgyen, sentado em seu aposento, envolto em mantos na sua caixa de meditação, com displicência desfiando seu mala como um rosário de preocupações esquecidas. Estava olhando pela janela quando o deixei, do outro lado do vale de Katmandu com suas multidões e bulício, como qualquer outra cidade. Por toda parte as pessoas estavam correndo atrás de alguma coisa, impulsionadas pela esperança, pelos medos e necessidades através de dias rotineiros. É raro, neste tempo de confusão, alguém que possa permanecer no espaço aberto da liberdade mental, contemplando o espaço desimpedido de quietude intocável. A libertação é o caminho da alegria, imagino, talvez seja também um lugar solitário, onde os grandes mestres se encontram despertos num mundo de sonhadores escravizados pelas reflexões vazias de sua mente.

Águias ascendem nas correntes térmicas do sol da tarde; a leste, no horizonte, a promessa de chuva nas nuvens carregadas; a noite encobre os vales estreitos ao redor do lago Fewa. No espelho da mente vejo o pôr-do-sol em Los Angeles. As auto-estradas escorrem como esgotos estagnados vaporosos, os passageiros trespassados de fadiga ou impacientes acelerando seus veículos na massa imóvel. No alto, o céu é cor de sangue febril, no chão os sem-teto lânguidos oscilam entre a realidade insustentável e os estranhos reinos da loucura. O lodo químico da cidade serpenteia por valas que escoam em canais onde os pobres se abastecem e se lavam, seguindo para o oceano onde crianças brincam na praia fantasiando as criaturas aquáticas que seus ancestrais viram outrora. Conto os ciclos da minha respiração nas contas aromáticas de madeira de sândalo trazidas de Bodhgaya, inalando a tristeza de tais dificuldades e exalando tranqüilidade.

O que será que fiz hoje? Não houve horas de trabalho que se arrastassem diante de mim, trocando minutos por dinheiro vivo. Não fiz negócios nem participei de reuniões magnas. Nenhum progresso material a registrar nem aquisição fascinante com que me distrair ou impressionar os outros. A fama e a fortuna não vieram ao meu encontro enquanto permaneci em plena consciência, livre de preocupações. Nenhuma realização mundana, nenhuma produtividade que me redimisse socialmente, nenhum feito heróico.

Ao cair da noite escuto um pássaro começar a cantar com uma mensagem. Canta para o céu, canta para as árvores, canta para os bichos, canta para as crianças e canta de gratidão por meu "não fazer nada".

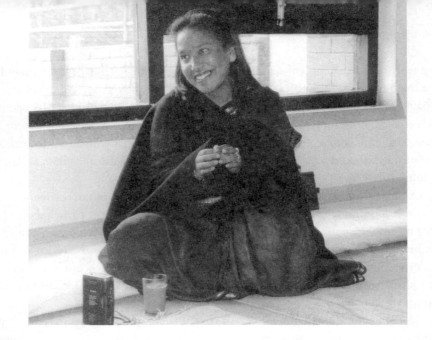

7

A Deusa Negligenciada

Onde as mulheres são veneradas,

aí residem almas divinas.

Provérbio védico

Na busca de preparações curativas encontrei o que procurava — muito além da imaginação — mas não foi fácil. A importância dos ensinamentos e os benefícios que eles trazem não aparecem como jóias raras, mas como fios na tecedura da sociedade que se revela, ao mesmo tempo, abominável, sofisticada e degenerada, mágica e desajustada, adoradora de deusas e chauvinista. A medicina clássica asiática oferece promessa de cura para o indivíduo, para a sociedade e para o entorno natural, mas, paradoxalmente, suas filosofias são calcadas em sentimentos religiosos e culturais que não fazem senão aumentar a enfermidade e o sofrimento. São repletas de verdades intrínsecas, mas a interpretação delas pode perpetuar injustiças, mal-estar social e confusão espiritual. Em nenhuma outra instância isso se torna mais evidente do que na maneira, profundamente enraizada, como a mulher é tratada e que permeia as culturas hindu e budista.

Ainda que o Ayurveda beneficie tanto homens como mulheres, existe ainda um ramo desse conhecimento médico dedicado exclusivamente à ginecologia e à saúde da mulher. Refletindo no papel e *status* do Ayurveda na cultura hindu, constato que a saúde da mulher é considerada tema secundário, relevante apenas em relação ao filho que lhe cabe gerar. Esse ramo da medicina que trata da saúde da mulher e da criança é chamado *kaumar bhritya*, "cuidado da criança". A medicina ayurvédica alude às mulheres apenas como o solo que gera e alimenta o filho; o tema específico da ginecologia consta do campo mais vasto da pediatria, já que a saúde da criança depende da saúde da mãe.

Tendo em vista que, para os cuidados ginecológicos, o conhecimento médico de que os textos ayurvédicos clássicos dispõem é válido, mas a visão e as considerações que tecem sobre a anatomia e a fisiologia da mulher são insuficientes e errôneas. Por exemplo, certo texto fornece regras elaboradas a seguir durante o período de menstruação, com descrições pormenorizadas das graves conseqüências que podem advir se não forem seguidas: se a mulher usa máscara, a criança será cega; se faz massagem com óleo, a criança terá lepra; se ri, a criança terá dentes negros; se escova o cabelo, a criança será careca. Tais comentários não passam de um triste reflexo dos costumes da época, sem qualquer relevância para a mulher moderna. Acontece, porém, encontrar conselhos válidos, como por exemplo, o que limita suas múltiplas tarefas do cotidiano a quatro dias por semana, libertando-a por um tempo da excruciante faina doméstica.

O que consta nos Samhitas, compêndios médicos enciclopédicos sobre ginecologia, obstetrícia e embriologia, escritos há 2.500 anos por Sushruta e Charaka, dois grandes médicos da Índia, é mal elaborado e incompleto. Sushruta dedicou-se à pesquisa minuciosa, anotando procedimentos cirúrgicos como cesariana, laparotomia e histerectomia. Kashyap, um contemporâneo de Sushruta e Charaka, escreveu extensamente sobre kaumar bhritya no seu Samhita, mas, com o decorrer do tempo, grande parte do manuscrito se perdeu. O primeiro passo importante na ginecologia ayurvédica foi dado no séc. XVIII por Pandit Hemraj Sarma, que restaurou o Samhita de Kashyap do que sobrou dos manuscritos encontrados nos arquivos do Nepal e por Pandit Gananatha Sen, que desenvolveu a obstetrícia no séc. XIX.

As razões pelas quais o Ayurveda inicialmente negligenciou a ginecologia podem ser encontradas no *status* cultural atribuído às mulheres pela filosofia hindu e no papel desempenhado pelo Ayurveda dentro da sociedade. Os médicos da antiguidade foram quase todos homens já que, em geral, às mulheres era vedado o acesso à instrução formal; as carreiras acadêmicas e a prática da medicina eram vedadas a elas. Por sua vez, devido às proibições associadas a exames clínicos em mulheres, não foi possível aos homens adquirir uma compreensão profunda da anatomia e fisiologia femininas. Sem os métodos modernos de observação do interior de um corpo em vida, os conhecimentos de embriologia e de obstetrícia foram, sobretudo, reunidos através da observação empírica como, por exemplo, o exame do feto depois do aborto. As leis contra o aborto impediam examinar os vários estágios de desenvolvimento do embrião. Apesar das restrições, alcançou-se um alto nível de conhecimento teórico sobre a saúde da mulher, o que denota astúcia de observação, poderes de dedução e conhecimento instintivo dos médicos de então.

O fato de que a mulher não passa de um mero fator reprodutivo na sociedade hindu explica por que a ginecologia ayurvédica foi mal elaborada. Na tradição ortodoxa hindu, as mulheres são apêndices biológicos dos poderes de procriação dos homens, cujo principal objetivo é o de se reproduzirem para dar continuidade à sua linhagem; a mulher procria a criança, mas o homem é o Criador. Essa crença se espelha no kaumar bhritya, desenvolvido sobre a realidade das sociedades da Índia e do Nepal governadas então por monarcas. Nesse contexto, a medicina tinha por objetivo a saúde do rei e a procriação de um herdeiro varão para dar continuidade à linhagem.

Contudo, as mulheres das sociedades tradicionais não foram descuradas. A medicina caseira, que compreendia grande parte do conhecimento herbáceo do Ayurveda, quase sempre esteve na mão de mulheres. Os cuidados para os males femininos foram passados de mãe e avó para filhas numa tradição viva que dispensou estudos e conhecimentos formais de medicina. Essa tradição perdura na quase totalidade dos lares nepaleses e, em muitas partes do Himalaia, desconhecem-se outras práticas medicinais para os cuidados femininos. Na estrutura familiar, apesar da orientação patriarcal, ainda são as mulheres que se dedicam às práticas medicinais.

Ao longo do tempo pude constatar que o dogma religioso, oriundo da filosofia védica, é a causa principal da perpetuação de grande parte do sofrimento das mulheres do Nepal e da Índia. Não devemos culpar os Vedas, mas sim a sua interpretação e aplicação feita por homens, para homens. Nos anos em que estudei no Nepal tive dez mestres, nove deles homens. Dadas as suas requintadas preparações, a visão que tinham a respeito das mulheres era mais sofisticada que a do lavrador nepalês ou do nômade tibetano. Mesmo assim, seus sentimentos variavam desde conservadorismo social e ortodoxia religiosa a um radicalismo pouco convencional. Suas observações foram muitas vezes permeadas, sutil ou abertamente, pela visão chauvinista da cultura que, transferida para o cotidiano, afetava, sem distinção, a saúde e a felicidade de milhões de mulheres, crianças e homens, tanto quanto o meio ambiente.

Um exemplo flagrante de como a imposição da ortodoxia religiosa afeta a saúde das mulheres é o fracasso dos programas de planejamento familiar. O planejamento familiar é rejeitado nas aldeias e nas castas brahmin e chetri, onde a interpretação cultural da filosofia védica faz com que os jovens casem cedo, tenham filhos homens e, se esse fim não for alcançado, dita casamentos múltiplos e ainda leis contra o aborto.

Contribuem também para a subnutrição a crença religiosa que determina que, antes de se alimentarem, as mulheres devem alimentar seus maridos e filhos.

Grande parte dos problemas de saúde com que se deparam as mulheres diz respeito à ignorância do que possam ser práticas sexuais saudáveis. O tema da sexualidade na cultura nepalesa ou hindu não é jamais abordado em sociedade, em família ou entre cônjuges. Ainda que a ginecologia diga respeito à saúde reprodutiva da mulher, não trata a sexualidade. Kaumar bhritya recomenda tratamentos para relações sexuais dolorosas e estados similares, mas não alude à fisiologia sexual, ao erotismo, ao prazer e à satisfação. *Ratri charya*, um ramo do Ayurveda que trata dos "deveres da noite", é abordado de forma resumida nos Samhitas de Sushruta e Bagwat, contém sugestões de medicamentos à base de ervas e minerais e ensina a estimular o gozo na relação marital. O prazer sexual tratado como arte e ciência é ensinado nos Kama Shastras, como o *Kama Sutra*. Ainda que fazendo parte da cultura hindu, esses ensinamentos não têm grande repercussão nem são comumente praticados. Sem que se tenha uma formação sexual adequada, a relação de intimidade conjugal ficará comprometida e muitas vezes limitada à gratificação do homem. O desconhecimento do corpo feminino faz com que seja explorado pelo homem, que controla tanto a atividade sexual quanto a geração de filhos.

Atitudes muito enraizadas e quase nunca questionadas sobre o corpo da mulher têm um impacto negativo na sua saúde; ela é ensinada a reprimir as emoções, a negar suas exigências corporais e a não expressar seus desejos. As mulheres do Nepal são, em geral, tímidas e inibidas em relação ao corpo; muitas simplesmente fogem de um exame clínico ou esperam a agravação do mal para então procurar tratamento. Como conseqüência, muitas têm problemas de saúde que poderiam ter sido facilmente prevenidos ou tratados.

Embora a interpretação hindu da filosofia védica tenha afetado gravemente a vida das mulheres, a filosofia ayurvédica cultiva sua saúde e seu bem-estar. O Ayurveda considera a idade de 22 anos ideal para a mulher se casar; mas, na cultura hindu, as jovens casam-se muito mais cedo e a concepção, quando ocorre em corpos ainda em formação, traz complicações ginecológicas, obstétricas e pediátricas. As jovens esposas assumem cedo pesadas responsabilidades domésticas, são impedidas de prosseguir seus estudos, perpetuando um ciclo de analfabetismo e repressão. Entretanto, seguindo as normas de saúde ayurvédica, teriam mais oportunidades acadêmicas, maior desenvolvimento pessoal e físico, menor risco de engravidar seguidamente e mais participação na formação do esquema familiar.

Tal como ela é praticada, a filosofia védica leva a mulher a aceitar, como um dom de Deus, suas múltiplas gestações. Dada a premência do trabalho braçal na sociedade agrária, a mulher é persuadida a ter muitos filhos. O homem é rei e senhor em casa, enquanto que a mulher tem pouco poder de decisão sobre quantos filhos quer ter e quando; é comum as aldeãs nepalesas conceberem a cada ano e meio. Como conseqüência de partos múltiplos em condições insalubres, esse costume causa sérios problemas de saúde para mães e filhos, conduz à devastação causada pela superpopulação que ameaça toda a sociedade e o meio ambiente. Em contrapartida, a recomendação do Ayurveda é que a mulher conceba não menos de três e até sete anos após o parto. O cumprimento dessa norma reduziria o sofrimento das mães de muitos filhos, diminuiria a mortalidade infantil e estabilizaria os índices de explosão populacional do Nepal.

Ritu charya é o ramo do kaumar bhritya que trata da ovulação e do ciclo menstrual. Explica com clareza regras a serem adotadas por casais que desejem ou não conceber, determinando com precisão o ciclo de fertilidade e antecipando, assim, em 2.500 anos o método rítmico de controle de natalidade que, para ser eficaz, é preciso que a mulher tenha um ciclo menstrual saudável e regular e o homem se abstenha de relações sexuais durante parte do ciclo, exigências tratadas no Ayurveda. Para se obter uma vida saudável, o ramo *din charya* do Ayurveda sugere disciplinar o cotidiano. Cumprindo o receituário, e recorrendo a remédios preparados à base de plantas para equilibrar e fortalecer o sistema reprodutivo, a mulher se torna mais sensível aos períodos férteis. O Ayurveda recomenda moderação sexual para a saúde e longevidade do homem.

Para prevenir interrupções da gestação e proteger a saúde da gestante, a obstetrícia ayurvédica estipula, mês a mês, os regimes alimentares e hábitos a serem adotados. Por exemplo, lacticínios, como ghee, manteiga, iogurte e leite, são recomendados durante todo o período da gravidez, assim como alimentos e ervas, tais como o mel, brahmi (*Centella asiatica*), raízes de lótus e de aspargos, açafrão e ashwaghanda (*Withania somnifera*). Durante o terceiro mês recomenda o uso de gokshur (*Tribullis terrestris*), especialmente importante, dado que facilita a micção na fase em que o útero pressiona a bexiga. Ele é também usado no sexto mês para reduzir edemas no período final da gravidez. Segundo o Ayurveda, a gestante é tão sensível quanto uma vasilha cheia de óleo. Deve evitar trabalhos pesados, sobretudo no princípio e no fim da gravidez, já que a menor perturbação pode derramar o conteúdo do útero. Infelizmente, as aldeãs não podem adotar esses regimes nem ter uma alimentação adequada. Expostas aos caprichos do tempo mesmo durante a gravidez, costumam se afanar, em casa e na lavoura, com trabalhos pesados.

O Ayurveda enuncia as leis naturais para se obter uma vida sã. A sabedoria da ciência da vida ensina os métodos que previnem e tratam as doenças. Oferece sugestões que, quando aplicadas, reduzem por igual o sofrimento das mulheres, das crianças e dos homens.

"Nesta vida humana fomos abençoados com um corpo, o dom da palavra e a mente. Somos livres para utilizá-los de forma virtuosa para alcançar a felicidade e a iluminação ou de forma não virtuosa que leva ao sofrimento. Quase sempre nos empenhamos em utilizá-los de forma não virtuosa." É a visão clássica de um monge budista da tradição tibetana que viveu, por quase toda a sua vida, num mosteiro remoto, um celibatário, médico e erudito. Muitos dos preciosos ensinamentos do dr. Chopel, semeados de preceitos morais, descrevem as conseqüências presentes e futuras da virtude e da não virtude Seus comentários proporcionaram-me inúmeras oportunidades de observar minhas próprias idéias, separando, na medicina tibetana, os elementos relevantes e significantes dos preconceituosos e inaceitáveis.

A visão de mundo do dr. Chopel diferia da que é adotada pela maioria das pessoas hoje em dia. A seu ver, o mundo é um lugar de passagem, repleto das conseqüências kármicas de nossos pensamentos e ações. A existência é breve, uma condição temporária e afortunada que nos permite praticar os ensinamentos do Buda que levam à libertação do sofrimento. Tendo dedicado toda a sua vida a cumprir a totalidade de seus votos monásticos, o dr. Chopel não considerava o mundo um lugar a que se apegar, como se tivesse uma existência permanente e real. Ensinava que os sentidos e a mente precisam ser resguardados através da disciplina para que os emaranhados samsáricos, redemoinho da existência mundana, possam ser evitados. A forma adequada de valorizar esta encarnação humana é purificando-nos e libertando-nos da servidão ao karma, filosofia que influenciava fortemente as opiniões do doutor sobre mulheres, sexo, controle de natalidade e aborto.

Quanto ao sexo, a visão do dr. Chopel era um reflexo da renúncia praticada no entorno monástico em que viveu. "A prática sexual é uma forma de não virtude", comentou um dia. "É motivada por desejo de prazer egoísta e deixa o corpo debilitado." Uma afirmação difícil de aceitar, mas igualmente difícil de refutar.

Nas introduções às aulas de ginecologia tibetana, o dr. Chopel expressava a noção, partilhada tanto por homens quanto por mulheres das sociedades tibetana e indiana, que pertencer ao sexo feminino é sinal de um karma inferior. Justificava a afirmação dizendo que a mulher é portadora de deficiências: seios, útero e sangue menstrual. Quando lhe perguntei por que eram consideradas "deficiências", replicou que eram fontes de sofrimento de que o homem foi poupado.

Aos poucos, ao me conscientizar da conjuntura médica e social da mulher no Himalaia, passei a compreender por que admitem, com freqüência, que o corpo feminino acarreta sofrimento. As observações de Amchi-la sobre a realidade da mulher continham uma parcela de verdade, mas sua forma de expressar causava efeitos deletérios num largo âmbito: a crença de que a natureza da mulher é deficiente e inferior tem um impacto devastador nas condições de saúde.

No prosseguimento das aulas de ginecologia, abordou o tema dos anticoncepcionais e do aborto. A medicina tibetana, como a da maioria das demais culturas, teve acesso a inúmeras ervas que, dizem, impediam a fecundação. Comentando sobre esses remédios, o dr. Chopel disse: "Prevendo o tempo em que monjas e outras mulheres, levadas pelo desejo sexual, poderiam engravidar, o Buda da Medicina transmitiu essas fórmulas. Como estimulam a atividade sexual e podem impedir o nascimento de um ser elevado que viria contribuir para o bem da humanidade, o recurso a elas é uma manifestação de não virtude."

Consultando seu manual de fórmulas da medicina tibetana, preparadas à base de plantas, o doutor continuou: "Diz aqui que as pílulas anticoncepcionais agravarão os efeitos da Idade das Trevas, por permitir às monjas se entregarem a práticas sexuais sem risco de engravidar. Considera-se pecaminoso obstaculizar o nascimento com preparados anticoncepcionais, a menos que a mãe dê à luz a cada ano e tenha muitos filhos. Esses remédios foram preparados para que monjas e leigos não matem seus bebês." Então, Amchi-la falou como a pobreza pode levar ao infanticídio, abandonando bebês na floresta ou nos campos quando os pais não têm condições de alimentá-los. "Era praticado no Tibete", disse, "e talvez mais ainda no Nepal. Considera-se o uso de anticoncepcionais menos pecaminoso que matar e sem as graves conseqüências kármicas de abortar ou de abandonar o recém-nascido. O Buda da Medicina, na sua compaixão, nos facultou esses remédios para reduzir os sofrimentos kármicos de nossos tempos."

Com esses ensinamentos consegui deslindar o profundo do absurdo. Na opinião do dr. Chopel, os anticoncepcionais exacerbam o desejo e a atividade sexual, mas era difícil considerar o Tibete como um lugar onde monges castos e inocentes eram solicitados por monjas lascivas e promíscuas que, entregando-se à luxúria, conduziriam à Idade das Trevas. Imagino que, em vez de ser um dom às monjas que se expunham à gravidez no calor do desejo carnal, essas ervas eram provavelmente utilizadas pelas mulheres para se protegerem das conseqüências do apetite sexual dos esposos. Ainda que o texto citado pelo meu mestre fosse, por padrões contemporâneos, inegavelmente tendencioso, continha uma importante revelação: a farmacopéia tibetana inclui anticoncepcionais. As desgraças que sofrem mulheres e crianças vítimas de partos múltiplos, como o infanticídio que Amchi-la descreveu, ilustram a necessidade premente de proporcionar o acesso a anticoncepcionais a uma ampla base de consumidoras.

Ao se abordar o tema do aborto, o dr. Chopel disse: "Quando a vida da mãe e a do filho estão ameaçadas é preciso abortar, pois é melhor salvar uma vida do que perder duas. As seguintes preparações foram colocadas ao nosso alcance, para estes casos, pelo Buda da Medicina; sua utilização em outros casos é tida como contrária às práticas religiosas. Quem pratica um aborto está negociando o karma da próxima vida contra o desta." A seguir ele ensinou o uso de diferentes fórmulas que incluem vários sais, datura e mercúrio purificado.

Quando pedi ao dr. Chopel que discorresse sobre as conseqüências kármicas do aborto, ele disse que "se a mãe está enredada nas suas emoções e não tem amor pelo filho, por muitas vidas futuras seus renascimentos serão abortados. Neste caso, ela só se preocupa com ela mesma e não com a vida do filho que está para nascer".

"E quanto ao pai?", perguntei.

"O karma do pai também não é bom, mas não é igual ao da mãe. É responsabilidade da mãe estar a par da possibilidade de fecundação; assim, para os que não assumem suas responsabilidades, o karma é pior, como o que colhe quem se entrega ao sexo promíscuo."

Considerei que muitas dessas afirmações de Amchi-la, assim como a dos meus demais mestres, continham parcelas de verdade somadas a vários graus de falta de conhecimento sobre a natureza das mulheres. Eram, com freqüência, francamente sexistas e hipócritas.

Uma tarde, questionei Lobsang Dhonyo, o principal assistente do dr. Chopel, sobre o que tinha aprendido do mestre no tocante à natureza das mulheres. Os comentários do jovem monge confirmaram o que eu havia observado e ouvido ao longo dos anos: o venerando médico arvorava a visão clássica e ortodoxa de um monge budista.

"Amchi-la nos ensina que o masculino e o feminino se atraem sem cessar", disse Lobsang, "e que essa atração se deve à ignorância. A atração que sentimos por outras pessoas, nossas preferências e antipatias, admirando o belo e rejeitando o feio, tudo é fruto da ignorância. O belo não é senão aparência. Estudando fisiologia, vemos que no interior do corpo corre sangue, pus e outras impurezas. Esta é uma das contemplações que nos vem diretamente do Senhor Buda.

"Amchi-la nos ensinou que, devido à ignorância, somos incapazes de distinguir o bom do mau. Nós, humanos, não só sentimos atração pela ilusão da beleza, como também temos a tendência de procurar os enganos dos outros, daí os conflitos entre pessoas e nações. Todos os problemas que encontramos no mundo surgem dessa ignorância fundamental."

E que conselhos passou o velho monge sobre a melhor forma de relação com as mulheres?, perguntei.

"Ele me disse que, se uma linda jovem entrar no gabinete e eu me sentir atraído por ela, devo pensar na impermanência da sua formosura e que tendo relações com mulheres, estaria a seguir, a qualquer momento, entrando em discussões."

Os conselhos do dr. Chopel ecoavam as palavras do Buda 2.500 anos antes. Quando Ananda perguntou a Gautama como os monges deveriam se relacionar com as mulheres, respondeu que deveriam evitá-las; se não pudessem evitá-las, que não se dirigissem a elas e, se tivessem que interagir com mulheres, que o fizessem no estado de plena atenção.

"Você tem sido bem-sucedido nessa prática?", perguntei.

"Como seres humanos, nossa natureza é ter preferências e antipatias", respondeu Lobsang. "Ao relembrar os conselhos de Amchi-la, consigo atenuar as diferenças entre os humanos.

"Quando um paciente entra no consultório, seja ele homem ou mulher, o sucesso da entrevista dependerá da atitude do médico. Se o médico é bondoso e pensa: 'Todos os seres podem ter sido meus pais em vidas passadas ou vir a ser em vidas futuras' e considera a lei do karma e da reencarnação, não há diferença entre um homem e uma mulher."

Perguntei a Lobsang por que, na cultura tibetana, o karma da mulher é considerado inferior.

"Em geral, consideramos a mulher como uma encarnação inferior à do homem", respondeu. "A mulher padece de muitos males que não são constatados no homem, carrega o filho no ventre por nove meses, sofre as fortes dores do parto e depois cuida da criança. O homem pode ter problemas, mas comparados com os da mulher, são bem menos."

"A partir da sua vivência com Amchi-la, como você descreveria o comportamento dele em relação às mulheres?", perguntei.

"Ele trata igualmente todas as pessoas, seja homem ou mulher, rico ou pobre. Todos os pacientes são iguais porque todos sofrem da mesma ignorância fundamental. Somos ensinados a considerar todos os males como iguais."

Considerando ortodoxas e conservadoras a visão que tinha da natureza da mulher e a sua disciplina, o dr. Chopel também dizia que essas questões ultrapassavam de longe o conceito simplista de certo e errado. Enfatizava que na vida real eram temas complexos que apenas o Buda poderia compreender. Sendo médico, dedicado à sociedade, Amchi-la louvava a importância do afastamento da vida mundana; viver num eremitério, dizia ele, era a solução para as inúmeras atrações e envolvimentos com os objetos de desejo. Mas também afirmava que, quando se reconhece a verdadeira Realidade, isso não é mais preciso. "Quando os praticantes do Dharma compreendem a verdadeira natureza do desejo e dos fenômenos, podem desfrutar os prazeres dos sentidos sem acumular karma negativo." O dr. Chopel disse que os meditantes avançados são capazes de manter a plena atenção da vacuidade inerente da aparência da realidade, sua natureza transitória e ilusória e são, portanto, desapegados do mundo mesmo enquanto desfrutam dele.

A verdade é que foi o exemplo vivo do dr. Chopel, mais ainda do que os inextricáveis preceitos religiosos embutidos nas suas aulas de medicina, que melhor descrevem o homem que ele foi. Observando-o envelhecer ao longo dos anos, os frutos da valorização dos preceitos morais e da disciplina religiosa se tornaram mais evidentes. Uma aura de tranqüilidade e bondade emanava do seu velho corpo, inspirando humildade e respeito a todos os que se encontravam na sua presença.

Tínhamos as nossas origens em universos bem diferentes. O ancião instigava o meu espírito ainda jovem com observações controversas acerca da natureza das mulheres que eu nem sempre compreendia nem podia concordar. Sabia que Amchi-la nunca tinha confrontado os desafios e complexidades de uma relação sentimental ou marital e não tinha nenhuma familiaridade com a sexualidade feminina. Ele próprio reconhecia que não era uma autoridade na saúde da mulher. Eu escutava suas palavras com a mente aberta, tomando conhecimento das noções bem difundidas e enraizadas que ecoavam. Considerava o mestre altamente realizado na prática do desapego e tinha enorme respeito pelo grau de domínio sobre si mesmo exigido pela prática do celibato durante toda uma vida. Observava que na relação com as mulheres, sua conduta era imparcial e respeitosa, qualidades que outros homens bem poderiam emular.

Durante o tempo em que estudei no Nepal encontrei muitos homens com enormes conhecimentos, mas poucas mulheres que se dedicassem à prática da medicina clássica. Não era de surpreender já que, ainda que possam ser encontrados, entre os muitos praticantes de medicina ayurvédica e tibetana, menos de 100 são licenciados e registrados e apenas quatro são mulheres. Quando um dia encontrei uma dessas mulheres excepcionais e soube das fenomenais barreiras sociais com que se deparou para poder estudar medicina, considerei-me uma pessoa de sorte. O Ayurveda é considerado domínio dos homens, em especial da casta dos brâmanes que afirmam taxativamente: "Não é para mulheres." No Nepal e na Índia, o estudo do Ayurveda está ainda na fase em que alunos "religiosos" se ausentam protestando contra a presença de alunas nas aulas, os diretores universitários desestimulam as alunas e os professores são abusivos e grosseiros. O Ayurveda, como a sociedade hindu em geral, debilitou-se ao menosprezar a fé, a força e a compaixão que mulheres de todas as camadas sociais trazem às artes da cura. Quanto karma negativo os homens acumulam em nome da superioridade espiritual, pensei, negando às mulheres o direito à autodeterminação.

A dra. Sarita Shrestha veio ao meu encontro, em minha casa em Balwatar, numa tarde ensolarada. Ao saber do meu interesse em entrevistar uma médica ayurvédica, remanejou sua agenda lotada. Direta, eloqüente, dominando bem seus conhecimentos, respondeu, em detalhe e à exaustão e com uma inteligência aguçada, todos os temas que foram colocados. Alegre, se divertia com o que havia dito e perguntava se tinha sido válido. Senti enorme e imediata admiração por aquela morena baixinha, mestra na arte da cura, a primeira médica ayurvédica nepalesa que, por sua vez, parecia genuinamente honrada pelo interesse que eu demonstrava pelo seu trabalho.

A dra. Shrestha praticara clínica geral nos postos de saúde rurais, optando mais tarde por especializar-se em ginecologia e obstetrícia ayurvédicas. Agora, há dez anos tratando de mulheres no Nepal, era altamente respeitada e tinha muitos seguidores. Era funcionária em tempo integral do Hospital Naradevi e nas madrugadas, noites e dias de folga atendia em duas clínicas particulares. Todos esses lugares estavam repletos de pacientes que confiavam plenamente na sua capacidade.

Seu cotidiano em Katmandu levava-a pelas ruas poeirentas onde corriam esgotos a céu aberto, pelos corredores de enfermarias em hospitais imundos que levam os médicos ao desespero, aos labirintos das burocracias médicas e rixas profissionais, aos lares quando os enfermos já não podiam ser transportados, às luzes ofuscantes da notoriedade na mídia local. O seu compromisso inquestionável com o Ayurveda e o amor e dedicação aos pacientes permitiam à dra. Shrestha sustentar essa enorme sobrecarga de trabalho. As condições do Hospital Naradevi eram desoladoras e a miséria que permeia todo o país afetava muitos de seus pacientes. Ela dava de seu próprio bolso para os que não tivessem meios de pagar tratamentos e remédios. As palavras dessa médica forte e bondosa mostravam a realidade avassaladora dos problemas de saúde que afetam as mulheres no Nepal.

"A saúde do aparelho genital é um problema de extrema gravidade neste país", disse a dra. Shrestha. "Afeta a saúde da mulher, da criança e da família. Quando a mãe de família não tem saúde, toda a família é afetada. É ela quem cuida dos familiares, dos afãs domésticos e da lavoura. Ela é a fonte de alimento dos bebês e o fator mais importante na educação das crianças. Quando a saúde da mãe está abalada, o bem-estar dos filhos é afetado física e psicologicamente, mas no Nepal a mulher não tem saúde, sobretudo durante os anos em que é fértil."

A dra. Shrestha é praticante devota do hinduísmo, cuja existência foi marcada de muitas maneiras pelo sectarismo religioso que afeta as mulheres nepalesas. Diferente das demais, contudo, ela não se cala diante das tradições que perpetuam o sofrimento das mulheres e consegue expressar seus sentimentos de forma direta e desinibida. Enquanto conversávamos sobre planejamento familiar, ela discorreu sobre a influência de dogmas religiosos, da repressão cultural das mulheres, da superpopulação e das enfermidades.

"As causas principais da deterioração da saúde da mulher são o casamento precoce e partos seguidos", explicou a doutora. "A educação sanitária está ao alcance de todos, os métodos anticoncepcionais também, mas as mulheres não escolhem se querem ou não conceber. Não se conversa nem se chega a um entendimento de parte a parte quanto ao melhor momento de conceber um filho.

"Duas pessoas vieram me ver recentemente", disse ela, "a menina era tão tímida que não conseguia falar e um homem mais velho relatou a história dela. Perguntei-lhe: 'Quem é você?' e ele respondeu: 'Sou o pai dela e quero que ela conceba.' Perguntei-lhe quantos anos ela tinha. Pode imaginar? Tinha apenas 16, já estava casada havia dois anos e os pais estavam preocupados por ela não ter filhos. Preocupavam-se com o impacto social da cultura, porque quando as mulheres não concebem, o marido pode contrair um segundo casamento. Disse-lhe: 'Será preciso esperar ainda dois ou três anos e, se ela não conceber, então farei tudo o que me for possível.' Tentei convencer o pai porque a menina não tinha qualquer direito de falar.

"As mulheres têm que aceitar tais coisas", continuou a dra. Shrestha. "Sabem que demasiados filhos levam à pobreza, mas quando perguntamos, 'Por que continua tendo tantos filhos? Como vai poder alimentá-los e educá-los?', respondem: 'Quem cuidará do gado, dos nossos bebês?' Quando partem para os campos para semear ou colher, um bebê cuida do outro, esta é a idéia. Têm filhos apenas pela força de trabalho: um para o campo, um para a cozinha, um para cuidar do gado e, assim, os programas de planejamento familiar não dão resultado."

Na falta de um filho varão, o imperativo de procriar é reforçado pela ameaça de que o marido pode tomar uma segunda esposa. "A menos ou até que tenha um filho varão", a dra. Shrestha explicou, "a mulher viverá amedrontada diante da possibilidade do marido tomar uma segunda esposa, fazendo com que esteja sempre pronta a conceber mais uma vez."

E por que ter meninos é tão importante? perguntei, lembrando-me da curiosa operação de troca de sexo do dr. Jha.

"Devido ao impacto que tem na nossa sociedade a influência do homem", a dra. Shrestha respondeu. "Na nossa cultura, quando a filha se casa, deixa a casa paterna e passa a viver com a família do marido, apenas os filhos varões permanecem com os pais. O filho cuidará dos pais, daí a importância que lhe é dada. Ao casar, traz para o lar paterno mais uma mulher."

O arranjo tem uma conseqüência direta: quanto mais filhos homens, mais noras para ajudar os pais. Em muitos lares a nova esposa é tratada como uma serviçal ou ainda pior. Além disso, o dote da nora traz benefícios econômicos para os pais dos rapazes.

"Na cerimônia de casamento a filha oferece presentes e por toda a vida, nas celebrações importantes, sua família oferecerá alguma coisa à família do marido. A idéia é que a filha serve apenas para oferecer e o filho para receber. Esta sociedade é egoísta e todos preferem receber."

Tal como a dra. Shrestha descreveu, esses costumes parecem estar fundamentados na hipótese de uma velhice desamparada que beneficia apenas os pais de filhos varões.

O que acontece com o infeliz que só tem filhas e não pode comprar marido para elas? Uma foto, especialmente macabra, na primeira página de um diário na Índia, mostrava duas irmãs que se tinham enforcado para aliviar o desespero dos pais.

A dra. Shrestha tinha muitas histórias para contar sobre o impacto que o desejo de bebês, sobretudo do sexo masculino, causa nas famílias. "Uma linda mulher tinha psoríase", disse-me ela um dia. "Quando examinei a paciente fiquei abalada. Todo o corpo estava infectado, supurando em toda a extensão e o cheiro era insuportável. A urina era escassa, vermelha e escura, a paciente tinha muita comichão e coçava-se até sangrar."

Seus parentes estavam preocupados, talvez não tanto pelo sofrimento por que ela passava. "Os sogros estavam abalados", disse a dra. Shrestha, "porque o marido era filho único e o casal não tinha filhos." Tentaram, em vão, todo tipo de medicação. As receitas ayurvédicas da dra. Shresta curaram a psoríase e a mulher pôde conceber. Por estar grávida, a sogra a aceitou e a família ficou grata e feliz.

"Pense que se não fosse por nós", a dra. Shrestha concluiu, "teria sido um desastre para a mulher e a família estaria desmembrada."

Além dos benefícios econômicos que o dote traz para os pais de filhos varões e da garantia de participação da nora nas lides domésticas, os hindus ortodoxos crêem que, se não conceberem um filho, não terão acesso ao paraíso após esta encarnação. A convicção religiosa, o incremento que a nora representa nas tarefas domésticas e os benefícios econômicos de se ter filhos homens para a lavoura são fortes incentivos para que a mulher tenha muitos filhos varões, queira ela ou não, possa ela ou não suportar os traumas dos partos ou sustentar a família.

"A primeira informação que as pacientes passam para o histórico médico é que concebem a cada ano e que o parto é difícil. Quando pergunto: 'Quantos bebês?', em geral respondem: 'Cinco vivos e cinco mortos.'" A dra. Shrestha sorriu, incrédula. "Muitas mulheres se apresentam assim na clínica e com a experiência que tenho em partos, não imagino o que as faz ter oito, nove ou dez filhos!"

Um dos problemas mais comuns entre as pacientes da dra. Shrestha é o prolapso do útero. Ela estimava que 50 por cento das suas pacientes tinham essa condição em graus variados e que, em algumas aldeias, quase todas as mulheres se queixavam do mesmo mal. Como a cada vez a gravidez e o parto enfraquecem os músculos dos tecidos em volta do útero, explicou, quando o atendimento médico não é adequado e não se observa o devido resguardo, o útero pode descer até para fora da vagina.

Um tratamento ayurvédico para o prolapso uterino, recomendado com freqüência pela dra. Shrestha, inclui semicúpios de uma decocção com triphala, seguido de uma aplicação de tampões com dashmool tel (óleo de dez raízes), ou jati tel (fórmula baseada em folhas de jasmim). Não são caros nem difíceis de administrar, mas muitas mulheres não dispõem de tempo ou de recursos para se tratar e o estado se agrava com seqüelas, como o câncer uterino. Muitos casos de sangramento uterino são provocados por carcinomas.

"Como engravidam com muita freqüência, as instâncias de prolapso uterino aumentam", explicou a dra. Shrestha. "O útero fica sempre de fora e as mulheres não têm tempo de fazer a higiene e manter o tratamento na região. Continuam a trabalhar, sujeitas ao atrito, ao conseqüente sangramento, à ulceração e, finalmente, ao câncer.

"Se engravidassem menos vezes, poderíamos evitar esses males, mas é preciso ir às aldeias porque as mulheres não têm tempo de vir até nós, o que me leva a dirigir acampamentos ayurvédicos de saúde."

Ao contrário da prática de quase todos os médicos de Katmandu, o atendimento da dra. Shrestha não se restringe à região do vale. Nas montanhas, onde apenas trilhas conduzem às aldeias remotas e onde poucos médicos se aventuram, ela e seus assistentes vencem regularmente longas distâncias conduzindo acampamentos de saúde, quase sempre o único acesso ao atendimento médico que as mulheres têm nessas lonjuras. Na cidade, o trabalho da dra. Shrestha é feito à luz de lâmpadas fluorescentes; nas florestas remotas, à luz de lampiões de querosene, fogareiros de cozinha ou à luz do luar. Está sempre rodeada de micróbios virulentos — estafilococos, hepatite, tuberculose e febre tifóide; na floresta, de mosquitos portadores de malária, sanguessugas e tempestades. Em Katmandu, após um típico dia de trabalho, volta para casa onde a esperam uma refeição saborosa e uma cama confortável; mas, nas aldeias, come o que seus anfitriões podem oferecer e dorme no chão de terra. Para suportar as austeridades, a dra. Shrestha precisou curar-se de gastrite e alergias que tiveram a sua origem no estresse da escola de medicina. Recorrendo às técnicas de purificação ióguicas, preparou o corpo para poder aceitar os alimentos mais surpreendentes e os climas mais extremos.

Para chegar a Sindhupalchok, a dra. Shrestha viaja com seus assistentes até onde vai o ônibus e, em seguida, caminham por oito horas ao longo de uma elevada cornija sobre o rio Melamchi. Voltando de Bhotechur, durante as chuvas da monção, foi forçada a cruzar um traiçoeiro desmoronamento da escarpa de uma montanha enquanto as pedras continuavam a cair. Em Sallyan, acima das nuvens, onde as aldeias tocam o céu, escapou de um ataque terrorista. Onde quer que vá encontra estradas intransitáveis, veículos que enguiçam à noite na selva remota, rios sem pontes e multidões que a aguardam.

Acontece à dra. Shrestha e aos enfermeiros assistentes de examinar mais de mil pacientes em três dias. Em Lumbini, o ar estava carregado de poeira e a fila de pacientes era tão longa que desmaiavam de calor. Quando montou o acampamento em

Sallyan, funcionários dos postos de saúde da região passaram o dia observando suas consultas, questionando a validade da medicina ayurvédica, mas no dia seguinte trouxeram pacientes de um hospital vizinho para tratamento.

Além do prolapso do útero, os problemas ginecológicos mais correntes nas clínicas e nos campos são a dismenorréia (períodos menstruais dolorosos), menorragia (sangramento excessivo tanto durante quanto entre períodos de menstruação) e leucorréia (corrimento vaginal). "Uso remédios ayurvédicos para todos esses problemas", disse a dra. Shrestha, "e tenho visto excelentes resultados. Não são considerados problemas graves já que são fáceis de tratar." Ela recorre a lavagens, medicamentos por via oral, óleos medicinais, manteigas, vinhos e sucos frescos, todos preparados com ervas.

Os remédios ayurvédicos atuam com grande eficácia numa gama ampla de problemas ginecológicos. Muitas ervas são encontradas nas aldeias, o custo é baixo; seus efeitos são duradouros e a toxicidade reduzida. A especialidade da dra. Shrestha é receitar os preparados mais simples, baratos e fáceis de encontrar. Sendo também conhecedora de métodos mais exóticos e caros das preparações ayurvédicas, preferiu introduzir seu paciente ao uso de especiarias encontradas em qualquer cozinha e às ervas que crescem nas hortas. Ingredientes como gengibre, açafroeira, cravos e cardamomo dão excelentes resultados em quase todos os males mais comuns. A capacidade da doutora de curar recorrendo a preparações de baixo ou nenhum custo justifica a sua fama.

"No Nepal existe ainda outra tragédia, a falta de atendimento nos partos", continuou a dra. Shrestha. "Divulgaram há pouco no Nepal que, por falta de atendimento adequado, de conhecimento e de consciência sanitária e pela condição subalterna de noras nas famílias, a cada hora, cinco parturientes estão em perigo de vida.

"Muitas parturientes não fazem o pré-natal", explicou a dra. Shrestha, "e não podem estar preparadas para possíveis complicações. Com sorte, uma parteira experiente as assistirá, mas com freqüência elas são assistidas apenas pela família." Enquanto escutava a dra. Shrestha relatar os traumas possíveis da gravidez, não pude deixar de pensar nas palavras do dr. Chopel, que dizia ser a encarnação feminina inerentemente mais sofredora do que a masculina. Lembrava-me também da primeira Nobre Verdade do Buda, que afirma que o sofrimento está em todas as etapas da vida. Assim como para a mãe, o parto é difícil e sofrido, também para o filho é uma experiência traumática.

Podem surgir dificuldades em qualquer parto se o bebê não está bem posicionado ou a passagem é estreita. Recorre-se então a técnicas de manipulação e ao uso de instrumentos, e até mesmo à força, causando sofrimento tanto para a mãe como para o filho. Quando o trabalho de parto não prossegue normalmente, o bebê pode morrer por falta de oxigênio ou, devido a lesões cerebrais, sofrer deficiência física ou mental.

As aldeias visitadas pela dra. Shrestha não dispunham de instalações para urgências obstétricas, levando à morte parturientes que tentavam fazer cesarianas nelas mesmas com implementos de lavoura. Mesmo quando o parto é normal, a mãe pode sofrer lesões quando o bebê é retirado. A vagina pode ser lacerada e ulcerada, sementes de sofrimentos futuros.

Nas aldeias e áreas remotas do Himalaia, a subnutrição e a anemia ocorrem com freqüência durante o período de gestação. "Acontece por toda parte no Nepal", diz a dra. Shrestha. "A mãe serve a comida aos filhos, ao marido e aos demais e come apenas as sobras. Não tem consciência da própria saúde, não conhece a importância de uma dieta equilibrada e nada sobre alimentos ricos em ferro ou vitaminas." O tratamento da dra. Shrestha para a anemia inclui um regime alimentar adequado e o uso de mandur bhasma, preparado alquimicamente com óxido de ferro.

"Sinto muita tristeza quando vejo as mulheres do Nepal e da Índia", disse a dra. Shrestha. "Lamento as péssimas condições em que vivem nas aldeias; sofrem enormemente. Não têm conhecimentos, mas se tivessem tampouco poderiam agir. Não têm tempo para pensar nem para cuidar da própria saúde. Cuidam da família, dos filhos, do marido, dos sogros, mas não se cuidam. É uma condição lastimável a das mulheres no Nepal."

O olhar da dra. Shrestha transmitia a tristeza de testemunhar a dor de tantas mulheres, as tragédias dos seus cotidianos, mas seu sorriso revelava grande força interior.

"Existe um forte sentimento de abandono da parte das mulheres", disse ela. "Não pensam, 'o que faz com que isto aconteça?' 'Por que tenho que aceitar este costume?' 'Por que não desobedeço às regras?' Poucas pensam assim. Sabe, nós mulheres somos fracas e os homens não querem viver de outra forma, querem o seu trono e poder reinar sobre as mulheres. Não abrem mão do que quer que seja; para mudar, será preciso lutar."

Ainda que seus contemporâneos não lhe dessem crédito, as idéias progressistas da dra. Shrestha tinham forte impacto sobre a reforma da saúde no Nepal. Amplamente divulgadas no rádio e na televisão, suas sugestões eram, com freqüência, implementadas. Quando ela afirmou publicamente: "Para que o atendimento clínico das mulheres seja eficaz, necessitamos da compreensão dos maridos", o conceito foi imediatamente divulgado como um novo parâmetro do governo. "As mulheres precisam do apoio prático e emocional dos homens", disse a doutora, "e de respeito pelos seus sentimentos; precisam ser tratadas como pares e não dominadas pelo ego masculino."

O monte Chagdol se eleva sobre os terraços de arroz no extremo oeste do vale de Katmandu. A vista do casario abrange as agulhas dos templos de Svayambhu para o leste, o centro da cidade para o sudoeste, as encostas verdejantes do monte Nagarjuna e a reserva florestal do rei para o oeste, Gunje e Ganesh Himals para o norte. São bairros relativamente afluentes segundo os parâmetros nepaleses; quase todos os homens trabalham na cidade, mas também em pequenas propriedades agrícolas. Para as mulheres, é uma vida campestre; a água é levada da fonte para o alto de uma longa e íngreme escadaria, as vacas e as cabras precisam ser cuidadas, as hortas plantadas e seus frutos colhidos.

Há dez anos que Bernard vivia numa pequena casa de pau-a-pique que ele próprio construiu. O lugar começou a ser ocupado por traficantes de heroína ocidentais, que vendiam aos jovens o pó castanho da Tailândia. Procurando melhorar a vizinhança, Bernard convidou seus amigos a vir morar na vizinhança. Fugindo de Bodnath quando a monção interrompeu a estrada para Gunje, aluguei um quarto na casa do vizinho. Pouco a pouco veio gente do mundo inteiro se instalar na vizinhança. A casa de Bernard passou a ser a cantina onde um grupo eclético se reunia para refeições preparadas com o combustível local, bosta de gado. Intelectuais franceses, saddhus alemães, gente do bairro, budistas suíços e um herbalista americano filosofavam noite adentro, regressando às suas casas de madrugada.

A família nepalesa que me alugou a casa era simpática e hospitaleira. Pela manhã traziam leite fresco da única vaca e à tarde serviam arroz de curry. Durante o dia os homens trabalhavam na cidade, as crianças iam à escola, a avó trabalhava sossegada na horta e Kamala, a filha mais velha, cuidava do quintal enquanto o seu filho pequeno brincava com a garotada da vizinhança. Eu estudava, meditava e contemplava as nuvens das monções pairando sobre o vale. Quando as crianças voltavam, subiam a escada até o meu quarto para estudar inglês. Por vezes, eu descia para conversar com Kamala enquanto ela fiava na varanda. Conversávamos sobre a vida no Nepal ou sobre a minha vida no Ocidente. Ela não adiantava quase nada sobre a própria vida e um sorriso tímido era a única resposta com que eu podia contar sobre o mundo em que ela vivia.

Seu pai, contudo, nunca parava de falar sobre ele mesmo. O sr. Acharya batia à minha porta às seis da manhã, bradando as virtudes brâmanes de quem levanta com o Sol, lava os pés e louva o Deus que adorava todos os dias. Aprendi que o seu Deus era um Naga, uma cobra instalada nas pedras do jardim. Da janela podia observá-lo ungindo a cabeça da cobra com vermelhão, oferecendo-lhe flores e arroz e recitando as orações antes de partir para o trabalho. Pela tarde, quando regressava, batia outra vez à minha porta, perguntava se tinha tido um bom dia e voltava ao jardim para retomar sua adoração. Contudo, apesar de toda a devoção, mais se assemelhava a um velho rabugento e irado. Devido a uma rixa com o irmão, que era senhorio de Bernard, não se falavam há mais de dez anos. O sr. Acharya proclamava sua disciplina espiritual, enquanto sua fisionomia deixava transparecer um homem muito infeliz.

Passei a compreender o motivo das preocupações do sr. Acharya depois de conhecer melhor a família do meu senhorio e ouvir as intrigas locais relatadas por Bernard.

Numa tarde, Bernard, referindo-se ao seu senhorio comentou: "Como sabe, o tio de Kamala lidou muito mal com o karma que tinha."

Respondi-lhe que não tinha a menor idéia do que se tratava.

"Você não conhece a história? Bem, não é para você saber, mas ele tinha uma segunda mulher. É um desses velhos brâmanes ultrapassados que pensam ser o próprio Deus Criador e que a mulher não vale nada."

"De onde vem essa forma de pensar?", perguntei. Como sociólogo e residente de longa data, falando nepali e sânscrito, Bernard era uma fonte inesgotável de conhecimentos profundos sobre as complexidades da vida brâmane. Era um filósofo exuberante e não precisava ser muito instado para se lançar num discurso erudito sobre qualquer tema.

"Consta dos Vedas", Bernard disse. "Como alguns deuses tiveram várias esposas, chauvinista, ele achava que tinha todo o direito de ter uma segunda esposa. Lógico, a primeira ficou muito infeliz. O coitado passou a ser ignorado pela família e criou, mesmo para ele, uma situação muito desagradável. Vendeu a segunda esposa, foi obrigado a dividir as terras e a questão ainda está pendente.

"Isso nos conduz ao papel de Shakti, a Grande Deusa", continuou Bernard. "É difícil encontrar a origem de Shakti no hinduísmo moderno porque os principais deuses dos Vedas, como Brahma, Vishnu e Shiva, são todos homens. Consta que a origem de Shakti, como energia feminina, se encontra na civilização pré-ariana, na Índia. Era então uma divindade proeminente e muito venerada, a forma feminina de Deus, a Mãe, a Terra. Sabemos que a misteriosa civilização do vale do Indo adorava tanto a deusa quanto os deuses, porque nas buscas arqueológicas foram encontradas, em igual número, estatuetas da deusa e dos deuses. A deusa era então, e tem sido ao longo da história, muito popular: emotiva e atraindo o bhakti, a manifestação da devoção do homem. Mas, nos Vedas, Shakti era a esposa do deus ariano Indra e tinha um papel secundário."

Tentando emular a poligamia dos deuses védicos, a vida em família tornou-se muito difícil para o tio de Kamala. E como ficou claro, subjugando a antiga deusa e pondo um termo à devoção e respeito pelo feminino como sua manifestação, fez com que a vida de outro membro da família também se tornasse insuportável.

Sob o meu minúsculo quarto de pau-a-pique havia um alpendre onde a família mantinha uma grande vaca preta e um vitelo branco. Todas as manhãs, o filho mais novo levava a vaca para pastar o capim doce da colina de Svayambhu, enquanto o vitelo ficava preso a uma estaca no quintal, alimentando-se das podas da horta. Sempre que eu subia a escada para o meu quarto perscrutava a escuridão do alpendre, mas só podia ver palha e esterco no chão. Uma noite, enquanto estava sentado na escada observando as estrelas, fiz uma descoberta surpreendente. Pela porta entreaberta, à luz fraca de uma lâmpada, ouvi vozes murmurando. Desci a escada sem fazer barulho e fui ver.

Ao fundo, colocada sobre a urina e as fezes dos animais, vi uma cama onde Kamala, sentada, lia um livro para o filho Jagadis. Eles me olharam e sorriram quando entrei e me convidaram a sentar. O cheiro de amônia que emanava dos animais presos à parede enchia o pequeno cômodo. Ficamos calados, sem saber o que dizer. Depois, perguntei a Kamala se aquele era o seu quarto. Envergonhada, respondeu que sim. Falamos da vida e das injustiças associadas às crenças que fizeram com que ela habitasse aquele lugar infecto.

"A cultura nepalesa é difícil", disse ela. "Brâmanes casam com brâmanes e não se respeita o casamento entre castas diferentes. Minha família é brâmane, meu marido era um chetri e sou a sua segunda esposa.

"Conhecemo-nos quando ainda andávamos na escola. Ele já era casado e morava na vizinhança, mas pediu-me em casamento. 'Por quê?', perguntei-lhe, 'você é casado e tem filhos, é muito difícil.'

"Ele respondeu: 'Qual é o problema? Todo mundo tem duas ou três esposas. Posso cuidar de você, não se preocupe.' Pediu-me muitas vezes e eu dizia: 'Será tudo muito difícil.' Os pais e a esposa dele também se opunham.

"Mas casamo-nos e tive um filho. Quando lhe contei que estava grávida, ele disse, 'Não esquecerei você.' Ele não me ajudou, deixou de me visitar, de comer e dormir comigo e estava sempre indo para outra parte. Na altura do parto, viajou.

"Não o vi mais durante quatro meses. Passados seis meses, fui para a casa do meu marido, mas os pais e a esposa dele estavam sempre gritando e brigando comigo e tive muitos problemas. Ele sempre deu dinheiro para os pais e para a primeira esposa, mas quem me amará e me sustentará? Quem me dará comida e roupa? Estou louca de preocupações e com raiva de todo mundo. Meu pai não fala comigo. Nem mesmo olha para mim e não me ajuda. Diz que não posso viver dentro da casa e me proíbe de entrar na casa em que fui criada."

Kamala e o filho foram banidos da casa paterna. Eram trancados no alpendre todas as noites pelo pai. Kamala não terá oportunidade de casar de novo e constituir família. Aos olhos dos brâmanes, é indigna de casar, uma prostituta. É o destino dessa jovem viver no ostracismo, como mãe solteira, fazendo pequenos trabalhos sempre que possível, sem esperança de uma vida melhor. Jagadis tinha freqüentado muitas escolas, mas deixado de estudar devido aos maus-tratos que recebia dos companheiros e dos mestres.

Kamala fora uma beldade e tinha apenas vinte e quatro anos, mas aparentava quarenta. Seu cabelo, outrora espesso e negro, era cinzento e quebradiço; sua tez cor de oliva estava manchada e tinha olheiras profundas. Quando perguntei sobre a sua saúde, soube que sofria de vermes, problemas digestivos e menstruais, profunda depressão e o coração partido.

"Já sou uma velha", disse. "Estou farta de viver neste estábulo." Enquanto conversávamos, sua mãe se agitava no quintal. "Você precisa ir embora", disse Kamala. Desejei-lhe uma boa noite e subi as escadas para o meu quarto. Vi a Sra. Acharya trancando a porta da cocheira. A filha e o neto seriam postos em liberdade pela manhã, quando a família despertasse.

Sentei-me no meu tapete para pensar sobre essa descoberta triste e preocupante, sentindo o peso do empobrecimento espiritual que aflige este país atribulado. As palavras melódicas de um velho poema sânscrito flutuavam na minha mente, resquícios de uma era esquecida: *Yetra nari pujante, gamante sarwa devataha*, "onde as mulheres são veneradas, aí residem almas divinas".

Na mansidão da noite a voz de Kamala chegava aos meus ouvidos, enquanto, sussurrando, lia uma história para o filho Jagadis.

A dra. Shrestha e eu encontramos o dr. Singh num dos seus consultórios no fim de uma rua nova, onde a praça se estende da Rua Freak ao templo de Hanuman. Chegamos antes dele e o observamos enquanto caminhava por entre um mar de mesas atulhadas de artigos bizarros para venda aos turistas. Atrás dele, na rua nova, uma multidão se aglomerava ao redor de faquires viandantes, manuseando cobras na esperança de que, por medo ou por fascínio, pudessem extrair algumas rupias da audiência. O doutor caminhava devagar através de fileiras de máscaras hediondas esculpidas, caveiras com olhos embutidos e esbugalhados em prata, moinhos de rezas, instrumentos musicais e jóias de mau gosto. Era evidente que não se sentia bem.

Estava com diarréia, disse quando nos alcançou, mas insistiu que, de toda maneira, prosseguíssemos com o encontro. Subimos com ele as escadas, passamos por amanuenses fingindo estar ocupados, e chegamos a um pequeno cômodo onde, imediatamente, nos serviram chá.

"Conte-nos algumas de suas histórias e esqueça-se do seu mal-estar", disse-lhe após nos instalarmos tão bem quanto possível nos velhos móveis.

"Será preciso que me façam perguntas", respondeu irritado.

"As minhas perguntas não têm fim. Falemos de mulheres."

"Nada a dizer. Recuso-me a tratar desse assunto. Logo de início se torna muito íntimo e faz com que seja preciso nos expor até a medula."

"Então, falemos das mulheres famosas na história do Ayurveda."

"Não. Recuso-me também a tratar desse assunto. São poucas as mulheres famosas na história do Ayurveda. O Ayurveda tem sido bastante dominado por homens."

"Por quê?"

"Sabe de alguma, Sarita?", perguntou o dr. Singh, na esperança de desviar a minha atenção para ela.

"Na história, não", ela respondeu com simplicidade. Sentia que se preocupava com o nosso professor.

"Por que pensa que é assim?", insisti. "Milhares de anos de história do Ayurveda..."

"Há muito que é dito e há muito que é feito", o doutor respondeu com impaciência. "Creio ser verdade em qualquer cultura e mais ainda neste subcontinente. Temos templos dedicados às deusas por todo o país, temos Kumari, a virgem que representa a deusa viva e a adoramos de muitas maneiras. Mas quando diz respeito à forma de tratar as mulheres, creio que deixa muito a desejar."

"Qual é o motivo?"

"David, quero ser sincero, há certas coisas que não quero discutir", cortou o doutor. "Não estou em posição de resolver esses problemas. Gostaria de me cingir aos temas da minha competência. Não tenho competência para falar de mulheres em geral, de mulheres no Ayurveda, ou de mulheres na sociedade."

"Claro que o senhor tem."

"Se tenho competência, estarei me referindo à minha visão pessoal, que pode não refletir os costumes locais. Sarita teria mais competência. Não quero falar sobre a condição da mulher. Para mim elas não muito preciosas. Incomoda-me aludir a elas como a uma classe, cada pessoa é única."

"Falemos então da Sarita. Por que, nos milhares de anos da história do Ayurveda, as mulheres não praticaram a medicina? Ela é a primeira médica nepalesa no Ayurveda. Por quê?"

"Talvez tenha havido médicas, mas não temos registros", murmurou o doutor.

"Mas há homens famosos."

"Não encontrei ainda nenhuma mulher famosa. A sociedade prega uma coisa e faz outra. Ela deveria poder dizer alguma coisa."

"Foi sempre assim nesta cultura?"

"Foi sempre assim na maior parte das culturas. Não lhe parece que também na Bíblia as mulheres sejam consideradas mercadorias? Só difere nas sociedades primitivas onde as mulheres têm mais direitos e uma boa posição. O estupro é doença das culturas civilizadas. Não há estupro nas sociedades primitivas.

"Conheço uma tribo no leste da Índia", prosseguiu ele, tranqüilizando-se um pouco. "Uma sociedade matriarcal; tudo pertence às mulheres. O filho conhece a mãe, mas não conhece o pai; o pai serve apenas como instrumento para a procriação, que é como as mulheres são tratadas aqui. Nessa cultura as mulheres governam e aos homens não se concede nem o direito de entrar em casa sem a permissão das mulheres. É comum homens se embebedarem, sair brigando e agredindo por todos os meios. Naquela cultura também é comum; eles vagabundeiam e se embebedam, mas quando as mulheres estão presentes, comportam-se adequadamente; quando elas não querem mais o mandam embora.

"Vou ser franco", disse o doutor. "Tenho minhas opiniões, formas de ver e vivências. Mas o que é que você vai fazer com essa informação?"

"Essa pergunta tem uma importância universal", respondi. "Está estreitamente associada a todos os aspectos da saúde: pública, familiar e pessoal. Como o homem se relaciona com a mulher é o aspecto mais importante da sociedade."

O professor suspirou. "Já que você não vai me deixar sossegado, vou falar. O que vou dizer não é típico das tradições nepalesas ou hindus. Eu não me atenho a nenhuma tradição e sou totalmente anticonvencional.

"Quanto mais civilizada, menos espontânea ela se torna, este é o problema básico da sociedade e, com a perda da espontaneidade, os problemas aumentam. Em um determinado momento, as sociedades da antiguidade arvoravam regras rígidas a serem observadas. Era preciso levantar a uma certa hora, fazer tudo de forma adequada, caso contrário a pessoa seria punida. Quanto mais a sociedade se julga civilizada, menos é na verdade. Na época vitoriana, mesmo na era védica, tudo era feito com tanta rigidez que ainda carregamos as feridas. Passamos a ser autômatos e não pessoas. É a negação do espírito do homem."

O dr. Singh fez uma longa pausa antes de continuar. A dra. Shrestha escutava tranqüila, envolta no seu xale, tentando se fazer invisível.

"A mulher para mim é a mãe", o doutor falou, relaxando um pouco mais. "Antes de tudo, ela é a mãe. Tive uma das mães mais lindas que se possa ter, uma mãe para todos. Ninguém tinha outro nome para ela que não fosse Mãe. Mesmo as mulheres que passavam na rua a chamavam de Mãe. Falava com o mais humilde, sentava-se e fumava ao lado dele, dava comida a pessoas de todos os níveis sociais. Ela é, para mim, a representação do que existe de melhor na mulher.

"Creio que grande parte da forma como me comporto com as mulheres teve influência dela. Para mim, qualquer mulher, de qualquer cultura, é uma pessoa muito especial. Para mim, é uma representação do amor, do afeto e de todas as qualidades que nos fazem humanos. E aqui estamos nós, tratando desses assuntos tão dolorosos para mim. Por isso não quero falar. Na minha área de atuação comporto-me como quero, mas não posso fazer nada que possa influir sobre o conjunto."

"Como isso ficou esquecido nesta cultura?", indaguei. "As deusas são adoradas nos templos em toda parte, as pessoas reconhecem a espiritualidade, mas não a conseguem levar para a prática no cotidiano. Por quê?"

"Não sei. Não posso responder. Creio que se o mundo fosse governado por mulheres seria um lugar melhor de se viver."

Fizemos uma pausa, sorvemos o chá ouvindo o movimento nas ruas. O dr. Singh estava cansado e vulnerável; a dra. Shrestha, absorta no momento.

"O que se considera na medicina clássica o poder de cura das mulheres e os benefícios de haver mulheres clinicando?", perguntei finalmente.

"O motivo por que as mulheres são melhores, a meu ver, é que agem a partir do coração. Elas são racionais, mas são influenciadas pelo emocional. Podem ter muito sangue-frio, certamente, mas todo ele se manifesta quando odeiam alguma coisa, de modo que surge das emoções."

"O que os homens podem aprender com as mulheres?"

"A estar mais perto do coração", o dr. Singh disse, com mais empolgação. "Eles deveriam favorecer o lado direito do cérebro, não serem tão racionais, expressarem mais sentimento. Creio que é isso que a nossa ciência antiga quer nos mostrar. Todas essas ciências espirituais falam de um estado que não é mais governado pela razão, que se encontra além da razão. O que poderia ser? Não podemos conceitualizar, podemos apenas sentir, no coração. Enfatizam esta idéia repetidamente nos velhos livros. Todos dizem que precisamos nos dedicar a Deus, nos entregar a Deus, ter fé em Deus. Quando dizem Deus talvez queiram dizer algo mais específico, mas para mim é um estado para além dos paradigmas humanos. É preciso admitir que nem tudo pode ser abarcado pela inteligência humana. E uma vez que admitimos que existem tantas coisas que não sabemos, não nos sentimos humildes? O que teria criado um mundo tão perfeito? Vamos negar a existência disto? Dê qualquer nome, não importa qual.

"Quando Einstein ouviu Yehudi Menuhin ao violino, foi a ele dizendo: 'Agora sei que existe um Deus.' Ele foi tocado para além do intelecto. Você deve ter observado que sou lógico e racional, mas não quero me abandonar completamente a isto. Prefiro deixar-me levar pelo que esteja completamente fora do convencional.

"Darei um exemplo do que seja a mãe", disse o dr. Singh, suavizando a sua fisionomia. "A mãe precisa pensar em amor à criança? É perfeitamente espontâneo. Acontece o mesmo quando nos apaixonamos. É perfeitamente irracional. Não se pode optar 'quero me apaixonar,' nós simplesmente nos apaixonamos. É o que aprecio nas mulheres, elas são espontâneas. Confio mais nas mulheres do que num homem calculista. Para mim, são elas que detêm a beleza da vida, elas que tornam a vida digna de ser vivida. Mesmo na selva, no lugar mais inóspito, se estamos acompanhados da pessoa amada, o lugar se converte no paraíso. O paraíso não é uma construção maravilhosa; encontramos o paraíso onde quer que esteja o coração. Quando alguém é capaz de transmitir esse tipo de alegria, como é que vai ser tratada?

"Mas a civilização, com suas regras e regulamentos, matou a espontaneidade das relações humanas. Por isso sou contra as religiões codificadas. Todas têm o seu lado tenebroso. Lembre-se de que a maior parte das matanças foi feita em nome da religião. Ainda hoje vemos muita gente morrer ou ficar incapacitada em nome da religião. Foram as Cruzadas, a Inquisição, os conflitos entre hindus e muçulmanos neste subcontinente, todos numa ação impecável em nome de Deus. Deus deve ser o mais infame dos criminosos da Terra se Ele está na verdade permitindo seus seguidores de cometer esses crimes hediondos.

"Presenciei o período da história em que a Índia foi dividida. Foi um período muito traumático, e vemos as perversidades que foram perpetuadas. Conheci muitas mulheres que foram realmente brutalizadas. Você sabia disso? Durante os levantes entre hindus e muçulmanos foram as mulheres as que mais sofreram."

O professor inclinou-se para trás, observando-me intensamente. Ficamos em silêncio enquanto assimilávamos suas palavras. Passaram-se longos minutos até que a dor das palavras do doutor passasse.

"Como pode a sabedoria do Ayurveda contribuir para desfazer esse mal?" Finalmente inquiri. "Como podemos aprender um jeito novo de pensar e apreciar o feminino?"

"Estamos todos obcecados por nós mesmos", respondeu o professor. "Apenas vemos a sociedade através da própria percepção e o que pensamos ser bom para nós, pensamos ser bom para os demais. Tentamos impor nossas idéias ou, pelo menos, determinar o que seja bom ou mau. Mas cada um precisa ser sua própria pessoa e o ideal seria aceitar os demais tal como são, e não como gostaríamos que fossem. A única restrição deveria ser de não nos fazer mal uns aos outros, de não violar a santidade da individualidade do próximo."

Cai a tarde no Thamel e a noite de sexta-feira se aproxima. Sento-me na esquina, as costas apoiadas à parede de uma joalheria tibetana, à espera da dra. Shrestha. A loja já fechou, o dono está provavelmente comendo momos e bebendo chang na casa ao lado onde reside. O tráfego está congestionado, como de costume, as ruelas estreitas engarrafadas e o caos orientando o circo de veículos fumegantes na sua errância. Diante de mim, um cachorro morto, provavelmente jogado para o lado depois de ter sido atropelado. Terminaram seus dias de andança em busca de alimento, de brigas, latidos, fome e frio.

Observo uma gente nova que ainda não tinha visto nas estadas anteriores. Moças de aspecto indiano em roupas ocidentais bem justas, mascando goma, fumando cigarros, cuspindo na calçada, caminham à frente de seus gigolôs. Atraentes, mas muito maltratadas, tentam ao mesmo tempo se destacar e se mesclar, com olho nos clientes e na polícia. Elas me examinam, mas não permitem que o olhar se cruze e me questiono se têm conhecimento de HIV, ou se estão contaminadas.

O governo estima que existem 3.000 casos de HIV e 1.200 de AIDS no Nepal, mas essas cifras não são reais. O entorno social é tal que não permite tratar o tema e os homens não admitem usar camisinhas. Há poucas instalações clínicas para exames e o atendimento é quase inexistente.

"Não temos os números exatos para HIV e AIDS, mas aumentam a todos os anos", comentara a dra. Shrestha na semana anterior. "A fronteira com a Índia é aberta e os habitantes migram das aldeias para as cidades grandes. Eles não têm instrução e desconhecem o HIV ou essa epidemia. É um problema enorme e vai aumentar."

O HIV foi levado para o Nepal principalmente pelos homens que freqüentavam prostitutas na Índia ou por moças que retornavam das casas de prostituição em Bombaim e Délhi. A dra. Shrestha esteve em algumas das aldeias mais diretamente afetadas pelo comércio de mulheres. Nesses lugares, os maridos descobriram que suas mulheres, tão bem descritas nas negociações de casamento, estavam infectadas com o vírus mortífero e as mulheres descobrem que seus maridos trouxeram para casa a epidemia.

"A aldeia para onde fui no último acampamento de saúde é Sindhupalchok, um distrito notório pelo tráfico de mulheres", a dra. Shrestha disse. "Quando uma menina chega aos 12 anos, o pai ou o irmão a leva para a Índia para se prostituir. Não lhes ocorre que seja um pecado. Sentem-se orgulhosos pelo fato de que ela vai trazer dinheiro e que podem construir uma casa. Se a casa tem um telhado de zinco, a jovem da família foi à Índia. Acontece de ser mesmo o marido a levar a esposa. Este é um aspecto lastimável do nosso país."

Eu nunca tinha constatado o mercado do sexo no Thamel, mas ele sempre existiu quando as ruas escurecem e se enchem de ofertas de heroína e haxixe. O dr. Jha comentou uma vez, com ironia, que os nepaleses nunca tinham bastante dinheiro para o necessário, mas sempre tiveram para as prostitutas.

Há também crianças cujos corpos pouco desenvolvidos são objeto de atração para outro tipo de homem. Esses homens vêm de todas as partes do mundo para Katmandu e outras cidades da Ásia à procura de meninos e meninas de rua, que levam para casa, dão banho, alimentam e usam para satisfazer seus apetites sexuais e carência emocional. Essas crianças têm esperança de sobreviver, mas sempre se encontram caras novas e sujas nas ruas e outras que desaparecem sem deixar traço, nome, família ou história.

Sento no degrau da joalheria em frente às janelas cheias de turquesa tibetana, prata, âmbar e coral e rezo. Peço a Avalokiteshvara, visualizando seu milhar de braços compassivos envolvendo essas crianças abandonadas e libertando as jovens conduzidas à escravidão sexual, o lótus que dá a vida de suas vaginas dessacralizadas pelo sêmen infectado para que sua família possa ter uma casa de telhado de zinco. Vejo-o aproximar-se desses homens solitários com seu milhar de mãos irradiantes, afastando o véu da cegueira da ignorância primordial, dissolvendo a simples confusão entre a atração do prazer sensual e a verdadeira felicidade. Com o néctar de seus cinco mil dedos, ele abençoa a corrente de consciência que já passou por aquele cão morto e agora vaga no bardo em busca de uma nova existência. Rezo por mim, para que a divindade no meu coração conceda uma coexistência pacífica da vitalidade erótica com a sabedoria destituída de paixão.

Avalokiteshvara de mil braços apareceu pela primeira vez neste mundo na Índia. Quando Gelongma Palmo, a monja princesa de Caxemira, estava morrendo de lepra numa gruta na selva, pôde contemplar a manifestação da divindade. Vertendo água cristalina no seu corpo, ele curou-a imediatamente do mal. Hoje ele brilha como a Lua cheia através das janelas das lojas no labirinto de estreitas vielas atapetadas de Thamel, luzindo bênçãos nas trevas da miséria espiritual.

A iconografia de Avalokiteshvara empresta a ele uma aparência feminina, repleta de qualidades femininas. A alquimia sublime de transmutar a dor do mundo em bondade amorosa infunde a divindade de qualidades semelhantes às de uma deusa e é assim que se tem manifestado a muitos. A sua essência é a de Quan Yin, o bodhisattva feminino cujo Dharma floresceu na China. São ambos emanações do mais puro amor, ensinando que o caminho profundo do coração nos transporta através do oceano de sofrimento à margem da emancipação. Vejo Avalokiteshvara, com o seu porte principesco, recoberto pelos símbolos da força da verdade e da beleza. Sua face luminosa, seus olhos penetrantes encastoados em pétalas de lótus nos contemplam. Está envolto em sedas nas cores suaves do arco-íris, o rubor da madrugada adornando o branco neve de concha marinha do seu corpo. Ele acolhe todos com seus mil braços de refúgio, buscando a nossa libertação; alcançam-nos as bênçãos de suas mãos benevolentes, em cujas palmas brilham mil olhos, cientes da nossa condição, enquanto, nas ruas, a corrente humana famélica, agitada nos seus dolorosos afãs, ignora a presença da deidade. O mundo anseia, em desespero, por esta compaixão feminina.

Quão longe estão os deuses e deusas de nossa vida agora que já não adoramos a mulher como encarnação do divino! Houve um tempo em que os devas residiam entre nós, mas agora tememos pela nossa sobrevivência. O que será que o homem cobiça que faz com que mulheres e crianças cheguem a tal estado de degradação, seu corpo reduzido a um festim de enfermidades e desgraças? Será que ele não consegue escutar a mulher e a criança no seu interior, implorando inteireza? Ao nascer, o homem é uma manifestação de Avalokiteshvara, sem maldade, gentil e amável, mas a eloqüência cheia de graça da sua masculinidade espiritual desapareceu, deixando apenas fragmentos de famílias desmanteladas lutando na poeira virulenta para além das minhas pálpebras fechadas.

Na mente a divindade vaga do masculino para o feminino e retorna, expressando-se através da dança da dualidade em nós. Rodeados de oceanos infinitos de espaço atômico, Shiva e Parvati movem-se em união extática, irradiando ondas na superfície do Vazio, dando à luz, a partir da quietude da equanimidade, a universos e seus habitantes. Eles são os Criadores originais, Purusha e Prakruti, o vazio primordial e a manifestação dinâmica, que vivem dentro de nós como o prolongamento da carne e do sangue do pai e da mãe. Nosso corpo é um alambique mágico contendo as sementes da união e as polaridades da Criação, onde o incessante refino alquímico do fogo e da água se expande e se contrai a cada respiração. O Sol e a Lua circulam por canais secretos, como as serpentes entrelaçadas de um caduceu em torno da nossa espinha, regulando a homeostase de uma miríade de eventos fisiológicos. Todo ser humano é, biológica e espiritualmente, masculino e feminino, feito à imagem de Ardha Narishwor, Shiva e Parvati habitando juntos no mesmo corpo.

No Rasa Shastra, o mercúrio é considerado o esperma de Shiva e o enxofre, as secreções orgásmicas vaginais de Parvati. O mercúrio nunca aparece isolado, devido a seus efeitos altamente tóxicos e à sua natureza instável; para que possa ser utilizado em remédios ou para fins alquímicos, precisa ser associado às moléculas femininas do enxofre. Assim também, o esperma do corpo masculino tem a natureza do mercúrio, e o poder do masculino, sem o feminino para o estabilizar, se torna tóxico tanto para a sociedade como para o meio ambiente. Abro os meus olhos ao drama da paixão e da cobiça e vislumbro a presença invisível de vírus mutantes, queimando aos poucos a suavidade das mulheres endurecidas que caminham pelas ruas.

"A unificação é a causa da consciência e criação", ouvi um dia dizer o dr.Tiwari. "Se o homem e a mulher estão unidos em corpo, coração e mente, podem fazer o que quer que seja. Quaisquer que sejam os problemas existentes, eles podem ser resolvidos; qualquer negatividade encontrada no mundo pode ser eliminada. Trabalhando juntos, homens e mulheres podem criar uma sociedade justa." Rezo mais uma vez para que as diferenças profundas entre os sexos cheguem a termo para que os homens possam dominar o dragão alado mercurial da sua sexualidade. A ferida aberta e de longa data entre homens e mulheres trouxe o caos ao mundo.

Com o cair da noite, a cacofonia nas ruas invade outra vez os meus sentidos, tornando ainda mais profunda a fadiga que me pesa tanto. A dra. Shrestha enfim chega, atravessando a rua entre carros e "tuktuks". Está pálida e cansada após mais um dia dedicado a seus pacientes, uma gota de sacrifício jogada no mar de adversidades de Katmandu. Não trocamos palavras enquanto fugimos da multidão agitada, da música alta e sincopada, das buzinas dos carros e das mãos que mendigam. Com pratos de batata-doce picante, recuperamos a compostura e o sentido de humor durante uma trégua luxuriante no restaurante Yin Yang.

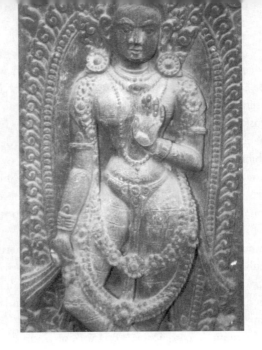

8

PENETRANDO O LÓTUS

Possam todos os seres alcançar um corpo adamantino e infatigável; possam todos os seres alcançar um corpo indestrutível que nada pode ferir; possam todos os seres alcançar um corpo fantasmagórico, manifestado infinitamente por todo o universo; possam todos os seres alcançar um corpo prazeroso, limpo, belo, forte e saudável; possam todos os seres alcançar um corpo nascido da verdade da realidade, como o do iluminado, que não dependa do que quer que seja; possam todos os seres alcançar um corpo como a irradiação de maravilhosas jóias, inalcançável pelas pessoas mundanas; possam todos os seres alcançar um corpo que seja um tesouro de conhecimento e realizar a liberdade no reino da imortalidade; possam todos os seres alcançar um corpo de oceanos de jóias que beneficie todos os que o possam ver; possam todos os seres alcançar um corpo do espaço que nenhuma das preocupações do mundo possa afetar.

Sutra Avatamsaka
(Texto da *Flor do Ornamento*)

O estudo da embriologia humana é a contemplação profunda sobre a origem da vida. De onde viemos? Como logramos esta preciosa encarnação, a forma mais perfeita que todas as demais e com o potencial para alcançar a iluminação? Que leis universais atendem à concepção e à gestação e o que dizem elas sobre o que está por vir no ciclo da existência, à medida que atingem o seu termo e conseqüente renovação? Onde mais tanto mistério envolve a Criação senão no fluir simultâneo das marés semeadoras? A sabedoria dos médicos das tradições tibetana e ayurvédica nos fornece mais uma vez o abundante alimento *gyan*, o conhecimento das verdades mais elevadas e seus significados profundos.

Os médicos da antiguidade remota constataram que, para que uma planta se desenvolva, são necessários quatro fatores: sementes com poder de germinar, solo onde possa crescer, água para alimentá-la e época do ano adequada para se desenvolver. Para que um ser humano nasça, concluíram os médicos, também são necessárias estas condições: esperma e óvulo são as sementes, o útero é o solo, os fluidos nutritivos da mãe é a água e o ciclo de fertilidade é a época adequada. Abordando a pesquisa de forma dedutiva e intuitiva, com base na observação perspicaz dos fenômenos naturais, os médicos do passado remoto compreenderam os processos da concepção e as etapas de desenvolvimento do feto, de forma clinicamente profunda e espiritualmente sofisticada. Sem a tecnologia avançada da microbiologia, descreveram com precisão, de semana a semana, o desenvolvimento do embrião, fizeram um diagnóstico específico, ofereceram parâmetros de tratamento para as deficiências reprodutivas e apresentaram um modelo conceitual que antecipou as descobertas subseqüentes na genética.

O requinte espiritual dos primórdios da embriologia na Ásia está na integração da medicina com as ciências tântricas, as doutrinas do karma e da reencarnação e o modelo dos elementos Sankya do universo. Partindo da linguagem e dos conceitos dessas filosofias integradas, os videntes extrapolaram o percurso da consciência ao deixar o corpo e antes de instalar-se no seguinte e, depois ainda, na maneira como habita a forma que se desenvolve no útero. Através do tempo, suas observações sobre o ciclo completo da vida forneceram aos povos hipóteses razoáveis, respostas plausíveis e, o mais importante, através da experiência, acesso aos grandes mistérios, quase sempre ocultos, nas camadas inconscientes da mente. Para os que buscam a transcendência, esse ensinamento permitiu desenvolver as metodologias meditativas ióguicas que nos conduzem para além da roda dos renascimentos. Na medicina, formam a base de terapias, como *punshavan karma*, a ciência que permite a concepção de crianças saudáveis.

A embriologia é o estudo dos princípios cosmológicos nos reinos microscópicos. Enquanto o enfoque clínico se debruça especificamente sobre a concepção e a gestação de um ser humano, as leis definidas por essa ciência se aplicam a todas as formas de vida e, em última análise, também à formação do universo. Encontramos na embriologia ayurvédica a ponte entre a semente individual e o óvulo que liga às forças arquetípicas de Purusha, que, como Shiva, é o Pai da Criação, sem forma e sem movimento e de Prakruti que, como Shakti, é a mãe de todas as formas e movimento. Esses Criadores das infinitas existências não são senão a própria carne de nossos genitores biológicos que forneceram os constituintes corporais necessários para o nascimento; perduram em nós, como as divindades em união, as polaridades do espírito e da matéria, do Sol e da Lua. A embriologia ayurvédica e tibetana reflete, portanto, as filosofias da criação de suas culturas que afirmam que a consciência é a causa última do mundo fenomênico. As mesmas forças que movem a corrente mental do indivíduo a buscar o renascimento são, também, responsáveis pelas novas galáxias e sistemas de mundo, que se fundem no útero do espaço vazio para se tornar o corpo de incontáveis consciências.

O nascimento e os eventos pré-natais são as experiências que mais contribuem para a formação e as que mais influenciam e afetam o soma e a psique; contudo, a lembrança que guardamos delas desaparecem na névoa do raiar dos tempos. Há uns anos atrás, cada um de nós tinha uma forma embriológica indiferenciada dos demais seres humanos, mesmo de outros animais, tanto quanto às características físicas quanto à total dependência de uma mãe que nos provia o alimento; mas nossas similaridades transcendiam todas as diferenças superficiais. O estudo da embriologia nos aponta as similaridades de nossa herança ancestral; é a contemplação do nosso surgimento de uma única matriz que partilhamos. Despertando essa memória, restauramos o respeito à vida, o que nos ajuda a compreender o que os videntes proclamaram, como a solução final para o sofrimento que criamos para o mundo, que "todo o universo é a nossa família".

O estudo da embriologia clássica começa com os ensinamentos sobre a saúde dos pais, em particular, na vitalidade de seus sucos reprodutivos. Na terminologia da teoria Tridosha, essa ciência descreve os processos fisiológicos que formam esperma e óvulo e as várias perturbações que podem impedir a fecundação, a gestação e a saúde a longo prazo da criança. As aplicações práticas dessas informações médicas podem ser encontradas nas práticas associadas a *vajikarana*, rejuvenescimento sexual, e punshavan karma, a concepção de filhos bem dotados e saudáveis. Certos métodos são culturalmente irrelevantes ou por demais esotéricos para grande parte do mundo moderno, ainda que perdurem muitos aspectos valiosos, especialmente a terapêutica botânica, como o uso de plantas nutritivas para superar a impotência ou desenvolver a robustez da placenta. A visão que brota desse conhecimento é a de um mundo habitado por gente saudável, fruto de pais que purificaram seu corpo em benefício das gerações vindouras.

Encontrei o dr. Chopel no mosteiro Gelugpa ao pé da colina de Svayambhu. Estava num pequeno cômodo, sentado num sofá baixo e envolto em pesadas vestes marrons, que o protegiam da friagem da manhã. Tinha-se passado um ano desde a minha última viagem a Katmandu e Amchi-la tinha visivelmente envelhecido desde que o vira pela última vez. Acabara de raspar o cabelo, o que salientava os contornos de suas feições marcantes curtidas pelo tempo. O volume ósseo do crânio estava mais nítido, a face mais emaciada sob as rugas da tez morena de tibetano. Mas seus olhos eram tão límpidos, penetrantes e expressivos quanto sempre foram. Quando se pôs a falar, detectava-se em sua voz a idade avançada. O tom era mais elevado e roufenho do que antes, mas a concisão não deixava dúvida quanto à autoridade de suas palavras.

Eu estava feliz por rever o venerável médico e ele parecia feliz por saber que eu viajara meio mundo para ouvir as suas palavras. Porém, estava ocupado com atividadades monásticas. "Trouxe os monges de Shelkar para assistir aqui aos ensinamentos do Dharma", disse. "Não sobra muito tempo para o estudo. Um abade ilustre está chegando para dar as iniciações e temos ainda muito que preparar. Contudo, se vier cedo pela manhã poderemos nos encontrar durante algumas horas todos os dias." Com gratidão, aceitei sua oferta.

Levantava-me todos os dias de madrugada e vinha de carro pela estrada, atravessando os campos ainda envoltos em neblina até ao pé de Svayambhu. No mosteiro, os monges erguiam as bandeiras votivas, colocavam rolos de coloridos tapetes tibetanos, armavam o trono decorado de brocados onde Rinpoche iria sentar-se. Enquanto trabalhavam e se divertiam no pátio, sentava-me, num pequeno quarto do piso superior, com o dr. Chopel para receber os ensinamentos que tinha solicitado.

Uns dos primeiros ensinamentos tratavam da concepção e da formação do corpo humano. Raios brilhantes da luz da manhã enchiam o quarto e reverberavam nas vestes do doutor e na sua pele macia, cor de ocre. Um jovem monge enchia constantemente as xícaras de chá doce enquanto o dr. Chopel consultava seus textos de medicina. Ilustrando suas idéias com movimentos graciosos das mãos, meu mestre dissertava sobre a embriologia segundo a visão da medicina tibetana.

"Para que se obtenha um nascimento humano, muitos elos precisam surgir simultaneamente", começou Amchi-la. Os ensinamentos eram do *She Gyu*, ou Tantra Explanatório. Como os outros três Tantras da medicina tibetana, esse conhecimento foi primeiro enunciado pelo sábio Rigpe Yeshe, emanação do Buda da Medicina.

"Existem quatro quesitos para a formação e o desenvolvimento do feto. O primeiro é a pura essência dos pais. O segundo são os cinco elementos universais: terra, ar, fogo, água e espaço. O terceiro são os três humores biológicos: fleuma, composto dos elementos terra e água; bílis, composto dos elementos água e fogo; e ar, composto de ar e espaço. Com esses elementos e energias fornecidos pelos pais, começa o desenvolvimento do feto. O quarto quesito são as condições kármicas e emocionais na mente que busca reencarnar e que a levam a sentir atração pelos pais."

A interpretação tibetana da concepção deriva de uma síntese da teoria médica do Ayurveda e da filosofia budista. A base física da concepção é o equilíbrio harmonioso dos elementos e humores dos pais e a base espiritual é a consciência no processo de reencarnar e a relação kármica com os pais.

"Para que uma criança possa vir a ser concebida, o sangue uterino da mãe e o esperma do pai precisam ser puros. Tudo o que comemos é, em última instância, transformado em sangue menstrual e esperma. Devido à atividade dos elementos do corpo, o sangue se faz vermelho e o esperma branco e, unidos, dão lugar à consciência."

As palavras simples de Amchi-la continham um tesouro de conhecimentos. Anteriormente, dedicara muitas aulas aos processos fisiológicos do corpo ao refinar os nutrientes alimentícios ainda em estado bruto, transformando-os em fluidos reprodutivos. Partindo dos níveis mais grosseiros dos sucos no estômago, passando pelas transformações enzimáticas nos órgãos e tecidos, o doutor descreveu a compreensão que as medicinas ayurvédica e tibetana têm do metabolismo. O produto final dessa purificação alquímica é chamado ojas, luminosidade corporal.

Como ojas, no Ayurveda, o sêmen é considerado um fluido que permeia o corpo, em vez de ficar armazenado especificamente nas glândulas reprodutoras. Ele é comparado ao suco na cana-de-açúcar, à manteiga no leite e ao óleo nas sementes de gergelim. Quando o sêmen é estimulado no calor da paixão, flui de todas as partes do corpo para os testículos e dali para a parte externa do corpo. Ele é descrito como parecido com ghee, que derrete a partir do fogo do desejo.

As essências reprodutivas dos pais são o primeiro quesito no processo da concepção. Do pai vem o kua branco, ou seiva, que é o esperma e os fluidos seminais e da mãe vem o kua vermelho, o óvulo e o sangue nutriente no útero. Os fluidos precisam ser saudáveis e conter as proporções adequadas dos elementos terra, água, fogo, ar e espaço; esse é o segundo quesito para a concepção. Esses cinco elementos universais formam a base dos três humores biológicos dos corpos dos pais e são o terceiro quesito, determinante na constituição da criança.

A pureza do kua é fundamental para a saúde no momento da concepção, assim como para o desenvolvimento da criança. Sendo produto do refinamento de nutrientes, o kua contém a nata de todos os constituintes do corpo. Se os humores biológicos dos pais não estão em equilíbrio, os constituintes dos fluidos reprodutivos serão afetados. Usando a teoria Tridosha, o dr. Chopel passou a discorrer sobre as influências específicas que corrompem ou agravam os humores. Seus conceitos tradicionais descrevem um sistema de diagnóstico que pode ser aplicado à compreensão e tratamento dos estados de infertilidade e esterilidade de nossos dias.

"Quando o sangue uterino e o esperma são afetados pelo desequilíbrio do humor ar, eles desidratam e descolorem. Os males causados pelo humor ar tornam o sangue menstrual espesso e escuro. Quando o sangue e o esperma são afetados pelo mal do humor bílis, apresentam uma coloração amarelada, amarga e de mau cheiro. Quando afetados pelo mal do humor fleuma, apresentam uma coloração esbranquiçada, adocicada, fria e viscosa. Quando os humores bílis e ar se unem, o sangue e o esperma ressecam. Quando os humores ar e fleuma se unem, o sangue e o esperma se desfazem. Quando os humores fleuma e bílis se unem, o sangue e o esperma coagulam. Quando os três humores estão adulterados, o sangue e o esperma apodrecem e a concepção não acontece. Para uma concepção viável, esses elementos não podem estar contaminados."

O dr. Chopel recorria à terminologia clássica do Ayurveda para descrever males do sistema reprodutivo freqüentemente encontrados. Instâncias em que o humor ar afeta os fluidos reprodutivos surgem em casos de subnutrição e níveis elevados de estresse, como, por exemplo, o sangue menstrual escuro em certos casos de endometriose. A cor amarelada do humor bílis fica patente nas patologias bacterianas, como gonorréia e prostatite. As perturbações provocadas pelo humor fleuma podem ser associadas às patologias mucogênicas, como nas infecções causadas por germes e por fungos.

"Se o karma do bebê é bom, os pais serão saudáveis", disse Amchi-la. Majestoso na sua idade avançada, sentava-se sobre suas almofadas, na transparência radiosa das manhãs do Himalaia. Consultava os textos; a capa cor de turquesa do *Gyu Shi* aberta sobre suas vestes de cor marrom e açafrão. "Se as essências e os elementos dos pais não estão contaminados e o karma da criança é bom, a criança será concebida. Caso contrário, o corpo não tomará forma. O sangue da mãe precisa ter as qualidades da água do oceano e a cor de sangue do coelho, carmesim e leve. O esperma do pai, esbranquiçado, abundante e pesado, não pode estar contaminado."

Segundo o dr. Chopel, obter, ao nascer, um corpo são numa família saudável é a fruição de karma positivo, enquanto que um corpo doentio numa família doentia é a fruição de karma negativo. Cada geração recebe as influências concentradas e cumulativas provenientes da anterior, fazendo com que a saúde dos pais tenha um impacto direto sobre as gerações vindouras. Não podemos ser indiferentes ou displicentes com relação à saúde, quesito fundamental na concepção e educação das crianças. A responsabilidade reprodutiva também se estende à noção prévia de prover os filhos com boas circunstâncias kármicas.

Uma criança sadia é um bem valioso tanto para a família quanto para a sociedade; uma criança sempre adoentada, fruto de uma constituição debilitada, pode vir a ser um grande fardo. Uma dieta inadequada, estupefacientes, produtos químicos tóxicos e estresse são fatores que se encontram nas sementes que vão gerar os filhos. Quando poluímos nosso corpo, a "seiva" da regeneração é enfraquecida e contaminada por elementos tóxicos. Essa questão se tornará mais premente com o aumento da poluição ambiental, ao serem constatados os danos causados pelos produtos farmacêuticos, com o conseqüente declínio da saúde infantil.

Os ensinamentos do dr. Chopel apontam para uma possível fonte de cura para a humanidade. Se as suas implicações forem aplicadas a uma visão de longo prazo da medicina preventiva, seria possível criar, através da purificação do corpo e para a saúde das gerações futuras, um kua mais equilibrado. Quanto mais fluidas as essências, melhor será a constituição física das crianças e maior o seu potencial intelectivo.

As medicinas ayurvédica e tibetana podem contribuir para a fecundação consciente de filhos bem-dotados e saudáveis. Purificando e potencializando o esperma e o óvulo com terapias de rejuvenescimento, potencializamos a geração de uma prole muito bem constituída. Num entorno aprazível, elevando a mente na serenidade meditativa, a mulher influi sobre a consciência que desperta no seu ventre e dá à luz um ser dotado de inteligência e capacidade criativa. Invocando as bênçãos dos reinos espirituais através da oração, da recitação e da devoção, planta-se, na corrente mental da criança, sementes de karma positivo que germinarão mais tarde como propensões construtivas e boa fortuna. Inúmeras espécies botânicas fornecem alimento com alto teor de nutrição tanto para a placenta quanto para o feto. Ao término de cada trimestre de gestação, a prática de acupuntura com agulhas de ouro reduz a intensidade de transmissão do desequilíbrio dos constituintes dos pais para o filho. Este sim era o elevado objetivo original de punshavan karma, e não apenas a determinação do sexo do bebê.

"A mente não tem princípio nem forma", o meu velho mestre continuou, introduzindo o quarto fator indispensável à concepção: a consciência que busca renascer. "Todos os seres têm o mesmo tipo de mente, denominada 'mente de vento', por ter a natureza do ar. Tudo o que existe vivencia um bardo, o estado intermediário entre a morte e o renascimento, onde a mente permanece após deixar o corpo e antes de encarnar num novo corpo. Antes da concepção, a mente não está apegada à forma e não pode ser vista senão por seres com grandes realizações, mas pode perceber a forma dos demais e transportar-se espontaneamente com cada pensamento, devido à presença do elemento ar que ela contém."

Nos ensinamentos de medicina do budismo tibetano, a reencarnação é uma premissa fundamental e se baseia nos ensinamentos transmitidos pelos visionários e místicos que compilaram os textos do *Livro Tibetano dos Mortos*. O conhecimento do que ocorre durante o processo da morte, no estado depois da morte e o retorno da consciência ao mundo da forma, foi preservado nas transmissões dos que têm a visão dessas realidades, seja através do transe meditativo ou das experiências de morte aparente. A medicina tibetana incorpora essa visão panorâmica de vidas cíclicas para explicar os presentes e futuros estados de saúde.

Um exemplo da filosofia de reencarnação aplicado à medicina pode ser encontrado nos ensinamentos sobre as "enfermidades kármicas", classificadas em três níveis: superficial, intermédio e profundo. As enfermidades do nível superficial são transitórias e afetam a superfície do corpo; são os resfriados e gripes, quase sempre associados às flutuações rotineiras do cotidiano ou às alterações climáticas e têm relativamente pouca influência sobre o mental ou o emocional. As enfermidades do nível intermédio são cumulativas, afetam sistemas orgânicos mais profundos e se originam no estilo de vida, como os males hepáticos causados pelo alcoolismo, com maior comprometimento mental e emocional. As enfermidades do nível mais profundo são kármicas, negatividades mentais e espirituais transportadas pela corrente mental de uma vida para outra, da última para a presente, e reúnem-se ao embrião no momento da concepção. Essas doenças são intimamente associadas à saúde e ao karma dos pais, que facultam as circunstâncias para o amadurecimento do karma da criança.

O dr. Chopel ilustrou a natureza kármica das enfermidades, como nos traumas de parto, na paralisia cerebral, nos defeitos congênitos e nos distúrbios de constituição crônicos, resistentes aos tratamentos e com reações paradoxais. O câncer é uma enfermidade kármica associada tanto ao karma negativo pessoal quanto à fruição do impacto deletério da sociedade sobre o meio ambiente. As enfermidades hereditárias se desdobram ao longo de várias gerações e também têm a ver com o karma coletivo. As enfermidades kármicas se originam do amadurecimento do karma negativo do corpo, de um mal espiritual ou de ambos. O mal espiritual é evidente, entre outros, no câncer, associado a uma prolongada repressão de emoções muito negativas.

Recorre-se à filosofia da reencarnação não apenas para explicar as origens de males complexos, mas também para solucioná-los. O corpo precisa ser tratado, mas o mais importante é que as causas do karma negativo precisam ser extirpadas da mente com práticas espirituais de purificação da consciência. Em alguns casos, combinando a cura espiritual e a corporal, pode-se debelar o mal enquanto que em outros, o mal é incurável por ser intenso e o corpo fraco. Se o mal se encontra numa etapa que não pode mais ser curado, a purificação espiritual da consciência extirpa a causa kármica pela raiz para que as sementes não sejam transportadas para a próxima vida aonde virão, outra vez, germinar.

O dr. Chopel prosseguiu: "Para que a fecundação tenha lugar, a essência branca do pai, a vermelha da mãe e a mente da criança precisam se fundir. Sem a presença da mente da criança a nascer, o corpo não se formará.

"A mente do ser é projetada pelo karma e pelas emoções e no Bardo será atraída pelo coito dos futuros pais. As forças do karma atraem a mente para os pais que são percebidos pela força das emoções. A mente precisa reencarnar devido ao karma e, dadas as suas tendências emocionais, sente-se atraída pelos pais. Não havendo uma relação kármica anterior entre os pais e o ser, não haverá concepção."

Essa profunda revelação sobre o que ocorre na consciência de um ser antes da concepção precisava ser mais elaborada, então, interrompi o comentário do meu mestre:

"Se não existe atração da parte da mente no Bardo, então não haverá reencarnação?", perguntei.

Para responder, o doutor esclareceu o papel das emoções no processo da reencarnação. "O bebê deve a sua forma ao seu karma e às suas emoções. As emoções se encontram na raiz do karma; libertando as emoções, não estaremos sujeitos aos sofrimentos kármicos. A energia da emoção põe a girar a roda do karma. Sem emoções, o karma é desativado. Mesmo o Buda tinha karma, mas estava livre das emoções. Seres comuns como nós também têm karma que continua a ser ativado pelas tendências emocionais. Nos bodhisattvas a semente do karma permanece inativa, mas nos seres comuns ela é plantada no campo das emoções.

"No Bardo a mente é regida pelas emoções, mas a reencarnação para os seres altamente realizados não é como a reencarnação para pessoas comuns. Os grandes seres são capazes de escolher os futuros pais e reencarnar sob seu próprio poder para serem úteis aos demais, enquanto que, no Bardo, os seres comuns são regidos por marigpa. O karma das vidas anteriores determinará o que irão viver ao suscitar a paixão nos futuros pais."

Há quase 100 anos, num Tibete que já não existe, uma mulher entrou na floresta em busca de raízes, flores e frutos de plantas medicinais. Tinha a pele saudável e reluzente de felicidade enquanto esperava o filho que estava para nascer. Desde que fora concebido, a mãe tinha sonhos com significados auspiciosos.

A criança fez um movimento e a mulher soube que era hora de regressar ao Eremitério do Precipício, casa de retiro no cume de uma montanha onde ela vivia. Seu filho nasceu de pé, enquanto toda sorte de acontecimentos inusitados era constatada na vizinhança. Ao redor e por cima da casa, formaram-se brilhantes arco-íris e a neve começou a cair suave como uma chuva de flores. Ao entrar no mundo, o bebê sorriu alegre e falou. Profetizou a expansão da verdade espiritual contida nos ensinamentos do Buda e recitou o mantra de seis sílabas da compaixão universal, OM MANI PADME HUM. Assim nasceu Kalu Rinpoche, Karma Rangjung Kunchab, "O que Surge por Si Mesmo e Tudo Permeia".

Segundo a embriologia tibetana, os seres se reencarnam em quatro níveis diferentes. Os seres comuns ignoram suas vidas passadas e futuras e assim permanecem enquanto habitam o novo corpo. Os que se encontram na corrente da iluminação penetram no útero e têm consciência das vidas passadas e futuras, mas a esquecem enquanto permanecem no útero. Os bodhisattvas (Budas em formação) têm consciência de suas vidas passadas e futuras mesmo durante a gestação, mas a perdem pouco depois do nascimento. Os bodhisattvas realizados não perdem a consciência das vidas passadas e futuras, são seres altamente evoluídos que, em virtude de suas práticas espirituais e de sua forte aspiração para difundir o Dharma, estão livres para determinar o próximo renascimento. Consta que, para reencarnar, eles penetram na boca do pai quando ele inspira, descem para o corpo e chegam ao útero pelo sêmen. No momento da concepção são constatadas ocorrências inusitadas e maravilhosas, durante a gravidez a mãe tem sonhos auspiciosos e, desde a nascença, o neonato se conduz de forma surpreendente.

Quando o mestre zen chinês Hsu Yun, "Nuvem Vazia", foi concebido, seus pais sonharam que um tigre saltava sobre a cama deles e acordaram sentindo um aroma inebriante. O seu nascimento foi completamente diferente do de Kalu Rinpoche, mas igualmente inusitado. Ele nasceu envolto numa membrana e foi deixado junto ao corpo de sua mãe, que morrera no parto. No dia seguinte, um herborista abriu a membrana, de onde retirou o bebê.

Um dos principais objetivos da meditação tântrica tibetana é o de obter domínio sobre as correntes inconscientes da mente e sobre a força vital que conduzem ao renascimento a fim de propiciar uma encarnação adequada para a prática espiritual ou fechar de vez a porta dos renascimentos. Meditando nessas energias, reproduzimos os movimentos dos pranas e dos ventos nos nervos sutis, propiciando acesso a estados de consciência ocultos nos recônditos do sistema nervoso. Dominando essas energias, meditantes avançados adquirem controle sobre forças que transportam os seres comuns de uma vida para outra.

Esse tipo de meditação é usado durante as iniciações nas práticas das divindades tântricas. O discípulo é instruído a se visualizar entrando na boca do guru na forma de uma divindade masculina, descendo através do canal central do corpo do guru e sendo lançado pelo órgão de reprodução para dentro da "abóbada celeste" da consorte feminina da divindade. A visualização segue o percurso da encarnação dos bodhisattvas. Com essa experiência mental, o discípulo tem um vislumbre do processo natural que conduz à reencarnação; aperfeiçoando essas práticas, o adepto pode repetir o processo durante e depois da morte.

Gravidez e parto são difíceis, perigosos mesmo, acompanhados de sofrimento tanto para a mãe como para o filho. O nascimento, como disse o Buda, é o primeiro e grande sofrimento desta vida e será seguido pela doença, velhice e depois morte. A aceitação desse ciclo, repetido sem cessar através de inúmeros reinos permeados de infortúnios e destituídos de bem-estar ou felicidade duradouros, se encontra na raiz da renúncia. E tem levado incontável número de pessoas a buscar ensinamentos e práticas que conduzem ao estado supremo de libertação: o nirvana, a cessação da compulsão de vir-a-ser que nos liberta do samsara, o sorvedouro das existências.

"Não havendo desejo na mente, haverá renascimento?", perguntei a Amchi-la outra vez.

"Sim", respondeu.

"Seria a superação do desejo o objetivo da meditação?"

"O objetivo da prática é a superação do desejo", respondeu pacientemente.

A embriologia clássica tibetana descreve a microestrutura do esperma e do óvulo e revela uma compreensão precoce da genética. Sabe-se que o sêmen consiste de *bijas*, sementes, células que compõem o esperma. Cada bija se compõe de *bijabhagas*, unidades responsáveis pela geração de determinados órgãos e vísceras; as bijabhagas, por sua vez, são compostas de subpartículas que, não sendo perfeitas, podem causar perturbações estruturais e funcionais. Esse conceito tem um paralelo aproximado na microbiologia moderna; as células do esperma transportam cromossomos compostos de espirais de DNA que consistem de genes individuais.

A medicina tibetana considera que o sexo de uma criança é determinado por três fatores primários. O primeiro é a força relativa das essências vermelha e branca dos pais. "Se o esperma do pai é mais abundante", disse o dr. Chopel, "será concebido um menino e, se o sangue da mãe é mais abundante, será concebida uma menina."

O segundo fator é o momento da concepção. O dr. Chopel apresentou a sua visão, partilhada tanto pela ginecologia tibetana quanto pela ayurvédica, de que se a concepção ocorre no primeiro, terceiro, quinto, sétimo ou nono dia do ciclo menstrual, será um menino; se for no segundo, quarto, sexto ou oitavo dia será uma menina. Os médicos modernos têm dificuldade em aceitar essa explicação numérica dos processos cromossomáticos responsáveis pela determinação do sexo do bebê.

O terceiro fator é a atração e/ou aversão pelo pai e/ou pela mãe que sente a mente querendo reencarnar. Se sente atração pela mãe e aversão pelo pai, será do sexo masculino; se a atração é pelo pai, será do sexo feminino. Ainda que essa noção não possa ser cientificamente confirmada ou negada, ela desempenha um papel nas meditações tântricas da reencarnação consciente. O budismo tibetano, com o seu viés patriarcal e patrilinear, tende a afirmar que só se pode alcançar a iluminação num corpo masculino. É por esse motivo que o meditante tântrico se visualiza penetrando a boca do pai. Ele se relacionará com o feminino a partir do poder masculino de atração.

A aula do dr. Chopel prosseguiu. "A forma humana é criada por três humores formados pelos cinco elementos universais e pelos elos kármicos dos pais e do filho. Será preciso cada um dos cinco elementos para que o feto se forme e se desenvolva: o elemento ar sustenta a vida através da oxigenação da circulação fetal; o espaço garante o crescimento; o fogo estimula o metabolismo; a terra dá massa à carne; a água alimenta e desenvolve.

"O elemento terra empresta o olfato, a carne e os ossos. O elemento água empresta o gosto, produz o sangue, a umidade e fluidos para o corpo. O elemento fogo empresta o poder da visão, a tez e o calor do corpo. O elemento ar empresta o tato e produz a respiração, a firmeza e a suavidade da pele. O elemento espaço permite a audição e produz as cavidades e canais na cabeça e no corpo. São estas as condições para que possam surgir a massa e a forma do bebê."

O Ayurveda descreve o embrião como *garbha*, união do esperma, do óvulo e de *atma* (alma), alimentado por rasa, os sucos nutritivos purificados da mãe. De todos os fatores que influenciam a vitalidade do embrião, atma é o mais importante. Atma é composta por mente e intelecto, que transmigram da vida passada na forma de um corpo astral, composto de formas etéricas dos cinco elementos universais.

Somos trazidos para a existência ao fundirem-se os mahabhutas, os cinco agregados psicofísicos e as qualidades dos elementos primordiais, que são, simultaneamente, a matéria, a energia e a inteligência. Num fluir incessante pelos labirintos de conexões e canais do corpo, as cinco qualidades atômicas da Criação formam uma mandala do universo em miniatura. Os ossos são o barro e a poeira, minerais que circulam continuamente, formando e deformando nosso denso âmago esquelético. A água da chuva e dos rios circula na transpiração e no sangue, no oceano e no orvalho, ungindo suavemente a vida que envolve a solidez da nossa estrutura óssea. Nossa respiração se move invisível, sua clareza e leveza em expansão e contração através do espaço. Os raios do sol penetrantes e sutis são refletidos na luz dos nossos olhos e no calor do corpo; o fogo da digestão empresta brilho à compleição. O corpo humano é uma teia de calor, de líquido, de luz e de ar, uma matriz efêmera de formas mutáveis.

Os médicos tibetanos e ayurvédicos, desde os primórdios de suas medicinas, descrevem a evolução do feto de semana a semana. Esse conhecimento é uma das muitas e brilhantes realizações dos primeiros cientistas naturalistas que pesquisaram sem o recurso de sofisticada tecnologia. Suas observações, colhidas a partir das evidências físicas e de uma profunda experiência contemplativa são consistentes com o que se conhece na ciência ocidental. O dr. Chopel define esse conhecimento antigo:

"Na primeira semana o sangue e o esperma se misturam, adquirindo a consistência de leite e sangue misturados", disse o médico. "Na segunda semana se torna mais espesso."

Doze dias depois da concepção, o útero se fecha como "um lótus ao pôr-do-sol".

"Na terceira semana o feto tem a aparência de iogurte, branco no meio e rodeado de sangue. Nesse estágio não tem forma. No decorrer dessa semana o sexo do bebê pode ser influenciado com a récita de mantras, ioga e vários medicamentos. A partir da quarta semana já não é mais possível. Durante a quarta semana a forma do feto se assemelha à de um rabanete."

Segundo as teorias da ioga tântrica, o umbigo é a primeira parte do corpo a se formar, por meio do qual o sangue da mãe passa a circular no embrião. O calor e a respiração estimulam os canais primitivos do embrião.

"Na quinta semana o umbigo começa a crescer e se assemelha a um rabanete. Na sexta semana a coluna vertebral começa a crescer a partir do umbigo. O bebê se desenvolve com a ajuda do umbigo que está conectado aos principais canais do útero. Nutrientes do alimento da mãe passam para o bebê através desses canais. Sem esse alimento, o bebê não se desenvolve, assim como o arroz não cresce sem água."

Quando plenamente desenvolvido, o umbigo contém um plexo de 500 nervos sutis que contribuem para o processo de refinação da medula em kua vermelho e branco.

Esses nervos desempenham um importante papel nas meditações tântricas que ativam a circulação do prana através dos chakras, centros de energia do corpo etérico.

Não possuindo instrumentos como a ultra-sonografia para ver internamente, pediatras e ginecologistas dependiam de observação perspicaz e poderes de raciocínio dedutivo para desenvolver os conceitos de embriologia. Como os seus pares modernos, esses médicos, vindos de terras distantes, se reuniam para trocar conhecimentos. Uns postulavam que, por ser o centro dos sentidos, a cabeça se desenvolveria primeiro. Outros diziam que, sendo o centro da animação, do intelecto e da mente, seria o coração. Alguns postulavam que, sendo o órgão original para a conduta da alimentação, seria o umbigo. Outros ainda sugeriam que, como instrumentos responsáveis pelo movimento, seriam as mãos e os pés. Por ser o centro de vata, que governa todas as atividades do corpo, alguns postularam que seria o intestino grosso, outros alvitraram que, por serem as faculdades da percepção, seriam os órgãos dos sentidos. Houve quem argumentasse que, por ter sido a primeira parte do corpo a se formar, seria o tronco ao qual estão conectadas todas as outras partes. Dhanvantari, o médico-santo do Ayurveda, pôs fim ao debate afirmando que, ainda que em diferentes fases, todos os órgãos se desenvolvem simultaneamente. Para ilustrar como as várias partes dos organismos se desenvolvem por etapas, mesmo enquanto se formam simultaneamente, citou exemplos na natureza.

"Do pai nos vêm os ossos, os dentes, a coluna vertebral", disse o dr. Chopel, continuando sua explicação sobre as primeiras etapas da gestação. "Da mãe, a carne, o sangue e os órgãos vitais. Os órgãos dos sentidos surgem a partir da consciência do bebê." O pai contribui com os elementos firmes e estáveis e a mãe com os órgãos maleáveis e os tecidos.

O Ayurveda afirma que, ao encarnar, o ser herda seus constituintes das influências do esperma, óvulo, rasa e atma. De rasa, o crescimento adequado, vigor, massa e força assim como outros aspectos associados aos nutrientes. Atma determina o reino em que a criatura vai nascer, a longevidade, a consciência de si mesma, os órgãos e a consciência dos sentidos, prazer e dor, desejo e aversão, nível de compreensão, memória, etc. Atma traz consigo influências sobre a mente, como o caráter, a memória, etc. Atma também é dotada de vários graus de inteireza que contribuem para a saúde do corpo, clareza dos sentidos, virilidade e ainda outras características similares.

"Durante a oitava semana os olhos ainda se desenvolvem e define-se a forma da cabeça. Na nona semana surge a cavidade no interior do feto em que se formará o estômago. Até este estágio diz-se que o embrião é um peixe por ainda estar destituído de membros."

Começamos como uma semente plantada no solo do útero, a consciência pura sob o manto da carne e do sangue de nossa mãe. Atraídos pelo desejo de vir-a-ser e o amadurecimento de ações passadas, surgimos do Bardo informe assumindo as muitas formas das etapas de evolução da vida humana. A partir da concepção, o embrião humano atravessa o reino vegetal, o animal inferior e o animal superior.

"Na décima semana, podemos observar a formação de braços e pernas. Na décima primeira semana, os olhos, as orelhas, o nariz e a boca e ainda o órgão sexual e o ânus estão bem mais completos. Durante a décima segunda semana, os cinco órgãos vitais começam a se formar e durante a décima sexta semana as cavidades dos órgãos podem ser observadas. Na décima quarta semana braços e pernas continuam a se desenvolver e, na décima quinta semana, se pode constatar a massa muscular. Na décima sexta semana aparecem os dedos das mãos e dos pés e na décima sétima desenvolvem-se os principais nervos de conexão das partes internas do corpo com as partes externas. Então a forma humana está definida. Nesta etapa diz-se que o feto é uma tartaruga, tendo membros e cabeça."

Nos últimos três meses, o crescimento do feto coloca o fardo mais pesado nos órgãos de eliminação da mãe, afetando a qualidade do sangue e dos nutrientes que circulam no útero. Por esse motivo, quando o feto está mais exposto às impurezas, no período entre a décima oitava e a trigésima nona semana, diz-se ser o estágio do porco. As medicinas tibetana, ayurvédica e chinesa consideram as doenças da primeira infância, como a varicela (catapora), um processo saudável e natural de purificar as toxinas do período pré-natal, acumuladas durante essas semanas.

A embriologia tibetana e a ayurvédica descrevem não só o desenvolvimento corporal do feto como também os vários condicionamentos vivenciados pela consciência que encarna. Como seria de esperar, os médicos chegaram a um consenso quanto ao momento em que a consciência se manifesta pela primeira vez no feto: no terceiro, quarto ou quinto mês. Um dos motivos para a divergência era que diferenciavam quando o feto começa a ter sensações corporais, quando começa a ter emoções e quando se torna consciente. Havia um acordo tácito de que a consciência é associada ao coração e ainda um consenso de que quando o coração começa a bater a mente passa a funcionar. Tanto a medicina tibetana como a ayurvédica afirmam que, à medida que a mente desperta, o embrião começa a passar por estados emocionais, a ter lembranças de vidas passadas e a sentir saudade. Tais pensamentos e sentimentos são transmitidos a partir do coração do feto; essas noções e emoções são transmitidas do coração do feto pela corrente sanguínea ao coração da mãe que, em seguida, passa a ter desejos e aversões por diferentes alimentos, aromas, etc.

"Na quarta semana, quando o feitio do embrião é o de um rabanete", explicou o dr. Chopel, "a consciência começa a penetrar na forma. Na sétima semana, a primeira das consciências dos sentidos, os olhos, começa a se desenvolver. Na vigésima quarta semana o bebê está plenamente formado e, a partir de então, têm início várias formas de sofrimento. Se a mãe bebe líquidos muito quentes, o bebê sente que está se queimando; se são comidas frias, se sente gelando. Se a mãe tem um movimento brusco, o bebê sente que está caindo; se ela levanta algum peso, o bebê sente que está sendo esmagado. Na vigésima quinta semana, as correntes do humor ar começam a se pôr em movimento e, na vigésima sexta semana, o bebê começa a lembrar-se da vida passada e passará por diferentes tipos de emoções. Na trigésima sétima semana o bebê se sente rodeado de pus e de fluidos, triste e desconfortável. Ao mesmo tempo, resultado do karma da vida anterior, surgem pensamentos negativos. Devido à ignorância tem desejo e aversão."

Nessa etapa, o ser humano está completamente formado, a consciência instalada na nova morada espera, mal acomodada, o momento de ser expelida para a próxima vida.

"Se o bebê se deita do lado direito do abdômen", disse o dr. Chopel, "o leite e a sensibilidade são constatados no seio direito, se a mãe sonha com homens e se sente leve, será um menino. Se o bebê se deita do lado esquerdo, o leite primeiro aparece no seio esquerdo, e se a mãe sonha com cantos, enfeites, jóias, etc., será uma menina." Essa descrição das polaridades representa a visão tântrica do sistema nervoso que descreve a narina direita como a abertura para o lado solar, a corrente masculina do prana, e a esquerda, para o lado lunar, a corrente feminina. Muitos médicos tradicionais e parteiras são exímios no uso desse tipo de observação e conseguem prognosticar o sexo da criança.

Os seres humanos emergem de uma massa morna, semelhante ao iogurte, indiferenciada, primordial, ou formando uma unidade com a mãe. Atravessando as formas animais, passamos pelos estados evolucionários da vida embrionária. Flutuando, translúcidos, na leveza do mundo líquido, sentimos todas as sensações, todos os pensamentos, todas as emoções daquela que nos está dando a vida. Finalmente, somos expelidos através da vagina, espremidos como pela espiral de uma concha. Com a primeira inspiração, pomos em movimento a roda do tempo sem ter nenhuma idéia de quantas voltas ela ainda dará até a última exalação.

O sentido de um eu se desenvolve nas dualidades do interno e do externo, do coração e da mente, do eu e do outro. Logo perdemos a sensibilidade para os sentimentos dos que nos rodeiam e gradualmente nos afastamos da espontaneidade e expressividade inatas. O isolamento aumenta até que nos encontramos a sós no mundo. "A conceituação do afastamento é a raiz de todo sofrimento", meu sábio mestre disse, concluindo seus comentários sobre a embriologia.

Temos no nosso interior um embrião translúcido, cujos olhos escuros perscrutam o espaço infinito. No recôndito do nosso sistema nervoso, viajando através dos canais da força da vida sob o limiar das nossas percepções, as sensações do mundo que nos rodeia podem ser pressentidas. Algures, nas camadas mais profundas de nosso corpo e mente, estamos conscientes da nossa conexão com a totalidade que jamais cessou.

Se pudéssemos nos desvestir deste eu ilusório em que acreditamos, no imo da massa ondulante que jorra vibrante, feita de vento, de água, de fogo e de terra que afirmamos ser nós mesmos, sentiríamos a vida que jorra dentro e fora de nós. Sentiríamos a felicidade e a dor dos demais como nossa e, naturalmente, desejaremos que sejam felizes e livres do sofrimento. Então, o Buda adormecido despertará.

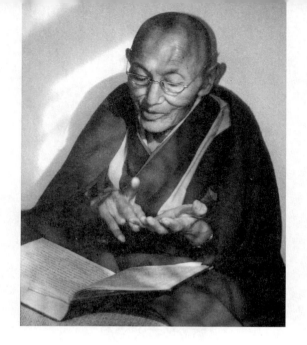

9

MEDICINA SÁTTVICA

A clínica médica passa a ser uma disciplina espiritual quando quem a pratica, reconhecendo os demais como seus pais em vidas passadas, aspira libertar todos os seres do sofrimento. O médico competente, movido pelo amor, segue os ensinamentos do Dharma. Quando o médico se empenha com carinho e transmite segurança, o tratamento pode ser mais eficaz.

KALU RINPOCHE

O resultado dos cuidados do médico reflete

seu próprio nível de motivação e sua virtude.

Dr. Ngawang Chopel

Segundo o sistema de enumeração Sankhya, origem dos princípios da fisiologia ayurvédica, a Criação surge da interação de Purusha, vacuidade primordial, com Prakruti, a natureza primeva da manifestação dinâmica. Surgidos da matriz fecunda de Prakruti, os níveis subseqüentes de expressão da Grande Mãe — das formas mentais mais sutis aos elementos externos mais grosseiros apreendidos pelos órgãos dos sentidos — emergem como uma tríade de atributos, ou *gunas*, que, juntos, tecem a realidade subjacente do cosmo. Na sua forma mais pura, os gunas podem ser observados em cada momento de cada dimensão da Criação, que começa como um impulso conceitual na consciência, se manifesta através do movimento da energia e finalmente toma forma na matéria. Essas etapas são, respectivamente, as funções de *sattva*, *rajas* e *tamas*. Ao adquirir uma certa compreensão sobre a natureza de gunas, como conduzem e influenciam o desdobrar infinito da vida, abrimos as portas da percepção a muitos segredos do universo, do corpo e da mente, assim como da enfermidade e da cura.

As incontáveis manifestações da natureza podem ser qualificadas conforme a ação dos três gunas, que não são inerentemente nem bons nem ruins; os violentos poderes rajásicos dos vulcões criando novas terras ou a decomposição tamásica de um corpo em putrefação fazem parte dos processos indispensáveis à vida. No contexto da filosofia ayurvédica, contudo, onde os gunas são usados para descrever as características mentais, emocionais e psicológicas e seus impactos na saúde e na enfermidade, para o bem-estar dos humanos, precisamos diferenciar atributos benéficos e maléficos. Assim, reconhece-se sattva como sendo positivo, enquanto que rajas e tamas, ainda que também úteis, como sendo negativos.

Uma forma de ilustrar os muitos atributos do termo *sattva*, especialmente no tocante à cura, é visualizar a imagem do Buda da Medicina. Seu assento em lótus desabrocha e se ergue em luz; ele está sentado na postura mais sáttvica de perfeito autocontrole ióguico, *padmasana* (lótus completo), sobre um disco de Lua de amor sáttvico refrescante. A mão esquerda de Bhaisajyaguru repousa no gesto de equilíbrio sáttvico, sobre a qual se encontra uma cuia de néctar que confere imortalidade, bebida que outorga libertação sáttvica. Com a motivação sáttvica de curar todos os males, sua mão direita oferece um ramo da fruta myrobalan, supremo remédio sáttvico, que não causa danos a quem quer que seja. O corpo de espaço azul de Sange Menla permeia todo o cosmo com uma presença sáttvica ilimitada, seus raios sáttvicos dissolvem os venenos contidos na mente dos seres. Seus hábitos dourados emitem um calor radioso de virtudes sáttvicas; seu corpo está envolto em arco-íris de pureza sáttvica, emanando campos áureos giratórios de luz. Esses são alguns exemplos dos ricos significados de sattva.

Partindo dos gunas, o Ayurveda aponta três reinos da medicina: "os cuidados tamásicos, rajásicos e sáttvicos", Gopal comentou numa tarde em que, acompanhados pelo dr. Aryal, visitamos o seu laboratório. "Os cuidados tamásicos têm a sua origem nos reinos dos demônios; são rigorosos, dolorosos, incutem temor e têm seqüelas: são a cirurgia e os medicamentos tóxicos. Os cuidados rajásicos têm a sua origem no reino intermediário entre os humanos e a terra: têm sabores desagradáveis e podem ser amargos, salgados, azedos ou adstringentes, mas com efeitos salutares. Os cuidados sáttvicos são rasayana, rejuvenescimento alquímico: vêm do céu, não têm mau gosto ou seqüelas. E não são só daqui — são muito apreciados em outras galáxias, pelos deuses, rishis e seres divinos."

O dr. Aryal concordou e acrescentou: "Os remédios dos reinos superiores são elixires alquímicos criados pela sobreposição da mais pura prática espiritual e as transmutações externas de substâncias medicamentosas. Os médicos que dão origem a essas preparações são renomados nos três mundos."

Encontramos um exemplo marcante das diferenças entre os cuidados sáttvicos, rajásicos e tamásicos comparando as origens da medicina moderna com a medicina clássica ayurvédica. Os três ramos principais da medicina alopática, trauma, cirurgia e medicamentos sintéticos, surgiram na era dos compostos tóxicos de mercúrio e sangrias indiscriminadas, foram aprimorados nos campos de batalha e trazidos ao conhecimento do grande público pelo *marketing* das empresas farmacêuticas. Assim, o enfoque e papel preponderante da alopatia versa sobre a sintomatologia dos efeitos sociais de condutas rajásica e tamásica como quando, em casos de graves ferimentos ou acidentes, recorre-se a tratamentos heróicos, com tecnologia sofisticada nas patologias agudas onde existe risco de vida e gerenciamento bioquímico dos sintomas.

A história das medicinas ayurvédica e tibetana, por outro lado, se origina nas contemplações místicas dos antigos videntes que elucidaram os princípios naturais universais espirituais, tal como foram apreendidos em estados meditativos. Porém, segundo os velhos sábios médicos, a saúde não diz respeito apenas aos cuidados que debelam os sintomas, mas pode ser definida como o estado de equilíbrio entre *doshas*, *dhatus* e *malas* (humores, tecidos e dejetos), juntamente com o estado de felicidade da mente, dos sentidos e da alma. Em última análise, o objetivo das artes de cura ayurvédica e tibetana é a iluminação e a salvação. Conseqüentemente, essas técnicas curativas procuram alcançar o bem-estar e a longevidade através da harmonia, do equilíbrio, do rejuvenescimento e da sabedoria transcendental em que predominam as qualidades sáttvicas.

Sobretudo, o Ayurveda é a arte de curar as moléstias adotando um estilo de vida saudável. Segundo o dr. Tiwari, "remédios e tratamentos não são a prioridade da medicina ayurvédica que, antes de mais nada, diz respeito ao que se deva fazer para ter e manter a saúde levando em conta atitude, alimentação e hábitos, para depois, então, prescrever os medicamentos; tratar a moléstia é secundário, a ciência moderna ainda não atingiu este nível." A filosofia e o papel a serem desempenhados por médicos e pacientes é uma característica importante e marcante da clínica sáttvica. Na relação médico-paciente, regida por rajas e tamas, o último é um receptáculo passivo para tratamentos e medicamentos, enquanto que, numa relação sáttvica, o médico é, sobretudo, um educador que sustenta a transformação positiva, enfatiza a responsabilidade do paciente em relação à saúde e ensina a forma de se cuidar. Os médicos sáttvicos são amigos espirituais numa jornada para o bem-estar, elevam e capacitam os pacientes e são partícipes do seu desenvolvimento pessoal.

Para o dr. Singh, como para a maior parte dos praticantes, a Ciência da Vida não é um mero ramo da medicina. "O Ayurveda ensina a utilizar sentidos e intelecto corretamente", observou ele durante uma de nossas conversas filosóficas. "É uma abordagem sem pretensões e muito prática, trata-se do dia-a-dia, de não fazer nem demais nem de menos, encontrar o nível ótimo que difere de uns para outros. O Vaidye deve fazer com que cada um encontre o que lhe convém."

"A palavra *Dharma* na filosofia ayurvédica quer dizer uma conduta benéfica, adequada a cada um", disse o dr. Tiwari. "Há quem diga ser um estilo de vida. Dharma ensina o que é benéfico e o que não é; o que nos traz benefício é o nosso Dharma, a nossa religião. Sabedor do que prejudica ou beneficia, o médico aconselha uma coisa e não outra e assim, com ele, cada um passa a conhecer o seu Dharma."

A clínica ayurvédica enfatiza a restauração do equilíbrio da constituição do paciente recomendando um estilo de vida sáttvico. As enfermidades são quase sempre causadas, senão agravadas, por hábitos que, antes do início do tratamento, precisam ser identificados e abandonados. Sem que sejam eliminadas as causas das enfermidades, os medicamentos serão meros paliativos ou, na pior das hipóteses, mascaram os sintomas, perpetuando hábitos insalubres e causando a proliferação das enfermidades. A menos que se tenha por base uma rotina saudável de manutenção da cura, a clínica sintomática se torna vã e frustrante, tanto para o paciente quanto para o médico. Os regimes recomendados pelos médicos ayurvédicos e tibetanos garantem o equilíbrio fisiológico através de abordagens sáttvicas: meio de vida correto, pensamento correto, ciclos de sono e alimentação adequados e boas relações interpessoais. Implementadas essas mudanças, muitos dos sintomas desaparecem sem recurso a medicamentos e os mais persistentes são debelados com pouco tempo e esforço. Segundo o Ayurveda, "os que se alimentam adequadamente não necessitam de ervas ou tratamentos, os que não se alimentam adequadamente não necessitam de ervas ou de tratamentos".

A medicina sáttvica é considerada o reino mais elevado da cura e a que produz os melhores resultados com o mínimo de desconforto ou seqüelas. Contudo, para que sejam eficazes, os métodos sáttvicos precisam ser sustentados por mudanças positivas, radicais mesmo, podendo gerar, em certos pacientes, alguma dificuldade em conciliar com o cotidiano. Durante uma de nossas entrevistas, a dra. Shrestha falou sobre o aspecto espiritual do Ayurveda: "Os tratamentos sáttvicos não servem para qualquer um, não são tão simples; podemos ter muito bons resultados, mas será preciso que mudem os hábitos.

"Uma das causas das enfermidades é *pragyaparad*, o que sabemos que não devemos fazer, mas que fazemos, por omissão ou hábito. Desde que nascemos e depois, devido à educação ou à cultura, desenvolvemos *samskaras* (hábitos recorrentes) e leva muito tempo para passar de um hábito recorrente para outro; precisamos de forte determinação para contornar hábitos, uma das funções da mente. Quando o processo racional e a atividade são sáttvicos, a conduta cria um entorno sáttvico. A transformação sáttvica não é fácil, mas é absolutamente possível; é um nível muito elevado de tratamento." Os textos sagrados dos médicos videntes recomendam aos que se dedicam às artes da cura que adotem hábitos sáttvicos para que possam ser guias exemplares de saúde.

As filosofias clínicas ayurvédica e tibetana afirmam que o grau de apuramento sáttvico do médico afeta o resultado dos tratamentos e do receituário. Um dos exemplos mais marcantes é a necessária empatia na relação médico-paciente. As condições rajásicas estressantes, as pesadas cargas de trabalho, a convivência despersonalizada e os labirintos burocráticos depauperam física e emocionalmente médicos e enfermeiros, causando uma interação insatisfatória com pacientes, danos à saúde e prejuízos. Os médicos que estabelecem e alimentam relações sáttvicas com os pacientes, baseadas numa relação unifocal de carinho, são felizes e realizados; satisfazem os pacientes e estão menos sujeitos a erros médicos.

Na medicina tradicional da Ásia, e até recentemente também na alopática, a lucidez sáttvica do médico tem sido uma característica determinante e um quesito imprescindível para o diagnóstico. O êxito do médico depende da capacidade de perceber sinais sutis externos que revelam os movimentos internos do corpo. O colorido da tez, as muito complexas sensações tácteis nos pulsos, os padrões termográficos na pele, o brilho intangível do espírito, a topografia palpável do abdômen e pontos de acupuntura, que são expressões das ondulações do corpo, o cheiro do paciente, a morfologia da língua e inúmeros indicadores suplementares que contribuem para o diagnóstico desvendam seus segredos aos bem treinados olhos, orelhas, nariz e mãos dos médicos. Os procedimentos de diagnóstico são uma arte sáttvica de atenção unifocal, toque suave e escuta receptiva.

A sofisticação tecnológica moderna eliminou grande parte do fator humano no diagnóstico clínico. Sem a perícia tradicional para fazer um diagnóstico, os clínicos dependem totalmente de exames laboratoriais, descuidando de seus poderes de observação. Num processo dominado pela busca de informação bioquímica financeiramente lucrativa, os subsídios relativos ao estilo de vida, como o estresse e alimentação inadequada, o bom senso não tem vez, ainda que o compromisso do médico seja o de utilizar suas faculdades pessoais no diagnóstico. Disse um dia o dr. Tiwari: "Hoje em dia, recorremos principalmente a equipamentos, mas deveria ser exatamente o oposto: primeiro o diagnóstico, depois a sustentação do diagnóstico através da investigação patológica."

O dr. Singh crê que a dependência tecnológica é um dos motivos que leva os ocidentais a se interessarem cada vez mais por métodos e abordagens orientais. "Vai-se à Clínica Mayo para fazer exames médicos", disse-me um dia numa conversa típica e animada, "sai-se com todos os relatórios, produzidos por computadores, mas nunca se é examinado por um único médico! Será que isso resolve os problemas de saúde? Os ocidentais sentem-se alienados e buscam algum tipo de contacto humano." De muitas formas, os médicos de antigamente estavam mais bem equipados para atender às necessidades do homem usando métodos mais simples.

A filosofia médica tradicional asiática se baseia na observação das forças macrocósmicas que atuam no microcosmo do corpo. Perceber essa unidade do corpo, da mente e do meio ambiente é qualidade sáttvica que faculta aos médicos compreender a ampla gama dos fatores que afetam o indivíduo e ter uma visão acurada das camadas mais profundas causativas dos males. O Ayurveda sugere o estudo de muitas disciplinas para a ampliação da visão holística dos médicos e adverte que, quanto mais especializados são, menos entendem. O dr. Tiwari enfatizava, com freqüência, como o pensamento ayurvédico é naturalmente holístico e não especializado. "Quando nos especializamos em demasia", disse-me o herborista uma vez, "deixamos de pensar no organismo como um todo. O Ayurveda engloba e atende a todas as circunstâncias da vida, enquanto que a medicina moderna considera apenas enfermidades e sintomas."

O dr. Tiwari crê que se a medicina moderna usasse sistemas de diagnóstico e teorias de patogênese do Ayurveda e da medicina tibetana, teria um melhor retorno e facilitaria os tratamentos. "A cultura, o cotidiano, a alimentação, o ambiente, as condições familiares, a posição social e os fatores mentais, todos têm influência sobre a saúde", explicou. "Se a causa do mal está na alimentação, os médicos ayurvédicos e tibetanos agem como nutricionistas, recomendando alimentos que curam. Ora atuam como sanitaristas, aconselhando rotinas para o dia-a-dia, ora como fisioterapeutas recomendando certos exercícios. Todas essas disciplinas estão incorporadas numa só pessoa; a medicina moderna tem as mesmas abordagens, mas consta com diferentes ramos de atividade."

Um dos primeiros conceitos introduzidos nos diagnósticos da medicina chinesa é o *shen*, presença espiritual. O ideograma representa um espaço terrestre intersectado por um traço vertical do pincel e ilustra o conceito do sopro imaterial infundindo a matéria. Descreve-se shen como sendo o que dá coesão à consciência; na terminologia ayurvédica é a luminosidade de ojas e a vibração positiva de prana emanando do coração e do cérebro. Shen dá brilho aos olhos e segurança à voz. Quando o espírito é luminoso, dispõe-se a ouvir as mensagens do corpo, se responsabiliza pela própria saúde adaptando o estilo de vida e aprendendo através da convivência com as enfermidades. Essas manifestações sáttvicas do shen luminoso ativam o sistema imune e agilizam a cura; o espírito luminoso supera mesmo as doenças mais sérias. Quando o shen é baço, diz-se que o paciente tem a aparência da madeira e é pessimista; quando está debilitado, mesmo as enfermidades mais simples são difíceis de tratar.

É possível que a tragédia maior da medicina moderna, a que causa grande prejuízo ao shen, seja o reforço que os médicos dão à pouca fé dos pacientes com relação à possível recuperação e cura. Informados de que terão de conviver com seus males para sempre, sentem-se impotentes, desanimados e frustrados com a perspectiva de tomar medicamentos por toda a vida. Devido à incapacidade do médico de diagnosticar corretamente, serão considerados casos psicológicos, pressionados e manipulados para submeterem-se a procedimentos clínicos desnecessários, ridicularizados quando manifestam curiosidade pela medicina alternativa e aterrorizados por previsões funestas. Os médicos só poderão ser fiéis ao juramento de Hipócrates de "não causar nenhum dano", evitando negatividades e elevando o shen do paciente. Quando se é tocado pelo espírito de sattva, está montado o palco para um tratamento bem-sucedido.

"Nosso poder de cura aumenta quando transmitimos esperança aos pacientes e invocamos a sua força de vontade", disse-me um dia o dr. Tiwari. "Ouvindo palavras de ânimo, o organismo é vitalizado, os efeitos terapêuticos dos medicamentos são potencializados e o processo de cura é ativado. Um médico precisa ter força de vontade, confiança e empenho em curar o paciente; ele não pode estar confuso ou ter pouca confiança em si mesmo. O paciente precisa pensar, 'este mal é curável'. É preciso uma relação de fé, tanto da parte do médico como do paciente; quando o paciente não confia no médico, ele não será curado."

Médicos ou não, os que praticam a arte da cura e têm uma aura sáttvica suscitam uma fé religiosa nos demais. Numa terra onde a oração, os mantras e as bênçãos de homens santos fazem parte do cotidiano, recuperações atribuídas às influências divinas são comuns. Para a mente sáttvica, a cura pela fé é um reflexo natural das leis do espírito e das envolturas energéticas do organismo, enquanto que, para os céticos, não passa de um efeito de placebo; importa, contudo, que os pacientes sintam melhoras.

Varávamos a noite no retiro de Gopal nas montanhas, trocando impressões sobre nosso tema predileto, o recurso aos poderes místicos na cura. R. D. Mahatyagi, médico formado em Ayúrveda e bioquímica, era um dos mestres que vinha com freqüência dar-nos ensinamentos. "Em muitos lugares do Nepal e da Índia não há médicos", observou durante um de seus ensinamentos noturnos. "Têm feiticeiros que sopram na água antes de dar a beber. Acontece de um curandeiro dizer apenas: 'Livre-se desse mal', e o paciente se livra do mal, sem mais nem por quê. Há uma teoria científica que sustenta esse fenômeno: quando se tem confiança, a secreção hormonal cura o mal. O médico pode não ser capaz de curar o paciente, enquanto que uma pessoa iletrada cura." Essas palavras ecoavam os relatos bem conhecidos de iogues que curavam apenas com as cinzas carregadas de prana de suas lareiras.

Ainda que cético no tocante a fenômenos milagrosos, o dr. Singh contou-me ter presenciado demonstrações de poderes ióguicos e reconhecia a presença de energias que transcendem o racional. Certa vez, na Universidade de Benares, viu um velho materializar caixas repletas de doces diante de centenas de cientistas e professores. "Há um baba saddhu que mora na margem do Ganges", contou-me uma tarde no seu consultório em Sinamangal. "Multidões vêm vê-lo todas as terças-feiras e sábados, é preciso fazer fila para chegar até ele. Todos têm algum problema, como 'quero um filho varão, senhor', 'o meu filho é assim', 'o meu negócio vai mal...' Ele dispõe apenas de dois pós: um pó branco, um pó preto em dois recipientes. Ele diz: 'Tudo bem, você vai ter, não tem por que não ter.' Sei exatamente o que está dando: o pó branco é carbonato de cálcio e o pó preto é nux vomica purificada, medicamentos comuns. O baba tem centenas de fotografias de crianças que trouxe ao mundo, por assim dizer; fez muita gente feliz."

"Como se explica isto? Você não pode. Creio que existe alguma coisa a mais do que os olhos vêem e do que os medicamentos fazem. Quando se trata da química do organismo apenas, estamos restritos às reações físicas e químicas, como na medicina moderna. Passando para o nível espiritual, já não é questão do que seja ou não seja possível. Se for o meu desejo, ele será curado. Ambas as leis estão presentes, a física e a química, e ainda certos aspectos aos quais as leis não se aplicam."

Através dos tempos, os sensitivos que se dedicam às artes da cura observam que pensamentos e sentimentos são compostos por energias atmosféricas sutis, infundidas de gunas etéricos. O médico sáttvico potencializa os efeitos benéficos de medicamentos e tratamentos quando, pela sua compaixão, bondade e alegria, eleva o shen dos pacientes, enquanto que os que manifestam sintomas rajásicos de estresse ou tristeza afetam adversamente pacientes já sensíveis à dor e ao sofrimento. O Ayurveda reconhece o fenômeno e recomenda que, para o bem dos pacientes, os médicos cultivem os estados mentais sáttvicos. Contudo, não há nada que supere a oração e a meditação, as mais valiosas chaves que dão acesso ao potencial da medicina como caminho espiritual. Os que se comunicam com o paciente na sua essência mais profunda são os que curam com mais eficácia. "Só os médicos que oram e meditam têm o poder de curar as enfermidades da mente e as emoções", afirmou o dr. Jha na época em que iniciava os meus estudos.

O dr. Mahatyagi disse-me um dia: "Os médicos precisam ter devoção e fé em Deus e, ao passar uma receita, precisam ter uma mente pura, um espírito dadivoso e a aspiração de serem capazes de abençoar o paciente. Ensina o Ayurveda que, pela oração, obtêm-se melhores resultados. Enquanto prescrevo, então diferentes mantras conforme a enfermidade; cumpro meu dever pedindo a Deus que me abençoe para ser bem-sucedido na cura. A maioria dos Vaidyes tradicionais, da Índia e do Nepal, crê em Deus e cotidianamente recita seus mantras. Na medida em que cultivam essa prática, obtêm igual medida de sucesso."

Aureolados por orações e práticas meditativas, os médicos desenvolvem grande talento. "Se o médico tem algum poder espiritual ou pensamento espiritualizado, o tratamento é mais bem-sucedido", diz o dr. Tiwari. "Somos meros veículos de cura, nunca agentes, quem cura é Deus onipotente, diz a sabedoria hindu. O médico deveria pensar, 'que Deus me ajude a cuidar deste paciente', para ser apoiado pela força divina; com as bênçãos de Deus é possível obter grandes êxitos."

Segundo a filosofia sáttvica da cura, quanto mais profundamente nos conectamos à divindade interior, mais saudáveis nos tornamos; assim, no Ayurveda, o tratamento clínico é considerado secundário à contribuição para a evolução espiritual do paciente. "O fundamento do Ayurveda é a espiritualidade", diz a dra. Shrestha, "porque a preocupação dos Vedas é com o poder divino. Poder divino, espiritualidade e mente se encontram no cerne do ser." Aos pacientes, os médicos ayurvédicos e tibetanos recomendam práticas devocionais e orações, técnicas ióguicas e disciplinas mentais como a meditação e a visualização.

Os velhos sábios médicos ensinaram que a prática da medicina é a melhor das vias para o cultivo das virtudes sáttvicas, as que levam o médico a *moksha*, o despertar espiritual. Quando os médicos integram a meditação e a oração no dia-a-dia da prática da medicina, transformam a arte da cura num caminho espiritual; os pensamentos, as palavras e as ações são purificados pela plena atenção sáttvica e o consultório é um templo sagrado. As relações entre médicos e pacientes são a expressão das seis *paramitas*, as disciplinas transcendentais: paciência, generosidade, diligência, ética, concentração e sabedoria que levam à realização suprema. Sem artifícios, sobre o altar da ética, o médico realiza o ritual de cura com infatigável diligência. Com paciência e guiado pela sabedoria, alimenta a transmutação da enfermidade em saúde. As artes da cura tornam-se, assim, o veículo supremo na realização do refinamento interior e uma sadhana profunda que abre o lótus secreto do coração.

A consciência do médico é abalada quando o escalonamento dos medicamentos agrava os sintomas dos pacientes; assim, para não causar dano a quem quer que seja prescreverá tratamentos e medicamentos saudáveis e seguros. As práticas das medicinas ayurvédica e tibetana baseiam-se na doutrina de *ahimsa*, não-violência. Este aspecto da medicina sáttvica é ilustrado pelo Bhaisajyaguru, com a mão direita estendida no mudra da generosidade suprema, oferecendo o poder curativo da natureza na forma de um myrobalan, a fruta divina. Com esse gesto, a divindade nos faz lembrar que não é o médico quem cura; é o reino das plantas que provê os diferentes elementos, atribuições e sabores que equilibram o corpo. Abordando a arte da cura como servidor das intenções compassivas do Criador, partilhando com generosidade os medicamentos sáttvicos concedidos pela terra para o proveito do corpo e da mente, os médicos encontram satisfação pessoal e realização profissional e poupam sofrimentos tanto a eles mesmos quanto aos demais.

Quando praticada com consciência, conhecimento e motivada pela compaixão, a fitoterapia transmuta a sensação-consciência primária do reino das plantas, governada por guna tamas, em arte e ciência sáttvicas. A maioria das plantas utilizadas na preparação de medicamentos é fonte de fitonutrientes que alimentam, têm baixa toxicidade e poucas probabilidades de causar efeitos secundários. Poderão oferecer problemas, contudo, os altamente tóxicos, inadequadamente depurados e administrados. Os efeitos secundários das plantas mais comuns são quase sempre suaves e passageiros e o uso prolongado não leva aos níveis insidiosos e complexos da iatrogenia, observados no uso de medicamentos sintéticos. A maioria das plantas medicinais mantém as virtudes sáttvicas de alimentar e fortalecer o sistema imunológico, regular e equilibrar as funções fisiológicas e, purificando e desintoxicando, tratar as causas-raiz das enfermidades. Os medicamentos sintéticos, entretanto, são inerentemente hepatóxicos, supressores do sistema imunológico, tendem a provocar o desequilíbrio fisiológico, sendo ainda ineficazes na cura de males crônicos e enfermidades degenerativas.

As medicinas chinesa, ayurvédica e tibetana reconhecem a existência de ainda outra classe de plantas dotadas de qualidades altamente sáttvicas. As plantas apenas com o poder de curar enfermidades são consideradas inferiores às que tanto podem curar quanto prevenir os males. As que não apenas curam e previnem enfermidades, mas também levam ao despertar espiritual, são consideradas supremas. Os "medicamentos divinos", como o soma e o mercúrio purificado, utilizados no rasayana da alquimia tântrica, são as substâncias medicinais mais elevadas que encontramos na terra, capazes de curar todas as enfermidades e de conceder o *jiva mukti*. Para os que, por falta de elixires míticos, se resignam com a mortalidade, inúmeras plantas sáttvicas estão disponíveis para melhorar a saúde, promover a longevidade e aumentar a sabedoria. Na medicina chinesa, os exemplos mais notórios são o ginseng e o shou wu (*Polygonum multiflora*), enquanto na medicina ayurvédica os mais conhecidos são o myrobalan, o amla e o brahmi (*Centella asiatica*).

Muitos males podem ser tratados por métodos simples e não-tóxicos do sistema de cura sáttvica. Um bom exemplo da arte curativa sáttvica são as massagens terapêuticas que dispensam equipamentos e medicamentos. Um bom terapeuta precisa ser sensível ao corpo do paciente, ter capacidade de concentração meditativa e toque relaxante, dons que, sem causarem qualquer malefício, produzem resultados sáttvicos e inúmeros benefícios terapêuticos. A massagem é, segundo o Ayurveda, o tratamento mais eficaz para muitos tipos de dor de cabeça, insônia e uma gama de sintomas causados pelo estresse. Entre os muitos benefícios, consideram-se o rejuvenescimento, a melhor assimilação do alimento pelos tecidos, a depuração das toxinas, o nível de conscientização mais elevada, o equilíbrio emocional, o brilho e a elasticidade da pele, a imunidade, a longevidade e a acuidade visual. *Snehan* é a massagem ayurvédica que recorre ao uso de óleos medicamentosos para a depuração "pancha karma". Um dos significados de snehan é "dar amor e produzir contentamento".

Tanto os médicos chineses como os ayurvédicos tradicionalmente recebiam treinamento em técnicas de massagem, requintando a sensibilidade para o diagnóstico e o poder curativo de imposição das mãos e contribuindo também para criar afinidade com o paciente.

Sem causar efeitos secundários, a acupuntura é um tratamento eficaz na ativação dos poderes curativos do organismo, mais um exemplo de como o estado mental do praticante afeta o resultado do tratamento. Para levantar o chi, diz o *Nei Ching* (*O Clássico do Imperador Amarelo*), é preciso que o shen do médico se alie à agulha em atenção plenamente enfocada que irá despertar o campo de força da vida, composição mente-matéria que, direcionada através dos meridianos, agirá sobre o sistema do órgão afetado. Esse princípio pode ser encontrado nas práticas de qigong e cura prânica que, dispensando o uso de agulhas, enfatizam a transferência direta do chi pelas mãos de quem cura. A expressão *gong*, como em qigong, significa "união do corpo e da mente", numa alusão ao fato de que a força da vida passa a fluir em ondas e correntes tangíveis quando a atenção é plenamente enfocada. A menos que o nível de concentração seja profundo e constante para enfocar e canalizar o campo bioelétrico, nem a cura nem o que quer que seja poderá acontecer. A acupuntura obtém excelentes resultados terapêuticos através dos efeitos relaxantes da estimulação dos sistemas endócrino e parassimpático, sendo que os benefícios são ainda mais abrangentes quando o acupunturista segue o conselho do Imperador Amarelo e unifica o seu próprio shen com o campo chi do paciente.

Constatei com surpresa que, apesar do vasto acervo disponível de tratamentos sáttvicos da medicina clássica da Ásia, muitos médicos ayurvédicos do Nepal não se interessavam pela tradição, seguindo com mais empenho os preceitos de seus pares alopáticos. Infelizmente, a medicina moderna do Nepal é exercida por profissionais que receitam antibióticos indiscriminadamente e solicitam exames laboratoriais redundantes.

Numa manhã invernosa, para livrar a dra. Shrestha das condições deprimentes do hospital Naradevi, levei-a ao monte Shivapuri. Os milhafres himalaios se elevavam em asas castanhas e negras enquanto trilhávamos uma floresta de rododendros, seca e poeirenta como as ruas que acabáramos de deixar. Nossa conversa voltou a versar sobre a situação do Ayurveda no Nepal.

"Existem médicos que praticam a medicina moderna sob a capa de Ayurveda, por todo o país e, cheios de si, prescrevem medicamentos sintéticos", comentou a dra. Shrestha. "São raros os Vaidyes que têm fé e confiança em si mesmos; não querem admitir que são médicos ayurvédicos. No momento em que muitos ocidentais se interessam pelo Ayurveda, nosso povo interessa-se muito mais pela medicina moderna.

"Um dia perguntei a um de nossos alunos: 'Por que você se opõe à prática do Ayurveda?' Disse ele: 'Que proveito você e o dr. Singh tiram do Ayurveda? Os demais médicos têm carros; o dr. Singh não tem nenhum.' Quem vai convencê-lo de que os bens materiais não são tudo?"

Era uma lição cultural importante que indicava como a medicina sáttvica é prejudicada quando as práticas rajásicas e tamásicas estão associadas ao prestígio e a um elevado nível social.

"Nunca me esquecerei um incidente passado em Par Ping, que mostra como a nossa gente é conservadora", continuou a dra. Shrestha. "A profissão de sapateiro é exercida por pessoas das classes menos privilegiadas que, por serem muito pobres, sofrem de males cutâneos. Os médicos e os sanitaristas são brâmanes e não tocam nos pacientes. Um dia observei na pele de um paciente uma infecção purulenta. O médico tinha tanto medo de contaminação que pediu ao paciente que fosse para o pátio e se sentasse no chão e, de pé, entornou o medicamento sobre a ferida. Perguntei-lhe: 'Por que procede assim?' Retrucou ele: 'Esse homem é de uma casta inferior, não posso tocá-lo, nem tem aqui quem o possa limpar.' Abaixei-me, levantei a perna do paciente, desinfetei a ferida e fiz o curativo. O pobre homem chorou; nunca tinha recebido tal atendimento, nem nunca teria recebido se não fosse essa circunstância fortuita; nosso Nepal é assim."

Um dos motivos históricos pelo qual o budismo veio a ser um veículo importante de disseminação de conhecimento médico por todo o continente asiático foi a sua postura, livre de julgamento, em relação aos dejetos do corpo, uma verdadeira obsessão nas castas superiores hindus. Os médicos tibetanos não demonstram repugnância em tratar qualquer manifestação corporal, consideram a noção de impureza uma fabricação da ignorância perceptiva. Durante a última visita que fiz ao Nepal, Lobsang Dhonyo relatou-me um episódio passado quando estudava com o dr. Chopel. "Amchi-la nos ensinou a lidar com as impurezas dos pacientes", disse Lobsang. "Um dia pediu-me que examinasse a urina de um paciente, o que fiz com certa repugnância. Amchi-la pressentiu e observou: 'Não pense que é repugnante, pense primeiro no sofrimento do paciente.'" Esse exercício espiritual ajuda a superar a aversão causada pela discriminação de marigpa; conduz à visão sáttvica mais elevada e nos torna imunes ao medo. Não substituindo as regras de higiene e assepsia, qualquer prática de equanimidade transforma o atendimento clínico em caminho espiritual.

Em última análise, a expressão de sattva na clínica médica independe do tipo de medicina praticada. Ainda que as medicinas ayurvédica e tibetana, pelas abordagens não agressivas e espirituais, sejam, em geral, sáttvicas, nem todos os profissionais têm a inclinação sáttvica. Inversamente, ainda que a medicina alopática tenha uma pesada dívida kármica de sofrimentos devido à iatrogenia e, dada a sua natureza, seja mais indicada para os tratamentos de males rajásicos, inúmeros médicos praticam a medicina moderna com a motivação compassiva e altruísta. "Se o médico pratica o Dharma", Kalu Rinpoche disse-me uma vez, "o seu método se converte em medicamento dhármico, quer seja ou não tibetano."

Nos anos em que estudei com o dr. Chopel e com os demais mestres, ouvia falar com freqüência nos benefícios para a saúde trazidos pela meditação e pelas práticas espirituais. A meditação, a oração e a recitação de mantras aumentam a força vital e a resistência à enfermidade, disse-me Amchi-la. Sadhanas invocando o Buda da Medicina ou outras divindades atraem bênçãos e poderes curativos, podendo operar verdadeiros milagres. Períodos de jejum e de abstinência de atividade mundana podem dissipar muitas enfermidades. Uma vida despojada, vivida com contentamento é o melhor antídoto para as enfermidades intensas provocadas pelo desejo desenfreado, alimentadas pelo humor Ar. Quando se esvai a força vital, ela pode ser renovada e prorrogada com a prática de salvar vidas de animais, de generosidade, de peregrinações a lugares sagrados e de rituais para afastar os espíritos maléficos. Aprendi que todo sofrimento surge a partir de marigpa, que os hábitos que provocam doenças são criados pelos venenos da mente, o desejo e a aversão, e que as atividades espirituais sáttvicas podem prevenir e curar essas enfermidades.

As disciplinas espirituais sempre tiveram um papel preponderante na cura, entretanto, os grandes lamas que conheci ou de quem ouvi falar em Bodnath, sofriam de algum tipo de enfermidade. Mesmo Kalu Rinpoche que, apesar de suas extraordinárias realizações ióguicas, também passou a sofrer no fim da vida. Se a meditação e as práticas dhármicas são tão eficazes, pensei, por que tantos praticantes altamente realizados sofrem de males fáceis de prevenir? Por que mestres espirituais que atingiram elevados níveis de realização são, muitas vezes, indiferentes à própria saúde? Sabedores de que a preciosa forma humana é habitada por divindades, por que comem o que faz mal, não atentam às regras básicas de saúde e chegam até a maltratar seu corpo?

"Por que muitos mestres de meditação, tendo eliminado marigpa, têm doenças no corpo?", perguntei a Amchi-la. Sorvíamos em silêncio o chá enquanto o doutor ponderava a pergunta.

"Os mestres espirituais manifestam enfermidades para iluminar os discípulos", retorquiu. "Tendo em vista a motivação dos discípulos de praticar o Dharma, mestres optam por adoecer e morrer para demonstrar a verdade do sofrimento e da impermanência.

"Existem ainda outros motivos: um mestre iluminado tem o poder de assumir o karma negativo de discípulos dedicados. É um mistério que acontece quando o discípulo tem enorme fé e une sua mente à do guru. Em tal relacionamento o guru, por meio da própria enfermidade, purifica os obscurecimentos do discípulo. A capacidade de assumir o sofrimento dos demais é uma bênção ímpar e profunda."

"O que, na natureza do mal, torna possível a uma pessoa assumi-lo por outra?", perguntei.

"As enfermidades se compõem, fundamentalmente, de dois fatores", Amchi-la respondeu. "A causa-raiz é o karma, o fator causado pelo que se fez no passado ou mesmo em vidas passadas; a causa secundária é a ativação pelo karma dos três humores. Quer dizer, o karma está presente, mas manifesta-se nos três humores. As enfermidades assumidas pelos lamas têm causas kármicas, ainda que eles possam assumir qualquer tipo.

"Mestres espirituais são seres humanos. Podem ter erradicado a raiz do karma de seus contínuos mentais e fechado a porta a sofrimentos vindouros, contudo, o corpo ainda passa por decadência e morte. Eles manifestam enfermidade e morte para purificar os resíduos do karma. Podemos alcançar um nível de desenvolvimento em que não mais causemos sofrimento, a nós mesmos ou aos demais, nesta vida ou em vidas futuras, mas devido ao poder de ações passadas, o karma negativo continua amadurecendo. Se em algum tempo cometemos alguma transgressão, teremos que passar pelo sofrimento. Os grandes lamas têm ainda que purificar seus próprios karmas."

"Se cada um apenas sofre o próprio karma, como um lama pode assumi-lo?", perguntei. O doutor sorriu com a minha insistência.

"É difícil responder sucintamente. Será preciso a visão religiosa tibetana para que possa ser compreendido: a cura se baseia na relação entre discípulo e mestre. Quando os lamas abençoam, estabelecem uma ligação kármica entre eles e os que estão sendo abençoados, assumindo assim, também, suas enfermidades. Quando um discípulo busca refúgio num lama, ele tenta fundir sua mente à do mestre, possibilitando a troca de bênçãos e de karma. Quando a fé do discípulo é intensa, suas transgressões podem ser purificadas em orações ao lama.

"Para compreender a natureza da mente e como é possível o que acabo de dizer, praticamos a meditação, durante a qual a mente pode ser separada do corpo. Meditamos no corpo como um agregado dos cinco elementos universais e das essências reprodutivas dos pais, vermelha e branca. Alcançada a percepção da natureza composta do corpo, meditamos na mente sem começo e sem fim. Também é possível unir a mente do praticante à mente de uma divindade, como o Buda da Medicina, ou à mente do guru meditando até que se fundam em apenas uma."

Amchi-la recostou-se na almofada, ajeitou as mangas do hábito, mirando-me intensamente acima dos aros dos óculos escuros. "Há muitos relatos de grandes praticantes que assumiram o sofrimento de outros", comentou. "É a prática de tonglen, 'enviar e receber', a própria essência da prática budista. *Tong* quer dizer 'enviar' e *len* quer dizer 'receber'. Visualizamo-nos enviando felicidade, prosperidade e bênçãos ao expirar e recebendo todo tipo de sofrimento ao inspirar. Com este método, alcançaremos resultados."

"Enviar e receber" é uma meditação para desenvolver *metta*, a bondade amorosa e compassiva. Começa-se por contemplar como cada ser senciente, durante o ciclo infindável de reencarnações, já foi um dia nossa mãe. Agora, através dos reinos infinitos de existência, nossas mães do passado estão sujeitas a incontáveis tipos de sofrimento. Lembrando o amor e carinho que recebemos delas através dos tempos, inspiramos a fumaça preta da tristeza direto para o centro do nosso coração, onde, num lótus em flor, reside a divindade radiosa, ou gota de luminosidade que representa a essência da nossa natureza búdica. Assumindo em si a escuridão da dor universal, a divindade/coração se locupleta de metta, que expiramos na forma de luz purificadora cor de arco-íris e branca. Fazendo expandir a expiração por todo o espaço, imaginamos todos os seres beneficiados por esses raios salutares sendo espontaneamente liberados no estado de alegria e felicidade. Entre sessões de meditação, colocando o bem-estar dos demais antes do próprio, a aspiração altruística para a prática será ainda mais fortalecida; assim, trilhamos o "caminho do grande despertar" que, segundo o nome da meditação, procede à transformação alquímica do apego ao eu em amor incondicional.

Em sânscrito, a palavra para coração é *hridayam*, que quer dizer "aquilo que recebe, que dá e põe em movimento". A palavra descreve a função anatômica do órgão, de receber o sangue desoxigenado das veias e passar o sangue oxigenado para as artérias, bombeando-o no sistema circulatório. Receber o sangue escuro e devolver o sangue rubro, repleto de prana, é a corporificação de tonglen, uma forma inconsciente de "enviar e receber" que acontece no corpo com cada arfar e a cada batida do coração. Durante a meditação tonglen, o coração também dá e recebe, absorvendo o sofrimento dos seres e emitindo a luz da compaixão consciente."

Metta é a essência do nosso ser, e o coração é o cerne de metta no corpo. A embriologia tibetana diz que no momento da concepção, a luz azul semelhante ao espaço da consciência que procura encarnar é penetrada pela essência vermelha do óvulo e pela essência branca do esperma, que se fundem. Aglutinada numa gota invisível a olho nu, a semente-mente é aos poucos envolvida em três invólucros, semelhantes a caixas de segredo que cabem umas nas outras, permanecendo invisíveis no coração. Essa consciência onipresente, onisciente, indestrutível é a gema do potencial de budeidade de cada mente. A totalidade da jornada alquímica desde o sofrimento do samsara até a iluminação é a redescoberta e a libertação da partícula atômica de amor universal que abarca todos os seres. É essa consciência mais profunda, à qual se empresta a forma mental da divindade instalada no lótus do coração, a origem de infinita metta, a alegria que transcende a compreensão.

"Tonglen é especialmente relevante para os que se dedicam à arte da cura", Amchi-la prosseguiu. "Os pacientes são sensíveis e reagem à vibração emanada do médico."

Ainda que, quase completamente inconscientes dos processos sutis que estão ocorrendo à nossa volta, é verdade que, em muitos níveis, vivemos uma troca contínua de "receber e enviar". A expressão corporal, o contacto visual, o aroma subliminar dos feromônios emitidos pelas emoções e a força da vida emanada pelo campo eletromagnético de cada um, são meios sutis de comunicação. Pensamentos e sentimentos, conscientes ou inconscientes, perpassando na mente/coração do médico afetam o paciente que, sensibilizado pela enfermidade, está mais sensível e vulnerável à aura de estresse e negatividade. Ele é, muitas vezes, mais carente de calor humano do que de milagres que a tecnologia da medicina possa oferecer.

Tonglen permite-nos estabelecer uma relação positiva e uma presença atenta diante da dor do mundo, um desafio permanente para os que trabalham no campo da medicina. O praticante que cultiva metta faz surgir nele o calor do carinho, um elixir curativo para a dor e para o medo; como Kalu Rinpoche disse, "o amor otimiza os resultados obtidos nos cuidados médicos". Por este motivo, as práticas sáttvicas têm um papel preponderante na medicina clássica e o médico que medita obtém melhores resultados. "Quando a feliz conjunção surge entre o médico, cujo coração/mente transborda de compaixão altruística, e o paciente que tem fé no seu receituário", disse o dr. Chopel, "nenhum mal é incurável."

"No passado, muitos médicos eram adeptos de tonglen", prosseguiu Amchi-la. "O abade de um mosteiro fez-se exímio praticante. Um dia, enquanto transmitia ensinamentos, soltou um grito de dor. Perguntado, respondeu que fora do templo um cachorro estava sendo surrado. Tentando encontrar a causa, encontraram um homem muito irado que batia com um pau num cachorro e o convidaram para ir ao templo. Pedindo ao homem que entrasse, o abade tirou o hábito e mostrou-lhe as costas. No lugar das costas do abade onde foi dado o golpe no cachorro, estava um corte recente e muitos hematomas." Meu mestre esperou com paciência enquanto eu anotava e refletia sobre o significado da história, que parecia demonstrar um estado de ausência de ego, patente a nível corporal, em que não existe separação entre eu e os demais.

O médico continuou. "Existem muitas histórias de epidemias que cessaram depois de um alto lama ter contraído e perecido do mal. Tomar sobre si o sofrimento dos demais é diferente de morrer vítima de ignorância e enfermidades e se faz muitas vezes seguir de manifestações milagrosas.

"Muitos praticantes no Tibete demonstraram seus níveis de iluminação de formas inusitadas. Conta-se que um monge de Shelkar Ling, em nada diferente dos demais, dedicava-se apenas às tarefas monásticas mais humildes. No ano em que uma terrível epidemia de varíola eclodiu matando muita gente na região, o monge também adoeceu e veio a falecer em pleno inverno, quando o solo estava congelado e a lenha para cremação era escassa. Seu corpo foi transportado para um lago e preservado em gelo; logo após, terminou a epidemia. Na primavera, durante o degelo, os monges observaram um arco-íris sobre o seu túmulo temporário e, dirigindo-se para lá, encontraram seu corpo boiando, perfeitamente conservado. Trazido de volta ao mosteiro, recebeu um elaborado ritual de cremação. Enquanto o corpo se consumia nas chamas, arco-íris se elevavam da pira ao céu e subseqüentemente, entre suas cinzas, foram encontradas relíquias. Ficou constatado que o monge tinha sido um praticante extraordinário e foi-lhe atribuída a purificação do karma causador da epidemia, tomando-o sobre seu próprio corpo."

No universo do budismo tibetano, a enfermidade pode ser uma manifestação de realização espiritual e de um sacrifício feito para o bem dos demais. Uma tal opção é compreensível para pais que alimentam filhos com a própria vitalidade. Mas será este o verdadeiro motivo das enfermidades dos adeptos da medicina sáttvica?

Ao longo dos anos tratei monges, monjas, Rinpoches e saddhus, cujas enfermidades poderiam, muitas vezes, ter sido evitadas se adotassem hábitos mais sáttvicos e saudáveis. Contudo, para muitos deles, sobretudo os anciãos sáttvicos, a saúde não é uma preocupação. Seria uma marca de evolução espiritual, uma manifestação de desapego ao corpo ou simples teimosia? A ironia é que, mesmo enfermos, os anciãos das culturas do Himalaia são muitas vezes mais robustos que jovens ocidentais que, além de cuidarem bem da saúde e de terem vivido em excelentes condições de salubridade, são incapazes de suportar a pobreza esmagadora, a poluição e a subnutrição que grassam na Índia e no Nepal. Nestas condições, muitas vezes, os ideais sáttvicos para a saúde não podem ser alcançados. Ao tratar esses sábios homens e mulheres do Nepal, quase sempre a pedido de seus discípulos ou próximos, eu me perguntava muitas vezes quem seria o médico e quem seria o paciente.

Os comentários do dr. Chopel revelavam saúde e maturidade espiritual, atributos que não são forçosamente sinônimos. A enfermidade é um enorme obstáculo à prática do iogue, enquanto que a saúde é o suporte e o maior dos bens. Os sábios, como forma de purificação, optam pelas dificuldades e sofrimentos do caminho espiritual considerados a vassoura que varre o karma negativo. Assim, como as realizações místicas nem sempre se traduzem na conscientização da necessidade de velar pela saúde, os que se preocupam com o bem-estar do corpo tampouco alcançam necessariamente a maturidade espiritual. Diz Kalu Rinpoche: "Se saúde fosse a causa da iluminação, muitos americanos seriam iluminados."

Na raiz da filosofia médica se encontra a premissa de que a enfermidade e o sofrimento são sinônimos e que saúde e felicidade podem ser equiparadas. Na prática de tonglen, contudo, ou em outros tipos de meditação que purificam o karma negativo pela manifestação da enfermidade, a solidez de tais paradigmas se dissolve. No cotidiano, respostas concisas e diretas sobre a causa da enfermidade, da recuperação e sobre os ensinamentos que nos trazem são envoltas em incertezas e perplexidade. No contexto do desenvolvimento espiritual, enfermidade e cura adquirem outro significado e objetivo. Respondendo à minha pergunta sobre o motivo pelo qual os praticantes sáttvicos adoecem, o meu sábio mestre demonstrou uma visão profunda sem ter dado uma resposta simples. Suas palavras apontavam para um mistério mais denso e um não-conhecer ainda mais profundo. Apenas quando abrimos a mente para o incompreensível, é que podemos começar a compreender a verdade.

De todos os mestres de medicina que tive no Nepal, quem adotou o mais rigoroso estilo de vida sáttvico foi o dr. Chopel. Praticava ininterruptamente, dormia muito pouco e alimentava-se frugalmente. Como abade do mosteiro de Shelkar, cabia-lhe administrá-lo, mas não lhe interessavam nem as questões políticas nem os assuntos mundanos e preferia cuidar de seus pacientes ministrando medicamentos e ensinamentos do budismo.

O dr. Chopel recebera de seu guru principal, Chupsang Rinpoche, a transmissão de uma velha e singular sadhana. Os efeitos benéficos do ritual, explicou meu mestre, abarcavam todos os reinos, desde os dos mais insignificantes insetos aos dos mais elevados deuses. Sua vida girava em torno das preces e meditação recebidas através dessa linhagem e praticadas seis vezes por dia, três durante o dia e três durante a noite. Amchi-la mantivera a disciplina sem interrupção por muitas décadas, mesmo nos campos de concentração. Porém, ainda antes da invasão chinesa do Tibete, a pedido dos monges do velho mosteiro de Shelkar, que diziam que suas devoções impediam o bom andamento da função administrativa, deixara de praticá-las. Mas adoeceu, por ter negligenciado o compromisso sagrado, assumido na iniciação, de manter a constância da prática. Ao saber do sucedido, Chupsang Rinpoche insistiu com Amchi-la para que, ainda que conduzindo o ritual apenas mentalmente, nunca omitisse uma única sessão.

O dr. Chopel tinha por hábito adormecer às sete da noite e levantar-se três horas depois para a primeira sessão da prática. A segunda sessão era à uma da manhã e a terceira, às quatro. Depois da puja matinal, subia ao telhado do mosteiro, dava aos pássaros o que restava das oferendas do altar e descia ao templo para os rituais litúrgicos dos monges. Depois, dirigia-se à estupa e orava andando em torno do monumento. Voltava ao mosteiro onde tomava uma sopa leve e continuava recitando os textos sagrados. Pelas nove horas, dirigia-se à clínica para diagnosticar e receitar os medicamentos; entre um e outro paciente, recitava vários textos sagrados. Depois do almoço, voltava para o consultório, ensinava medicina aos alunos, meditava e voltava à estupa para fazer uma outra roda de orações.

Acontecia de Amchi-la suspender a disciplina monástica para acompanhar os monges aos vários festivais budistas que, às vezes, tinham lugar no recinto da estupa adjacente; outras vezes, os monges partiam em peregrinação para Bodhgaya ou Dharamsala, na Índia. Acompanhava, também, os monges nas pujas e jejuns de vários dias. Não é de surpreender que meu mestre se preocupasse com indolência e distrações mundanas, considerando-as um desperdício da preciosa existência humana.

Apesar de suas responsabilidades monásticas, espirituais e clínicas, Amchi-la estava sempre disponível, como mestre e também como clínico. Sempre atento, oferecia generosamente seu tempo; severo, mas paciente e humilde, era uma presença excepcional, um exemplo marcante de bondade. Para os discípulos, seus conselhos eram sempre afáveis, realçando a importância de manter relações sáttvicas com todos. "Tenham os demais em mente e sejam compassivos para com todos", dizia o dr. Chopel. "Diante dos pobres, dos mendigos e dos animais, precisamos despertar a compaixão. Não sendo possível ajudar, ao menos não prejudiquemos quem quer que seja."

Recomendava-nos manter a mente sempre aberta para sermos dignos receptáculos dos ensinamentos. "Ser médico é um vasto e nobre empreendimento, tentem não ser altivos. A altivez nos impede de aprender com os demais; se forem humildes, aprenderão muito, poderão vir a ser eruditos. Não pensem que somos superiores ao que quer que seja, já que não sabemos como renasceremos."

Amchi-la afirmava que a prática da medicina é uma atividade dhármica. Encorajava-me a cultivar a mente altruísta na prestação de serviços, dizendo ser esta a essência do budismo. "Nossa vida é curta", disse-me certa vez quando eu me preparava para regressar ao Ocidente. "Não se apegue às coisas do mundo. É o que fazemos há inúmeras vidas, temos uma baixa auto-estima, odiamos os demais, mas é preciso renunciar a essa atitude. Sendo úteis aos demais, realizaremos nossas aspirações e alcançaremos a iluminação." As palavras do médico revelavam uma grande verdade: a medicina sáttvica é o caminho espiritual para a realização pessoal, mesmo quando o médico não chega a enriquecer.

"Nem que seja para cobrir os gastos com medicamentos, precisamos cobrar quando estamos ministrando cuidados terapêuticos", continuou o dr. Chopel. "Mas, mesmo perdendo dinheiro cuidando dos pobres, tenham sempre em mente a melhor forma de ajudá-los. Como os preços dos medicamentos são baixos para o seu padrão de vida, os ocidentais costumam oferecer mais do que é cobrado; em contrapartida, muitos nepaleses e tibetanos não podem pagar; assim é a vida do médico. Por favor, façam mais pelos outros do que por vocês mesmos; assim, estarão acumulando méritos espirituais, encontrando mais paz e uma vida feliz; é o único motivo pelo qual cuido dos seres; meu único desejo é ser sempre útil aos demais." Essa postura sáttvica era fruto da dedicação e da intensa prática de Dharma do dr. Chopel, de suas orações, meditação e serviços prestados aos enfermos e aos pobres.

Observando o cotidiano de Amchi-la e ouvindo as suas palavras, muitas vezes ponderei sobre o seu passado e sobre as influências que teriam marcado e alimentado sua inteligência compassiva. Sabia muito pouco a respeito do meu mestre, mas o que sabia suscitava em mim enorme respeito: era um ancião que pertencia a uma cultura espiritual ameaçada, um dos últimos a viver numa época monástica ainda florescente, antes que as sombras do Kali Yuga se estendessem por todo o Tibete. Eu me perguntava que tipo de educação ele teria recebido. Que doutrinas teria estudado, que palavras teriam seus mestres enunciado, que experiências teria ele vivido que lhe permitiam deter agora, na velhice, essa sabedoria compassiva que partilhava tão livremente?

Durante muito tempo não me senti à vontade para pedir a Amchi-la que contasse a história de sua vida. Os tibetanos tinham sofrido genocídio, tortura e fome e fui informado por Sonam, meu tradutor, que depois da invasão da China, durante alguns anos, o mestre tinha sido prisioneiro político num campo de concentração. Queria muito conhecer as experiências por que tinha passado Amchi-la, mas sua seriedade não admitia perguntas sobre o passado traumático. Diferente dos demais mestres que tinham prazer em contar suas histórias de vida, o dr. Chopel era reticente. Meditante e erudito, ele não tinha nenhuma inclinação para uma conversa amena.

Acontecia a Sonam e ao velho médico deixar-me fora da conversa e, quando eu pedia a Sonam para traduzir, apenas dizia: "Está contando o que lhe aconteceu no Tibete." Do pouco que compreendia da língua e considerando o ambiente que pairava no quarto, eu deduzia que o assunto era doloroso e íntimo, que se preocupavam com o país e com a sorte de amigos e parentes. Amchi-la nos mirava intensamente por trás de seus óculos escuros ou olhava pela janela e eu não ousava fazer perguntas.

Aconselhei-me com Sonam para saber a melhor forma de abordar o assunto: "Se quiser saber algo em particular, faça uma pergunta direta", respondeu. "Se pedir que ele fale sobre sua vida, dirá algo assim: 'Não tenho muito que dizer.' Muitos anciãos tibetanos são assim; não gostam de falar sobre eles mesmos."

Ao fim de um ano de estudos, pedi ao mestre que me falasse sobre a sua vida. Manifestando um certo tédio, Amchi-la respondeu: "Não tenho muito que dizer, na verdade. Nasci há mais ou menos 72 anos, mas no Tibete não tínhamos registros precisos de nascimento." Sorriu, prosseguindo com a leitura do texto que estava sobre a mesa.

"Fale de sua família e de sua aldeia", persisti, tentando ser mais preciso. Por alguns instantes o doutor ignorou a minha pergunta, depois, tirou os óculos, recostou-se e parecia estar avivando a memória. Nas horas que se seguiram à nossa conversa, eu iria poder avaliar minha boa fortuna em ter tido um mestre dessa estatura espiritual e conduta sáttvica.

"Nasci por volta do ano de 1918, na aldeia de Patruk, no sudoeste do Tibete, perto do monte Everest", começou Amchi-la. "Patruk quer dizer 'seis pais'. É um extenso distrito bordado por um rio que vem da montanha e pertencia a seis famílias, encabeçadas por seis velhos patriarcas. Um deles era Kuyu Nangpa, que tinha seis filhos. Um dos filhos era Khenpo Ngawang, meu pai. Nossa família era a mais numerosa de Patruk, eu tinha cinco irmãos e uma irmã.

"Meu pai, Khenpo Ngawang, não cessava de aludir a temas religiosos, como karma e vida depois da morte. Sendo um homem religioso, queria que cinco de seus filhos fossem monges e que o sexto mantivesse a continuidade da família. Dois de meus irmãos foram para Tsa Rimpu, a seis horas de caminhada de Patruk; outros dois foram para Shelkar Ling, a um dia de marcha a cavalo de nossa aldeia. Segundo a tradição do mosteiro, cada família da região deveria mandar um filho para lá.

"Como eu era o segundo dos seis filhos, deveria ingressar numa ordem monástica. Aos seis anos ingressei em Shelkar Ling, onde fui ordenado monge com as bênçãos do Lama Lingka Kanjupa. Era o maior mosteiro daquela região, de tradição milenar, com trezentos monges e eruditos, construído sobre o ponto mais elevado de um abismo rochoso cujo nome deriva dos contornos da montanha que sugerem uma taça de cristal. Alude também a um objeto sagrado, sob a guarda do mosteiro desde os seus primórdios, um grande cristal vulcânico através do qual o poder do mosteiro seria garantido, diziam."

Dos seis aos treze anos, o dr. Chopel estudou as matérias básicas. A partir de então, os monges podiam escolher uma formação em dialética e debate ou em tantra. Amchi-la estudou dialética e debate dos treze aos vinte e oito anos. Eu já ouvira relatos dos monges mais velhos de Shelkar sobre a inteligência privilegiada de Amchi-la, considerado um dos acadêmicos mais distintos do mosteiro.

Amchi-la prosseguiu. "Aos dezenove anos, por ser considerado particularmente dotado e a pedido de meu pai, comecei meus estudos de medicina. Naquele tempo, havia duas grandes escolas de medicina no Tibete, Chokpuri e·Menzikong em Lhasa, cada uma com mais de cem catedráticos. Nas regiões mais remotas do país, os mosteiros não tinham senão um médico para capacitar os alunos e, na época, fui o único monge de Shelkar a ingressar na faculdade.

"Meu primeiro mestre foi um médico-monge que tinha sido administrador do mosteiro. Considerei-me muito afortunado por poder estudar com o velho médico, não apenas por seu saber e perícia, mas por já ter iniciado um rigoroso retiro em seus últimos anos de vida. Como para o dos demais alunos de medicina tibetana, meu aprendizado começou com o estudo do *Gyu Shi*, os quatro tantras da medicina. Durante três anos estudei com esse mestre, memorizando os tantras, recebendo instruções orais e estudando as ilustrações das thangkas médicas."

O mestre de Amchi-la foi Chupsang Rinpoche, que lhe transmitiu ensinamentos tanto de medicina como de Dharma. Esse homem, disse-me Amchi-la, foi o seu mentor principal; considerava-o seu guru.

"Quando Chupsang Rinpoche, devido à idade avançada, não pôde mais ensinar, comecei a estudar com outro médico, que morava no monte Jomolong, perto do lugar onde nasci. Durante três anos estudei anatomia, como encontrar os vasos sanguíneos e os nervos utilizados nas sangrias e em cauterizações. Também fizemos inúmeras excursões ao campo para estudar e colher plantas para o preparo de medicamentos. Devido aos invernos especialmente rigorosos da região, eu morava com o meu mestre durante seis meses do ano e regressava para Shelkar nos meses mais frios."

A linhagem médica de Shelkar remonta a dois médicos de envergadura mítica, Yuthog, o Ancião e Yuthog, o Jovem, que viveram nos sécs. VII e IX, respectivamente. Amchi-la podia declinar os nomes dos médicos da sua linhagem até a sétima geração, sendo que um deles tinha sido médico particular do Dalai Lama Gyalwa Tubten Gyatso.

"Aos vinte e cinco anos, após seis anos de estudos de medicina, passei a administrar o mosteiro e a clinicar. Durante o verão partia para as montanhas em prolongadas excursões, sozinho ou com um grupo de amigos, para colher as plantas. Com freqüência íamos a uma grande floresta na região de Tsi Bri, fazíamos uma puja de fogo, recitávamos orações e depois colhíamos as plantas. Era assim que eu lograva preparar cerca de cinqüenta dos medicamentos mais necessários à clínica. Comerciantes e viajantes também traziam outras plantas de diferentes partes do Tibete e ainda o myrobalan e especiarias da Índia.

"Durante dezesseis anos fui médico do mosteiro de Shelkar, cuidando dos monges residentes e da população das redondezas. Ministrava os medicamentos à base de plantas, fazia moxabustão, cauterização, sangrias e clínica de traumas. Devido à pureza da água e do ar e à salubridade do meio ambiente, os males, em geral, não eram graves, sendo que os problemas gástricos, devido à ingestão de alimentos mal conservados ou rançosos, eram os mais corriqueiros. Como era monge e praticava conscientemente, não errei muito e fui bem-sucedido na minha prática."

A prática da medicina permitiu a meu mestre cultivar uma consciência sáttvica e atingir a maturidade espiritual. "Durante esse período desenvolvi uma motivação fortemente altruística", disse Amchi-la, tipicamente subestimando o alcance de suas palavras.

"Aos trinta e oito anos, fui incumbido de cuidar das finanças", continuou o médico. "Controlava os gastos do mosteiro, determinava os alimentos a serem estocados, o valor a ser recebido dos camponeses, o que iria gastar durante o ano, etc. Durante três anos foi esse o meu trabalho.

"Em maio de 1959, chegaram os chineses. Eu tinha quarenta e um anos então e nunca tinha tido qualquer contacto com eles, senão com alguns viajantes ocasionais. Quando chegaram, atacaram os soldados da aldeia e confiscaram suas armas. Todos os funcionários da aldeia, os militares e os monges foram intimados a comparecer a uma reunião num prédio grande e feitos prisioneiros. Fomos torturados durante oito meses, forçados a nos sentar perfeitamente imóveis num só lugar por longos períodos, interrogados incessantemente e doutrinados, privados de sono, de comida, de urinar ou defecar. Quando não era assim, éramos condenados aos trabalhos forçados. Mais tarde os chineses obrigaram os aldeões a destruir o mosteiro com suas próprias mãos e, em seguida, o bombardearam."

Com o tempo, vim a conhecer outros detalhes sobre Shelkar Ling, tanto da parte de Amchi-la como dos monges mais velhos. Ouviria relatos sobre o que tinha acontecido naqueles meses apocalípticos, enquanto os exércitos exterminadores arrasavam as terras e dizimavam vidas. Os chineses cercaram o mosteiro, trancaram os monges no templo e mataram os chefes religiosos. Saquearam os tesouros de arte, o ouro e as relíquias do mosteiro. Os grandes lamas foram acorrentados e pendurados de cabeça para baixo, espancados e torturados por ainda outros métodos. Mais tarde, foram todos transportados para cadeias maiores.

"Após oito meses de cárcere na aldeia de Shelkar, transferiram-me para vários outros lugares", continuou Amchi-la. "Fui primeiro para Shigatze por três meses, depois para Lhasa, depois para Jomolong, de volta para Lhasa por três meses e finalmente para Ningri, em Khombu, onde permaneci por dois anos. Havia ali uma enorme floresta que os prisioneiros foram obrigados a cortar para construírem fábricas. Todos os dias entre cinco e dez pessoas morriam de fome, acidentes ou espancamento.

"Durante o primeiro ano em Ningri, desmatei a floresta e construí fábricas. No segundo, fui destacado para integrar um grupo de médicos que cuidavam de prisioneiros moribundos. Estes recebiam refeições especiais, que já não conseguiam comer e que os médicos distribuíam às escondidas.

"Depois, voltei para Jomolong onde fui lavrador durante um mês e depois fui novamente transferido para Shigatze, onde fiquei por três anos. Lá havia milhares de prisioneiros fazendo diferentes trabalhos: os mais jovens carregavam pedras e água e os mais velhos trabalhavam principalmente num lanifício. As condições eram brutais e havia pouca comida. Entre os prisioneiros havia quarenta chineses que ou eram resistentes, ou tinham casado com tibetanas."

A maior parte dos prisioneiros de Shigatze constava de líderes religiosos, militares e funcionários distritais que ocupavam cargos importantes antes da invasão. Sobreviviam com um punhado de tsampa e uma xícara de chá por dia enquanto eram forçados a estudar as normas políticas chinesas e a ideologia maoísta. Os que se empenhavam nos estudos, pareciam respeitar o maoísmo e seguiam as ordens dos chineses eram nomeados para diferentes posições na cadeia. Os que tentassem recitar mantras ou meditar eram mortos ou torturados. Quem pronunciasse o nome do Dalai Lama era executado. Tendo sido torturado, Amchi-la compreendeu que, se quisesse sobreviver, precisaria adotar ostensivamente a política chinesa enquanto interiormente prosseguisse com sua prática de Dharma. "Enquanto esteve preso", Lobsang Dhonyo comentou, "Amchi-la nunca deixou de meditar e de fazer oferecimentos, mesmo não dispondo dos objetos rituais."

O dr. Chopel continuou: "Após Shigatze, fui levado para Emakong, onde as condições eram ainda piores, devido não só aos extremos do clima, mas também ao rigor dos trabalhos forçados. Os chineses queriam desenvolver essa região agreste com fábricas e criação de animais. Não passávamos tanta fome, mas muitos sucumbiram ao rigor das condições de trabalho e ainda outros se suicidaram. Durante o primeiro ano construí canais de irrigação e fui lavrador."

Nesse período, a pedido dos chineses, o dr. Chopel e os demais presos praticantes de medicina tradicional passaram a atuar como veterinários. A primeira função atribuída a Amchi-la foi a inseminação artificial de ovelhas. Mais tarde, aprendeu acupuntura e também foi assistente cirúrgico.

"Ao ser preso, fui proibido de praticar a medicina", disse o meu mestre. "Com o passar dos anos, fui treinado pelos chineses no que consideravam formas 'aceitáveis' de medicina chinesa. Não se tratava de medicina tradicional chinesa, mas da que foi adotada por Mao durante a Revolução Cultural: métodos de medicina ocidental, primeiros socorros e acupuntura. O elemento espiritual da cura foi descartado e suprimido; proibiram-me de recorrer às plantas medicinais e tratamentos tibetanos. A propaganda chinesa advertia que as plantas medicinais do Tibete eram apenas 'mato'.

"Fui posto em liberdade em 1980, após vinte e um anos passados em várias prisões. Voltei então para Shelkar, onde encontrei o mosteiro completamente destruído e os monges dispersos. Durante um mês fiquei em casa de parentes, a seguir passei um ano em Lhasa em casa de outros parentes e, depois, mais um ano em Shelkar."

Quando foi posto em liberdade, o governo chinês pediu ao dr. Chopel que permanecesse em Shigatze devido à excelência de suas técnicas. Ao mesmo tempo, como não havia médicos na região de Shelkar, o povo da aldeia pediu-lhe que voltasse. Tendo recebido autorização das autoridades, o doutor viajou para Shelkar onde se encontrou com parentes, clinicou e deu ensinamentos aos aldeões. "Por ter cuidado dos pobres, o dr. Chopel tem uma excelente reputação naquela região", afirmou mais tarde Lobsang Dhonyo.

Amchi-la concluiu sua história. "Em 1983, deixei o Tibete e vim morar no Nepal, em Solokumbhu, para onde vieram viver os monges de Shelkar. No fim do ano fui de avião de Lukla para Katmandu. Depois de uma breve estada, viajei para Dharamsala para pedir ao Dalai Lama que me orientasse."

Eu estava profundamente agradecido ao dr. Chopel por partilhar a história de sua vida. Ao longo dos anos obteria ainda o testemunho de muitos anciãos de Shelkar, que recordavam incidentes que o meu mestre não se dispunha a relatar. Versavam sobre a inteligência privilegiada e a natureza compassiva de Amchi-la, como quando, na cadeia, arriscou a vida para atender a um oficial chinês em condições precárias de saúde. O que mais me marcou, contudo, foi a profundidade da visão espiritual do médico proporcionada pela prática do Dharma nos anos em que esteve preso.

"Como era possível nutrir um sentimento de bondade e compaixão pelos chineses enquanto esteve preso?", perguntei quando conversávamos sobre tonglen, a prática de receber e enviar.

"O que me fazia sofrer era a fruição do meu karma negativo", respondeu. "O que estava acontecendo era uma oportunidade para desenvolver a minha mente. Considerando as circunstâncias por este prisma e que os soldados, movidos por seus próprios karmas, cumpriam ordens que os levavam a agir daquela maneira, pude suportar o sofrimento. Não tenho ressentimento ou ódio dos chineses."

Essas afirmações eram extraordinárias e revelavam grandes realizações espirituais. Apesar das provações extremas, o dr. Chopel sobreviveu com a dignidade de um ancião que encarnava a essência espiritual do budismo.

"Fui tratado relativamente bem pelos chineses", continuou Amchi-la. "Aprendi muito com o que passei, posso dizer que esta é uma visão pura." Não imagino o que queira dizer "relativamente bem". Possivelmente, os outros que foram maltratados não sobreviveram. "Relativamente bem" talvez queira dizer permanecer vivo. Como administrador do mosteiro que se opôs publicamente à invasão, ele foi mais torturado e mantido em cárcere por mais tempo que muitos outros.

"Quando saí da cadeia, meus parentes perguntaram o que se tinha passado", continuou. "Disse-lhes que certamente não fora uma vida boa, mas tolerável. Durante aqueles anos comíamos o que encontrávamos, chegando às vezes, assim como o gado, a nos alimentar de capim. Quando entrava em sofrimento, lembrava-me que ele era fruto do meu próprio karma; cada um sofre os efeitos dos próprios atos.

"Os chineses fizeram coisas terríveis, claro", disse Amchi-la, "por serem a fruição de seus hábitos recorrentes. Se examinarmos bem a situação, vamos descobrir que os atos de Mao podem ser atribuídos a conflitos emocionais. Mais uma vez, essa é uma visão pura que pode não ser partilhada por outros tibetanos."

O dr. Chopel não era apenas um excelente médico tibetano, mas também um monge cuja fé tinha sido testada até as últimas conseqüências. Confrontando a morte, a tortura, o desespero, ele provou a si mesmo a eficácia e profundidade dos ensinamentos do Buda. Considerava as provações oportunidades de ampliar a consciência espiritual ainda que não tivesse nenhuma pretensão de ter transcendido o sofrimento; afirmava apenas que a compaixão tinha sido o refúgio que lhe permitira sobreviver. Nunca saberei que pensamentos e emoções invadiram o meu mestre durante e depois das atrocidades que suportou e a que presenciou, mas a prática plenamente consciente do amor, do perdão e da empatia pelos opressores revelava um homem com notáveis realizações em benefício da humanidade. Suas palavras iam muito além de uma simples compreensão intelectual, pois ele era um testemunho vivo do poder de cura de metta.

"Conhecendo a essência do Dharma, não é difícil ter compaixão", diziam os monges mais idosos. Ciente da história de vida de Amchi-la e da magnitude das realizações dhármicas, cresceram em mim gratidão e respeito pelo médico de fala suave. Diferentemente do meu mentor, que mantivera sua postura sáttvica, eu podia avaliar minhas preocupações autocentradas: quase nunca grato pela boa fortuna com que era cumulado, irritava-me com freqüência com as pequenas inconveniências e perturbações da vida.

Tendo sobrevivido aos rigores do cárcere com tanta dignidade, os ensinamentos de Amchi-la eram imbuídos da autoridade da prática intensa e das realizações profundas, alcançadas em condições inimagináveis. Tive a extrema boa fortuna de ter um mestre que não era apenas um médico muito bem-dotado, mas que compreendia as causas espirituais do sofrimento e a forma de superá-las.

"Do inseto estonteante mais insignificante aos deuses dos reinos mais elevados, ninguém busca o sofrimento", comentou o dr. Chopel nas conversas que tínhamos sobre karma. "Observando como todos os seres se assemelham neste aspecto, treinamos a mente para ampliar a compreensão que temos do Dharma.

"Sabemos que, tendo nascido, morreremos. Por ocasião da morte do corpo físico, a mente perdura e busca renascer nos moldes que lhe são familiares por seus atos passados. Tendo agido bem nesta vida, gozaremos de paz e felicidade. Tendo agido mal, sofreremos, renascendo num dos reinos inferiores da existência. Os seres humanos buscam a felicidade, mas, devido ao karma, muitos sofrem e raramente a encontram. Queremos paz e felicidade, mas se não agirmos bem, como encontrá-las?

"Nasci numa família rica, rodeado de muito luxo e, enquanto morei no mosteiro, tive uma posição de destaque. Quando os chineses chegaram, fui para a cadeia onde não tinha o que comer, destituíram-me de qualquer poder que tivesse anteriormente usufruído. No mosteiro, eu tinha belas mantas onde sentar e vestes que me proporcionavam todo o conforto enquanto que, na prisão, sofri por não ter mantas nem roupa; agora, por ter observado em mim, compreendo a fruição do karma. É preciso entender a noção de karma e tê-la sempre em mente."

O grande festival de Shivaratri tem lugar em Katmandu nos templos de Pashupatinath, às margens do rio Bagmati. Fiéis vêm de toda a Índia e do Nepal celebrar a "noite de

Shiva". O ponto alto do festival acontece quando o crepúsculo se enche de vozes e cantos de adoração enquanto homens despidos, de longos cabelos emaranhados e cobertos de cinzas, rezam e cantam para o Senhor, o Rei dos Iógues, devoções alimentadas por chillums ardentes. Fantasmas do mundo dos mitos dançam entre as sombras dos santuários das divindades.

Caminhei a esmo pelos contornos movediços de gente e pedra, esculturas fluidas talhadas nas chamas rubras. Livre de pensamentos, meus sentidos se abriam às texturas dos velhos rituais. Desci para a doca, debaixo da qual a água corria sem ruído, passando por grutas há milênios ocupadas por meditantes, por oradas esculpidas na rocha, onde moribundos passam seus derradeiros dias, por pagodes e por ghats onde se cremam cadáveres. A cabeceira do rio se encontra algures na neve do Himalaia e seu destino alhures no calor dos trópicos.

Uma pira estava queimando sobre um dos ghats. Eu a rodeei e pude ver uma pessoa deitada abraçada pelo fogo da morte. As chamas tinham consumido tudo menos a caixa torácica, o pescoço e o crânio. As labaredas brilhavam dentro da cavidade do peito, delineando o escuro dos ossos. Eu observei como esse ser humano, semelhante a mim, se dissolvia em calor, luz e fumaça.

Os corpos de dois afortunados foram trazidos envoltos em tecidos cor de açafrão. Naquele momento e lugar auspiciosos tinham chegado ao termo de suas jornadas. Foram colocados sobre a lenha bem empilhada enquanto atendentes, vestidos de branco, levantaram os tecidos revelando seus rostos. Colocaram comida, flores e óleo na boca de cada um e oraram por eles. A multidão se adensava. Uma tocha tocou numa das faces e labaredas de fogo se ergueram no ar. As línguas de Agni consumiam palha e lenha, despertando as almas adormecidas na carne já sem vida, iluminando a próxima e misteriosa jornada. A assistência permanecia imóvel enquanto os mortos partiam para o além.

Como que em sonho, virei as costas, atravessei a doca na direção da floresta, subindo os degraus talhados na rocha, passando pelas silhuetas das oradas de lingam de Shiva. Ao alto estavam as ruínas abandonadas do velho Pashupati, cobertas de musgo e trepadeiras, morada de famílias de macacos.

Da escuridão chegava-me a voz de um cantor invisível, acompanhando num instrumento de uma corda só sua melodia que vinha de uma outra vida, ritmada por uma outra era. Sem compreender uma única palavra, eu conhecia a canção: o homem cantava louvores ao Criador. Persegui a voz com olhos que não viam, pisando, incerto, as pedras do pátio e, a cada poucos passos, pausando para ouvir o frescor da noite arfando suavemente. O cantor permanecia invisível, uma presença oculta nas sombras. Pequenos raios de luz e de calor de uma vela bruxuleante escapavam por uma persiana, uma luz tênue clareando a passagem pelo pátio.

A canção misteriosa continuava, mas não atinei com o lugar de onde vinha. Talvez não houvesse nenhum cantor, apenas um hino atemporal a Deus cantado sem que houvesse um cantor. Talvez fossem os mortos, elevando-se de suas piras, abrindo caminho pela noite. Talvez fosse o meu guia, cantando os caminhos que levam à fonte da vida. Talvez fosse apenas um velho, para lá do alcance dos meus fracos sentidos, tocando um instrumento na solidão dos templos abandonados.

"O médico não deve tratar aquele que se encontra no limiar da Morte. O som do nome de Deus é o medicamento a ser usado. Essa meditação ajudará os que vão morrer a se fundirem em Deus e amenizará a vida que se anuncia. Esse é o derradeiro medicamento."

— Gopal, ao traduzir *Nadi Parikcha* ("Diagnóstico do Pulso")

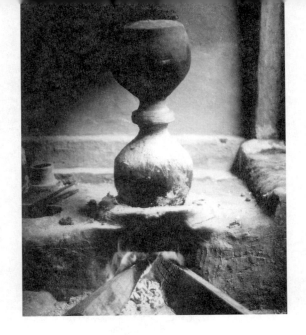

10

O Esperma de Shiva

Os remédios preparados à base de mercúrio e minerais são superiores aos que são preparados à base de plantas; aqueles podem ser administrados em doses muito inferiores às destes e não causam aversão ao paciente. Os primeiros curam as indisposições mais rapidamente que os últimos, mas também as moléstias consideradas incuráveis com remédios à base de plantas. O seu uso prolongado não só cura enfermidades, mas também fortalece o corpo e debela e impede a decadência senil.

Extraído de Rasa Jala Nidhi, *ou "O Oceano da Química,
dos Medicamentos e da Alquimia Indiana"*

Durante todo o tempo em que estudei as medicinas ayurvédica e tibetana, não me deparei com tema mais misterioso, complexo ou controverso que o mercúrio. Tanto o metal quanto os gases são tóxicos virulentos, entretanto, há milênios se afirma que, depurado e sublimado, o metal se transforma em remédio supremo. Os medicamentos à base de mercúrio têm uma longa tradição na Ásia, mais de mil anos de experiência clínica, ainda que a ciência moderna não tenha pesquisado seus efeitos. A toxicidade do mercúrio é uma ameaça planetária tanto para o gênero humano como para o meio ambiente, porém, gerações de médicos ayurvédicos afirmam, confiantes, que sem que se purifique o mercúrio por meios alquímicos, muitas enfermidades graves e crônicas não têm cura.

Deparando-me pela primeira vez com o Rasa Shastra e as preparações com mercúrio constantes das medicinas ayurvédica e tibetana, fascinou-me sua história exótica e intrigaram-me seus usos. Animado, procurei adquirir conhecimentos e prática sobre o tema. Contudo, ao acercar-me das complexidades e sutilezas das preparações alquímicas, deparei-me com os formidáveis dilemas pessoais e profissionais que representavam. Por que explorar e divulgar a administração de mercúrio medicamentoso quando se sabe que se trata de uma área minada tanto para o médico como para o paciente, de uma prática muito controvertida, cheia de mal-entendidos e ramificações legais, repleta de magia alquímica e superstição religiosa?

Durante dez anos essas preocupações impediram-me de abordar o tema corrente na Índia e no Nepal, mas desconhecido no Ocidente. Hoje, porém, julgo ser importante tratar dos seguintes aspectos da alquimia medicinal: o primeiro é o papel importante que os medicamentos à base de mercúrio têm nas medicinas ayurvédica e tibetana, as quais reconhecem o seu poder curativo em males que não respondem a outras formas de tratamento. O segundo é a natureza muito perigosa do mercúrio e o mau uso que lhe é atribuído na medicina moderna, na odontologia e na indústria, contaminando pessoas e meio ambiente. O terceiro é a reverência com que os alquimistas e os iatroquímicos tratam o mercúrio, que, se adotado pela ciência e pela medicina, poderia pôr fim aos abusos praticados contra os poderosos elementos da natureza. Finalmente, e talvez o mais importante, que soluções os métodos clássicos de cura, tibetanos e ayurvédicos, oferecem aos inúmeros pacientes que sofrem de males agudos e crônicos atribuídos à presença crescente do mercúrio em nossa vida?

Sabe-se que o mercúrio e os gases que ele emite são extremamente tóxicos. Altamente prejudiciais, esses poderosos supressores do sistema imunológico são letais às funções celulares, causam terríveis perturbações às funções hormonais e endócrinas e ainda danos aos sistemas cardiovascular e reprodutivo. Sabe-se também que os micróbios patogênicos utilizam o mercúrio para se tornarem mais resistentes aos antibióticos.

O mercúrio é absorvido pelo sistema respiratório, pelo aparelho gastrointestinal ou pela pele. Não existe parte do corpo onde esse metal líquido e o seu gás não penetrem, o que é agravado pelo fato de que o nosso sistema fisiológico não o elimina com eficácia. Como o corpo dispõe de poucas vias de excreção, o efeito é cumulativo. O mercúrio se acumula no cérebro, no fígado, nos rins, no coração, na mucosa bucal e em outros tecidos. À medida que o nível do metal aumenta no organismo, o potencial de dano torna-se maior. Sabe-se que o mercúrio causa danos ao cérebro e ao sistema nervoso; inúmeras pesquisas afirmam que, a longo prazo, doses pequenas e constantes de mercúrio afetam o sistema nervoso, a memória, o comportamento e a disposição.

O mercúrio tem particular afinidade com o sistema glandular, gravitando para a pituitária, onde acumula altos níveis de concentração. Uma quantidade infinitesimal pode afetar adversamente a produção hormonal da pituitária e as funções reguladoras de todos os processos corporais. Além dos efeitos perturbadores dos endócrinos da pituitária, o mercúrio reduz os hormônios da tireóide. O efeito deletério nas células da tireóide tem um papel preponderante na etiologia do câncer nessa glândula.

O mercúrio afeta poderosa e adversamente as funções reprodutivas, suspeita-se que também influa sobre a contagem e a má formação do esperma e que esteja associado à infertilidade da fauna nas áreas contaminadas. Pode ser encontrado no leite materno e se acumula no feto em níveis mais elevados do que nos tecidos da mãe. O nível mais elevado de concentração é na glândula pituitária do feto, prejudicando o desenvolvimento dos sistemas endócrino, imunológico e reprodutivo. Em bebês em gestação, o mercúrio afeta o cérebro e o sistema nervoso; em crianças, causa defeitos de nascença e de crescimento. É um elemento contribuinte, se não a causa, das mutações epidêmicas em anfíbios, ocorrendo no mundo inteiro.

Os medicamentos preparados à base de mercúrio foram introduzidos na Europa por Paracelso no séc. XVI, com as sangrias e as purgas drásticas, base da "medicina heróica", e constavam dos tratamentos dos primórdios da alopatia. A prática de "estimular as gengivas", provocando intensa salivação era tratamento para muitos males. Elevadas doses de compostos de mercúrio tóxico produzem um fluxo diário de várias xícaras de saliva. Seguiam-se ulcerações, gangrena inflamatória da face, gengivas descarnadas, perda de dentes e apodrecimento do maxilar. O tratamento era a causa de um novo mal, o hidrargismo, ou eretismo mercurial, cujos sintomas são tremores, neuralgias, paralisia, convulsões, anemia profunda, diarréia e morte.

No final do séc. XIX, incontáveis pacientes já tinham sofrido e morrido, vitimados pela toxicidade do mercúrio. Foram os esforços políticos dos médicos ecléticos, os herboristas do começo do séc. XX, que puseram termo aos preparados compostos de Paracelso. Citando o dr. John King, um dos principais médicos daquela época, "nenhum outro remédio conhecido do homem produziu efeitos mais deletérios pelo seu uso indiscriminado que o mercúrio, nem existe qualquer remédio que tenha causado um centésimo do dano, criando um preconceito contra a medicina científica, destruindo a confiança da comunidade nos praticantes, rejeitando-os todos, desde os médicos aos traficantes de panacéias".

Os praticantes ecléticos forneceram medicamentos naturais para quem sofria de hidrargismo, com infusões adstringentes, como a tintura da mirra, para controlar a salivação, debelar as ulcerações gangrenosas na boca e na garganta, oferecendo, também, alternativas botânicas para os medicamentos preparados à base de mercúrio. Para os que sofriam os efeitos sistêmicos da toxicidade do mercúrio, receitaram purificadores para o sangue à base de ervas, tônicos e fórmulas para regular os canais de eliminação. A pesquisa e os esforços dos herboristas pôs fim a esse capítulo trágico da história dos males iatrogênicos.

Apesar do seu tenebroso passado alopático, o mercúrio continua sendo utilizado na indústria, na fabricação e na medicina. É usado nos termômetros e em outros instrumentos médicos, nos barômetros, nas lâmpadas fluorescentes, nos sinais publicitários, em aparelhos elétricos, pesticidas, na produção de cloro, tintas, pilhas, na indústria do papel, na purificação de metais e em inúmeros outros produtos. Thimerosal é uma das suas aplicações medicinais, um aditivo conservante para as vacinas, que vem sendo associado a reações alérgicas tóxicas.

O mercúrio é o produto estranho implantado com mais freqüência no corpo humano. Segundo o Departamento de Minas dos Estados Unidos, 45.000 kg de mercúrio são, anualmente, utilizados pelos profissionais de odontologia. As amálgamas com mercúrio descartadas nos gabinetes dentários são despejadas em rios e lagos e devolvidas ao solo na forma de lama fertilizante e, quando incineradas, liberadas no ar. Sabe-se também que as amálgamas se decompõem na boca, liberando mercúrio metílico, a forma mais virulenta do elemento. O mercúrio se encontra nos aterros sanitários e anualmente milhares de libras, na forma de gás, são liberadas na atmosfera na cremação de corpos com obturações em "prata". Nos Estados Unidos estima-se que, apenas nos últimos 15 anos, o mercúrio utilizado em tratamentos dentários chegue a dois milhões de libras. Impossível prever, a longo prazo, os possíveis efeitos ao meio ambiente e à saúde pública.

No meio ambiente, uma quantidade insignificante de mercúrio pode causar enorme estrago. Em lagos e rios, o mercúrio é metilado por bactéria. Uma libra de mercúrio, ou seja, umas poucas colheres, despejada a cada ano num lago com uma superfície de 29 quilômetros quadrados, bastará para contaminar a fauna, justificando os alertas aos consumidores de pescado. O metal "bioconcentra-se" à proporção em que se desloca na cadeia alimentar, fazendo com que os grandes peixes predadores sejam portadores, em seus tecidos, de níveis de concentração que podem superar em um milhão de vezes os encontrados em suspensão na água. O mercúrio é a causa principal da contaminação do peixe na América do Norte e na Escandinávia. Trinta e nove Estados emitiram alertas nos anos passados devido ao alto nível de mercúrio metilado encontrado em peixes, nos seus incontáveis lagos e canais.

A longa história do Rasa Shastra difere em muito dos relatos de uso inadequado do mercúrio no Ocidente. Crê-se que tenha sido introduzido pela primeira vez na medicina ayurvédica, por Nagarjuna, por volta do séc. II. Havia séculos que os alquimistas logravam importantes descobertas sobre as propriedades químicas do metal. Em busca de alternativas compassivas e indolores para as práticas cirúrgicas da época, os reis do Dharma do período budista da Índia incentivaram a pesquisa para uso medicamentoso do mercúrio. O resultado foi o Rasa Shastra, um poderoso sistema médico bastante eficaz para poder substituir a cirurgia e ainda se manter conforme a doutrina budista de *ahimsa*, a não-violência. Pelo séc. XIII a alquimia médica já tinha se espalhado pelo Tibete, onde era usada para criar as pílulas preciosas dos Amchis.

Rasadis são medicamentos preparados à base de mercúrio e receitados há mais de mil anos e, em certas tradições familiares, de forma ininterrupta há séculos. O Rasa Shastra requintou-se a ponto de tornar-se uma ciência acadêmica ensinada em mais de 150 universidades ayurvédicas e ainda um segmento da indústria farmacêutica regulamentada pelo governo. Os medicamentos e tônicos preparados à base de mercúrio são receitados diariamente por milhares de médicos ayurvédicos do subcontinente indiano e utilizados por milhões de pacientes, alguns mediante receita médica e outros com venda livre nos balcões das farmácias. Os médicos ayurvédicos afirmam que o hidrargismo, o envenenamento brutal que levou à rebelião contra os alopatas ocidentais, é raramente, senão jamais observado nas clínicas; os rasadis adequadamente preparados e receitados, dizem, curam os sintomas causados pelo hidrargismo, como a toxicidade que afeta o funcionamento dos rins.

Há um milênio que o Rasa Shastra é considerado o ramo mais requintado da farmacopéia ayurvédica. Cinqüenta gerações de santos indianos e tibetanos, alquimistas, médicos, iogues, reis, rainhas e pacientes de todas as classes sociais têm total confiança no rasadis tanto para curar as enfermidades graves quanto para manter o estado de saúde. Em contrapartida, os sais de mercúrio dos charlatães (os que receitavam "quacksilver", prata líquida, no Ocidente) eram mal vistos devido aos casos de graves envenenamentos causados à população. Podemos atribuir essas diferenças históricas ao fato de que Vaidyes e Amchis usam compostos de mercúrio diferentes dos usados pelos primeiros alopatas, também ministrados diferentemente.

Há três importantes diferenças entre Rasa Shastra e a abordagem de Paracelso da iatroquímica. Primeiro, os compostos usados pelos primeiros alopatas eram sais cáusticos, como calomelano e cloreto de mercúrio. Por outro lado, as preparações ayurvédicas que contêm mercúrio são formas inertes de HgS, sulfato de mercúrio. Como pareciam não causar efeitos fisiológicos, não foram utilizados pelos médicos ocidentais. Os Vaidyes, contudo, observaram que os sulfatos tinham qualidades terapêuticas. A Matéria Médica ayurvédica descreve a ação fisiológica primária dos sulfatos de mercúrio nas alterações das secreções das membranas mucosas dos intestinos. Essas secreções têm um efeito desintoxicante no cólon e controlam a proliferação dos micróbios patogênicos enquanto permitem o restabelecimento da flora saudável. O efeito secundário mais notável da função glandular alterada e da recuperação do equilíbrio da ecologia microbiana é a produção, pelo fígado, de uma secreção biliosa pura amarelo-dourada. A restauração da bactéria intestinal benéfica e a estimulação das funções hepáticas são fundamentais para o restabelecimento e a manutenção da saúde e um dos motivos do alto apreço dos Vaidyes pelo mercúrio.

A segunda diferença entre as duas tradições no tocante ao uso do mercúrio pode ser constatada nos métodos de preparação. Rasa Shastra recorre a processos de purificação únicos e complexos para transformar o metal em cinza assimilável. Muitos dos procedimentos não podem ser duplicados senão nos países himalaios, por dependerem de produtos extraídos de plantas nativas.

A terceira diferença é observada nas formas de administrar os medicamentos. Talvez por serem incapazes de distinguir os sintomas de envenenamento por mercúrio dos de manifestação da cura, os primeiros médicos alopatas receitavam doses elevadas de medicamentos contendo mercúrio. Por outro lado, os Vaidyes receitavam medicamentos contendo mercúrio em doses mínimas e por períodos curtos. Ademais, os médicos ayurvédicos raramente usam sulfatos isoladamente, mas sim fórmulas compostas de HgS como *yoga vahi*, substância que potencializa outra, como as plantas.

Essas diferenças químicas e clínicas na administração do mercúrio permitiram aos médicos ayurvédicos e tibetanos fazerem amplo uso do mercúrio, segundo eles, sem quaisquer efeitos secundários para os pacientes. Citando o dr. Bhagwan Dash, um dos reputados estudiosos do Ayurveda: "Observamos clinicamente que os compostos de sulfeto de mercúrio, mesmo usados por longo tempo, não têm nenhum efeito tóxico." Os médicos ayurvédicos reconhecem, contudo, que se não forem preparados pelos métodos tradicionais, ou se forem receitados de forma inadequada, os medicamentos contendo mercúrio podem ser extremamente perigosos.

A primeira vez em que deparei com remédios à base de mercúrio foi na clínica do dr. Chopel. Eu estava sentado na farmácia, numa tarde chuvosa do período das monções, observando o velho médico ler o pulso dos pacientes e aviar receitas. Sonam estava atrasado; talvez a sua motocicleta tivesse atolado nas ruas inundadas pela enchente. Pela janela, viam-se nos campos famílias nepalesas com lama até os joelhos, entoando canções enquanto plantavam arroz.

Nos bancos ao meu lado repousavam as bacias com misturas de ervas para serem moídas nos almofarizes por jovens monges. A maior tinha uma etiqueta que interpretei como "Dashel Chenmo", ingredientes para a "Pílula de Cristal da Grande Lua Purificada", uma das pílulas preciosas da tradição tibetana. Muitas das ervas podiam ser facilmente identificadas — cardamomo verde, casca da árvore da canela, sementes de romã e raiz de alcaçuz. Outras eram misteriosas, como uma bola de pedra grande e branca que se esfarelava e espinhos de flores vermelhas. O dr. Chopel recitou os nomes em tibetano enquanto as separava.

Sonam chegou quando o último paciente saía. O dr. Chopel passou a explicar como preparava os ingredientes para a Pílula de Cristal da Lua. "Acabo de receber algumas gemas e metais preciosos do Tibete", disse. "Foram preparados alquimicamente, o que me permite preparar o medicamento na sua forma original e mais potente.

Desde que passaram a viver no exílio, a maioria dos médicos tibetanos não consegue preparar os medicamentos nas devidas proporções, diminuindo a sua eficácia. O pó que recebi tem um alto percentual de ouro refinado e uma gema tibetana chamada pedra tzi." Esses ingredientes seriam acrescentados às ervas na bacia, junto com uma outra substância indispensável que o médico tinha preparado: mercúrio purificado.

Dirigindo-se ao armário onde guardava as ervas, o dr. Chopel pegou e ofereceu-me um pequeno frasco contendo aproximadamente meia xícara de um fino pó preto. Tomei-o de suas mãos e constatei que era pesado. "Prove", sugeriu, "é perfeitamente não-tóxico." Encostei a ponta do dedo no pó e provei; não tinha nenhum sabor especial. O que acabara de provar era o notório ingrediente de inúmeras fórmulas ayurvédicas e tibetanas, famosas por poderem restaurar a imunidade e debelar a enfermidade. Seria possível observar como este medicamento é preparado? pensei, intrigado e desejoso de presenciar a prática de Rasa Shastra.

"Teremos de esperar até que terminem as monções", respondeu o doutor, "porque é preciso preparar ao ar livre e ao sol." Encostei-me, tratando de assimilar o conteúdo da primeira aula de alquimia: paciência.

Ao longo dos anos eu receberia muitas aulas sobre rasadis, faria muitas perguntas aos meus professores, leria ainda qualquer material disponível sobre o assunto e ajudaria nas preparações do mercúrio. Aos poucos, adquiri um conhecimento rudimentar sobre os conceitos básicos e as práticas de Rasa Shastra.

O que o dr. Chopel tinha mostrado era conhecido na antiga farmacopéia ocidental como *hydrargyri sulfidum nigrum*: sulfeto negro de mercúrio. *American Dispensatory*, de King, um dos manuais importantes dos médicos ecléticos, descreve o composto como um "pó pesado, cinzento-escuro, inodoro, insípido, amorfo e insolúvel na água. Age muito suavemente e pode ser tomado por muito tempo em doses de vários dracmas sem que se pressinta qualquer efeito sensorial". A substância é conhecida no Rasa Shastra como kajjali e utilizada em quase todos os medicamentos à base de mercúrio, usados no Ayurveda.

Num almofariz requentado, fundindo-se o mercúrio alquimicamente purificado e o enxofre produz-se o kajjali. Pude observar várias vezes durante meus estudos esse processo inicial da alquimia medicinal. "Nas preparações feitas à base de mercúrio, o enxofre e o mercúrio precisam ser manipulados até que formem uma pasta negra", o dr. Tiwari explicou numa tarde em que nos preparávamos para fazer kajjali. "Acrescentamos diferentes proporções de enxofre, um para um, um para dois, um para três e modificamos a composição do remédio, tornando-se assim sulfeto de mercúrio, dissulfeto de mercúrio ou trissulfeto de mercúrio."

Como os demais aspectos da alquimia, o processo contém tanto dimensões míticas e espirituais, como científicas. Em sânscrito, mercúrio traduz-se por *parada*, "o esperma de Shiva", uma alusão ao seu imenso poder. Para se adequar ao consumo, é preciso misturar o parada com uma substância de igual poder: o enxofre, as secreções vaginais orgásmicas de Parvati. O mercúrio e o enxofre se atraem mutuamente, dizem os alquimistas; quando derretidos em união molecular, seus venenos são transmutados em néctar curativo. O enxofre também é considerado a corporificação elemental do sangue menstrual e a matriz que dá à luz ao kajjali. Kajjali é o filho alquímico de Shiva e Parvati e a base de outros medicamentos.

Kajjali é insolúvel e aparentemente inerte, contudo é considerado por Vaidyes e Amchis um dos melhores medicamentos para os males que assolam a humanidade. "Kajjali é chamada de yoga vahi", o dr. Tiwari continuou, explicando esta contradição aparente: "O sulfeto de mercúrio age na absorção e na ação dos medicamentos, tornando-os mais assimiláveis por certos tecidos."

A explicação fisiológica mais provável para esse fenômeno teria três pontos: o aumento das secreções intestinais facilita a digestão das ervas; um melhor desempenho do cólon permite uma melhor assimilação; o incremento da atividade hepática acelera o metabolismo, que reforça a compatibilidade inerente das ervas com tecidos e órgãos específicos.

Outro médico com décadas de experiência no preparo e na prescrição de medicamentos à base de mercúrio era o dr. Uprenda Thakur. "Kajjali nunca deve ser usado isoladamente", disse-me enquanto observava seus técnicos preparando as fórmulas. "Ele é preparado com medicamentos à base de ervas e outro bhasma. Levado pelas plantas, parada chega a todos os órgãos; o mercúrio controla tudo, mas necessita de um veículo e precisa ser adaptado ao pulso do paciente e à natureza da enfermidade."

"Quando receitamos medicamentos à base de mercúrio, sugerimos um regime alimentar", explicou-me o dr. Tiwari, enfatizando a simbiose do mercúrio com outras substâncias. "Para equilibrar a ação do mercúrio, recomendamos alimentos ditos 'frios'. Na nossa ótica, a natureza de paro é dita 'quente', portanto uma alimentação condimentada ou picante aumenta o calor do rasadi e produz efeitos indesejáveis."

O dr. Tiwari descrevia a ação do elemento fogo no mercúrio, tejas, luz e calor solar e atômico que emprestam ao mercúrio a afinidade que tem com o ouro. Segundo a filosofia ayurvédica, o fogo de parada realça consideravelmente as transformações digestivas do corpo, a mente e os sentidos, permitindo eliminar toxinas acumuladas, alimentando as células e gerando energia. Rasadis também fornece grande quantidade de prana, a corrente de força vital que, por sua vez, é a base do rejuvenescimento de ojas. Usado adequadamente, o mercúrio pode expandir o prana, tejas e ojas que então restauram o equilíbrio dos três doshas, harmonizando o funcionamento dos elementos corporais. Em última análise, quando utilizado para que se obtenham os efeitos de rasayana, que fazem surgir o jiva mukti, parada faz fluir o Soma, o néctar da consciência espiritual. Utilizado incorretamente, contudo, a intensa energia do mercúrio, como o despertar descontrolado da corrente bioelétrica da kundalini, pode causar grandes distúrbios ao corpo.

Os rasadis podem causar efeitos secundários de muitas maneiras, como, por exemplo, numa dosagem errada ou utilizando um veículo impróprio, como plantas e alimentos de natureza "quente". Contudo, a preocupação maior dos médicos e pacientes diz respeito aos métodos de purificação dos elementos tóxicos do metal. Tanto a pesquisa científica moderna quanto a longa linhagem ayurvédica documentaram os perigos e os efeitos tóxicos do mercúrio. Os textos de Rasa Shastra descrevem os aspectos letais do metal e os métodos alquímicos de depuração para removê-los.

Eu conversava com freqüência com a dra. Shrestha sobre os medicamentos feitos à base de mercúrio. Um dia perguntei-lhe o que ensinavam nas universidades ayurvédicas sobre o hydrargium. "O mercúrio tem vários tipos de efeitos tóxicos em diferentes níveis do corpo", disse ela. "Pode levar ao delírio, à queimadura, à agitação, à hematúria e a outras reações. Todos esses sintomas foram abordados durante a nossa preparação. Também aprendemos a remover as toxinas do mercúrio com asta samskar, os métodos tradicionais de depuração, que quando rigorosamente adotados, não desenvolvem seqüelas tóxicas."

O Rasa Shastra utiliza diferentes métodos de purificação do mercúrio que podem ser classificados em oito etapas, para os níveis-padrão de rasadis, ou em dezoito, para os medicamentos mais elevados. Muitas das seqüências têm por fim extrair as impurezas oportunísticas de outros metais, como o chumbo, o estanho e o zinco, que são extraídos do mercúrio misturando-o repetida e seguidamente com várias substâncias como madeira, pó de tijolo, carvão, açafroeira, limão e semente de estramônio por longos períodos de tempo e destilando o metal sempre que é exposto a cada nova substância. Uma vez extraídos os venenos metálicos, outros procedimentos depuram as impurezas remanescentes do mercúrio. Finalmente, o mercúrio é misturado por três vezes ao suco de gengibre, alho e limão e destilado após cada operação no almofariz. Esse procedimento prepara o mercúrio para os medicamentos de nível-padrão. Se o médico pretende preparar medicamento de mais elevada qualidade, serão necessários ainda outros procedimentos; encontramos inúmeras receitas nos manuscritos alquímicos.

"A purificação é o mais importante", continuou a dra. Shrestha. "Qualquer descuido nos procedimentos prejudicará tanto o paciente quanto o Ayurveda." Se ele for apropriadamente purificado, o clássico livro diz que é o "rei dos remédios".

Durante práticas de laboratório com o dr. Thakur e nas aulas sobre o receituário de rasadis, eu fora prevenido de que o manuseio do mercúrio é perigoso. O sucesso nos tratamentos à base de mercúrio, o médico comentou, depende de um alto grau de conhecimento, de um produto preparado com todo rigor, de um diagnóstico preciso e da dose exata. "É da maior importância que os medicamentos rasadis sejam bem preparados", disse uma vez o dr. Thakur, "caso contrário, eles são tóxicos e prejudiciais." Será necessária uma avaliação correta do mal segundo os doshas e a receita passada na dosagem exata. Ministrados assim, os rasadis são como néctar, caso contrário, se convertem em veneno. As palavras do doutor faziam lembrar as de Paracelso: "Tudo é veneno, nada está isento de veneno; apenas a dosagem determina que uma coisa não seja veneno."

"Levo sempre em conta, quando receito, o potencial dos efeitos secundários", disse a dra. Shrestha, em resposta à minha pergunta sobre os riscos dos rasadis. "Não posso dizer que os medicamentos ayurvédicos não tenham efeitos secundários, o grau pode variar, mas todos os medicamentos têm efeitos secundários, seja os rasadis seja aqueles preparados à base de plantas."

Quanto mais potentes eles são, pensei, maior o poder de curar e de causar danos. Os médicos, quando receitam medicamentos alopáticos ou ayurvédicos, têm uma grande responsabilidade pelas conseqüências de seus atos. "O pastor de ovelhas pega o farnel e vai para o céu", o dr. Chopel observou um dia. "O médico pega a sua maleta e vai para o inferno."

Os médicos com quem estudei conheciam lindas histórias de sucesso sobre a eficácia dos medicamentos rasadis. Era-me impossível, ouvindo esses relatos, desdenhar o papel que os medicamentos à base de mercúrio poderiam desempenhar no tratamento de moléstias incuráveis pela medicina moderna.

De todos os meus mestres, o dr. Singh era de longe o mais cauteloso e cético quanto ao uso dos rasadis, mas mesmo ele constatara curas dramáticas. Contou-me um dia uma história sobre uma renomada preparação de sulfeto de mercúrio negro chamado *parpati*. "Tínhamos um procedimento para o uso do parpati no nosso instituto (Universidade de Benares)", disse, "onde era utilizado na colite ulcerosa. Você conhece a gama de patologias que acompanham o mal, um estado pré-canceroso, em que pode ser necessária uma colostomia que fará com que o paciente tenha de ser ileostomizado. Pois bem, temos tratado essa condição apenas com o parpati, administrado com leite, e nada mais.

"Atendemos um menino com cerca de nove anos que veio nos procurar como um último recurso ou, alternativa trágica, teria de passar o resto da vida ileostomizado. Sou um cético e não acredito no que não observo pessoalmente. Mas vi com os meus próprios olhos o menino beber dezoito litros de leite por dia, passar a evacuar e a engordar. Tem hoje vinte anos, está casado e bem de vida. Relato apenas o que observei, mas ainda preciso questionar o que foi observado. Teria sido efeito do sulfeto ou do convívio com todos nós que cuidamos dele, porque o componente psicológico acompanha todos os males. Não sei responder, mas garanto que não morreu por envenenamento de mercúrio!"

Os sulfatos vermelhos e pretos constam da Matéria Medica ayurvédica como sendo "extremamente eficazes para debelar males hepáticos", como a cirrose hepática e a disenteria em que está presente nas fezes uma deficiência biliar. São denominados colagogos diretos (estimulam as secreções biliares) e são insuperáveis no tratamento da disenteria crônica. Consta que a sua ação desintoxica o intestino grosso e estimula o fígado que passa a segregar bílis amarelo-dourada.

Como o dr. Singh, o dr. Thakur teve notável êxito. Ao ser inquirido sobre o potencial dos medicamentos à base de mercúrio de intoxicar rins e fígado, o doutor respondeu relatando suas experiências com rasadis no tratamento de males graves desses mesmos órgãos. "A medicina moderna não tem cura para a cirrose hepática que diz ser incurável", disse. "Tenho muitos pacientes com cirrose, trato no momento cinco casos. Receitei medicamentos à base de mercúrio para serem tomados durante um ano e meio. Estão quase completamente curados; os sintomas desapareceram, os resultados dos exames da função hepática estão dentro dos parâmetros normais. Nunca observei problemas nefrológicos ou alterações patológicas nos relatórios, a minha experiência permite garantir que as preparações à base de mercúrio não prejudicam o organismo. Se os rasadis fizessem mal, teriam prejudicado quem os vem tomando há mais de um ano."

Era um depoimento portentoso. Gostaria que todos pudessem constatar a firmeza do médico e a absoluta segurança do que afirmava. Sua autoridade não era apenas fruto da idade, da experiência ou do conhecimento clínico acumulados durante anos na qualidade de Chefe de Medicina Ayurvédica do governo; era uma convicção palpável que emanava do cerne da sua constituição robusta.

"Tive uma experiência inusitada com um paciente", continuou. "Encontrava-se no setor de hemodiálise do hospital Bir, um paciente com um mal do fígado. Naquela época, o intervalo entre sessões de diálise era de três dias. Examinei-no no hospital e comentei, 'Prossiga com qualquer que seja o procedimento a que está sendo submetido. Tome também o meu medicamento, uma dose pela manhã e outra à noite.' O paciente concordou e passou a tomar os medicamentos, rasadis e bhasmas. Na semana seguinte, o intervalo entre sessões de diálises aumentou para sete dias, a seguir para quinze e depois para um mês. No mês seguinte, o nefrologista deu alta ao paciente que veio me ver. Dei-lhe um curso completo sobre a medicação com rasadis e preparações à base de plantas. Passados três meses, ele voltou ao hospital Bir e os médicos ficaram estupefatos. A função renal estava normal. Dizem que as preparações à base de mercúrio são muito perigosas e destroem os rins. Como posso acreditar nisso se já curei um paciente num estado extremo de falência renal?"

O dr. Thakur é um médico altamente qualificado que pode afirmar, sem sombra de dúvida, que os tratamentos à base de mercúrio podem ocasionar pronunciadas mudanças terapêuticas no organismo, que podem surpreender os médicos alopatas. Eu sabia pela minha própria experiência clínica que, diante do êxito da medicina natural, certos médicos rejeitam o que constatam, alegando de forma pouco científica que "teria acontecido de qualquer jeito". Os mais curiosos e abertos se interessam pelo que observaram e procuram saber de que forma eles próprios podem alcançar o mesmo êxito.

"Tive outro caso", continuou o dr. Thakur, ciente de que detinha toda a minha atenção. "A matriarca de uma família bem conhecida estava com diabete, em estado grave, sofrendo das inúmeras complicações agravantes. Estava sendo atendida por médicos de Delhi, em instituições de grande renome. Os medicamentos não faziam efeito e ela tomava injeções de insulina. Então, procurou-me para iniciar um tratamento ayurvédico, cujos principais medicamentos são à base de mercúrio. A taxa de açúcar normalizou e hoje a paciente não toma nenhum medicamento."

São resultados expressivos, pensei. Não são muitos os médicos que se podem gabar de terem curado diabete. Será que esta afirmação pode ser consubstanciada?

"A história dos rasadis data de quinhentos anos antes do Buda", o dr. Thakur disse. "Estou fazendo um bom trabalho, ainda que sem apoio científico. A pátria do Ayurveda é a Índia e o Nepal, países que não dispõem de recursos. Debatem-se com o problema de suprimento para a alimentação da população e com muitos outros que fazem com que esse tipo de pesquisa não tenha sido desenvolvido, o que é de lastimar.

"Na minha opinião, é essencial a pesquisa sobre as preparações feitas à base de metais e mercúrio. Médicos modernos afirmam que os que praticam o Ayurveda estão prejudicando os pacientes quando administram medicamentos preparados à base de metais; uma alegação séria e perigosa. Será preciso nos dedicar a esse tipo de pesquisa para nos livrarmos da acusação."

Concordei. Se acusações de toxicidade são feitas, precisam ser comprovadas. Sem a evidência científica, as acusações sem fundamento não têm mais credibilidade que as pretensões de cura também sem fundamento.

Considerando a toxicidade do mercúrio, não surpreende que os rasadis do Ayurveda sejam polêmicos. Alguns alopatas da Índia e do Nepal não são adeptos dos medicamentos à base de mercúrio, uma opinião partilhada igualmente por uma minoria de praticantes de orientação alopática do Ayurveda. A polêmica diz respeito aos casos de envenenamento por mercúrio preparados ou administrados indevidamente. Problemas de controle de qualidade e mau uso de medicamentos afetam qualquer indústria farmacêutica, mesmo a ayurvédica.

Os meus mestres gabavam a eficácia dos rasadis e afirmavam nunca ter constatado efeitos tóxicos em seus pacientes, mas admitiam que os medicamentos à base de mercúrio podem se tornar tóxicos se os processos de fabricação não forem minuciosamente seguidos. Por esse motivo, ou preparam seus próprios medicamentos ou dependem de firmas idôneas há muito estabelecidas. Concordam que será necessária uma pesquisa clínica sobre a segurança e a eficácia dos rasadis para desqualificar alegações negativas de críticos e que o controle de qualidade da indústria farmacêutica ayurvédica é crucial para garantir a sua reputação.

Ainda que o seu uso seja desencorajado por certos praticantes, os medicamentos à base de mercúrio continuam sendo parte integral da manutenção da saúde, assim como dos cuidados médicos no subcontinente indiano. As 150 universidades ayurvédicas, formando cada uma de cinqüenta a cem médicos por ano, consideram o estudo dos rasadis a matéria mais importante do currículo. Considerando as receitas passadas por esses médicos e o número considerável de firmas idôneas que vendem rasadis nos balcões das farmácias, a quantidade de medicamentos à base de mercúrio que se consome anualmente deve ser enorme. Esses preparados são os medicamentos mais conhecidos nesta parte do mundo, pelo menos desde os dias de Nagarjuna, senão mil anos antes, como alguns afirmam; através dos séculos, o número de usuários é incontável. Os rasadis vêm sendo ministrados por tantas gerações, tantos foram testemunhas do seu uso corrente por pais e avós que, apesar das alegações em contrário de médicos modernos, na Índia existe forte descrença quanto à sua toxicidade.

Ao longo de suas práticas, meus mestres recorreram, com freqüência, aos medicamentos à base de mercúrio. Entre os demais, apenas esses dez juntos tinham um acervo de séculos de clínica médica e, provavelmente, receitaram esses medicamentos a centenas de milhares de pacientes. O dr. Thakur, sozinho, estima ter receitado em mais de quarenta mil tratamentos.

Os comentários da dra. Shrestha sobre acusações de toxicidade eram típicos de muitos outros médicos ayurvédicos. Ao ser questionada se tinha encontrado casos de hidrargismo causados por rasadis, respondeu: "Não observamos envenenamento por mercúrio em pacientes que utilizam esses medicamentos. Tenho obtido bons resultados clínicos; em certos casos, alívio, em outros, cura; estou, portanto, satisfeita com minhas recomendações para os medicamentos à base dos rasadis."

"E quanto aos demais médicos?", perguntei.

"Na Índia e no Nepal, são utilizados pela maior parte dos médicos tradicionais", respondeu a dra. Shrestha. "Todos os Vaidyes clássicos usam mercúrio."

"Eles constatam casos de envenenamento por mercúrio?"

"No Nepal não se têm conduzido estudos nesse sentido. Existem apenas rumores e controvérsias sobre a toxicidade desses medicamentos, mas não têm sido observados porque os pacientes não apresentam um tal quadro. Temos muitos problemas no Nepal, mas é muito raro encontrar pacientes com os rins afetados ou outros sintomas que possam se originar no mercúrio. Conheço muitas pessoas que usam mercúrio, assim como outras preparações contendo ouro, e não têm nenhum problema de saúde. Como podemos saber se existe toxicidade?

"Consta que o enxofre e o mercúrio afetam os rins", disse a dra. Shrestha, "mas receitamos esses medicamentos para doenças renais. Anteriormente, recorríamos raramente à ultra-sonografia, mas passamos a utilizá-la um pouco mais. Os pacientes chegam a nós após terem procurado outros recursos e já trazem um longo histórico médico. Fazemos uso desse histórico para iniciar o tratamento e, ao fim, solicitamos um exame de ultra-som. Em muitos casos os cálculos renais são expelidos após o uso dos rasadis."

A prática do dr. R. D. Mahatyagi no Thamel se baseia, sobretudo, no uso de rasadis, que ele afirma ter receitado a milhares de pacientes.

"Alguma vez a utilização do mercúrio deixou seqüelas tóxicas?", perguntei durante uma aula na casa de Gopal. Ele respondeu como todos os médicos com que estudei:

"Nunca. É o que eu também uso."

Com noventa e três anos, o dr. Siddhi Gopal é o Vaidye sênior de Katmandu, uma autêntica fonte de vitalidade. Um dia em que a dra. Shrestha e eu nos encontrávamos no seu minúsculo consultório em Patan, perguntamos sobre a prática do Rasa Shastra.

"Há quantos anos o senhor lida com o mercúrio?", perguntei.

"Desde menino", respondeu. "Pertenço à vigésima geração de praticantes de Ayurveda da minha família. Enquanto estudava em Benares, já que vinha praticando, preparava pessoalmente o paro. Pediam-me, dizendo que o meu era o melhor. Para que não se tenha medo nem o paro se estrague, é preciso muita prática."

"Alguma vez observou alguém sofrendo de toxicidade de mercúrio?"

"Jamais na minha vida."

"E já receitou para muita gente?"

"Muita, muita gente."

"Já ouviu falar em casos de envenenamento por mercúrio?", perguntei ao dr. Tiwari enquanto preparávamos kajjali.

"Nunca", respondeu. "Utilizando os processos ayurvédicos é possível mudar os constituintes moleculares do mercúrio e ele passa a ter diferentes formas de ação; algumas não são tóxicas.

"A *Pharmacopoeia Ayurvedica* é uma importante publicação do governo", o herborista continuou. "Diz respeito aos métodos de preparação, às proporções de cada ingrediente de uma preparação específica e o mal para o qual é indicado. Se rasadis fossem tóxicos, seriam proibidos. Como existem muitas empresas farmacêuticas ayurvédicas, a maioria dos produtos, seja à base de plantas seja à base de minerais, tem normas padronizadas pelo governo. Para controlar a qualidade, os padrões precisam ser respeitados."

"Acredita que essas empresas subscrevem esses padrões?", perguntei-lhe com certo ceticismo.

"Em geral, sim."

No decurso de nossa conversa sobre alquimia clínica, o dr. Mahatyagi também aventou a hipótese de que algumas das empresas recém-chegadas ao mercado poderiam estar industrializando rasadis de qualidade inferior ou mesmo tóxica. "Nossos textos advertem que quando o mercúrio não é incinerado até ser reduzido a partículas finíssimas, é muito tóxico", disse. "As grandes empresas tradicionais estão cientes do fato e são confiáveis, mas muitas empresas novas estão se estabelecendo. Trabalho com quem conheço muito bem e que está há muitos anos na praça."

"Já viu alguma vez seqüelas de rasadis impuros?", perguntei um dia ao dr. Thakur.

"Na minha clínica, já fui procurado por pessoas sofrendo de edemas devido à má qualidade do paro", respondeu. Assim como hesitava em atribuir curas radicais ao mercúrio, o dr. Thakur também não se coibia de reconhecer que medicamentos inadequadamente preparados causam sérios danos à saúde. Como estava ciente disso, imaginei que as medidas cautelares com que prescrevia os medicamentos à base de mercúrio seriam redobradas.

"Para competir no mercado, é preciso comercializar", explicou. "É melhor você mesmo preparar rasadis porque, quando não é assim, ele pode ser de boa qualidade, mas também pode não ser. Não sendo você mesmo quem os prepara, não se tem garantia."

A cobiça e a incompetência estão na raiz dos males iatrogênicos, tanto os causados por produtos sintéticos, quanto por produtos naturais. A preparação adequada do mercúrio, como de todos os demais produtos farmacêuticos, baseia-se na sabedoria e na integridade, qualidades essenciais menosprezadas entre concorrentes comerciais. Sem capacidade, conhecimento e maturidade espiritual como as dos velhos alquimistas, a segurança dos medicamentos à base de rasadis e a validade de seu uso na prática do Ayurveda são questionáveis.

Ainda que uma pesquisa abrangente possa vir a garantir medicamentos adequadamente receitados e com rigorosos padrões de industrialização, não parece possível que os sulfetos de Rasa Shastra venham a ser clinica ou legalmente aceitos fora do subcontinente indiano. Para os pacientes que tenham esgotado outros recursos médicos, como aqueles que sofrem de cirrose hepática, colite, diabete e asma, e que melhorariam com os rasadis, isso é lamentável. Seria leviano, porém, defender o uso de medicamentos à base de mercúrio quando não dispomos de uma justa consideração de seus méritos, de uma avaliação da ciência moderna, de garantia de pureza e de médicos qualificados para prescrevê-los. O que fazer, então, com a preciosa sabedoria alquímica e séculos de experiência que aceitam a eficácia de rasadis como uma verdade clínica na terra do Ayurveda?

É possível que uma descoberta ainda mais importante que a dos métodos do Rasa Shastra de preparo de medicamentos e de maior importância e relevância para o mundo moderno sejam os manuscritos alquímicos contendo receituários para a cura de envenenamento por mercúrio. Evidências científicas acumulam-se afirmando que as obturações de "prata" oferecem um risco para os pacientes, para os dentistas, para os técnicos e para a comunidade; a "síndrome da amálgama dentária à base de mercúrio" (SADM) é uma das preocupações reconhecidas pela saúde pública. Mesmo com os recentes esforços em restringir a industrialização do mercúrio e adequar o recolhimento de dejetos, enormes quantidades são liberadas globalmente no ar, na água, no solo e nos alimentos. À medida que a taxa combinada mutagênica de produtos químicos tóxicos, de radiação e de mercúrio se eleva no reino animal, os médicos se depararão com complexas síndromes de metais pesados. Até hoje, os métodos de desintoxicação de mercúrio são insatisfatórios. Se existe alguém que saiba remover o mercúrio do corpo com eficácia e devolver-lhe a saúde após exposição prolongada, seriam os alquimistas.

Havia unanimidade entre os mestres quanto ao tratamento para intoxicação por mercúrio.

"Qual é o melhor medicamento para combater a toxicidade do paro?", perguntei ao dr. Thakur numa das nossas conversas sobre o preparo e a utilização do mercúrio.

"Gandak Rasayan (enxofre purificado)", respondeu, "sustentado por diferentes ervas. Usa-se o enxofre nos tratamentos de purificação do sangue." A terapia de purificação do sangue também foi adotada pelos médicos ecléticos bem familiarizados com o mercúrio.

"A que teoria deve-se recorrer na utilização do enxofre?", perguntei.

"Só o enxofre pode digerir o mercúrio. O mercúrio é o esperma do Mahadeva (Shiva) e o enxofre é o raja de Parvati."

Inquirido, o dr. Mahatyagi respondeu: "Nos textos existem diferentes capítulos sobre a desintoxicação dos efeitos perniciosos do mercúrio, será necessário tratar conforme as manifestações específicas. Pode haver tendência para o vômito, ou para as dores de cabeça, ou para dores em geral, por vezes doenças de pele. Gandak Rasayan é importante e, misturado com outros ingredientes, fará com que a medicação aja de formas diversas. Quando se trata de um mal associado ao calor, com furúnculos e sensação de ardor na pele, pode-se receitar enxofre com praval pisti (pérola esfregada com água de rosas sob a lua cheia) que vai certamente acalmar."

Considerando a sua ação no metabolismo celular e a sua associação molecular com o mercúrio, recorrer ao enxofre para tratar a toxicidade do mercúrio é uma hipótese fascinante. O enxofre do corpo é indispensável nas reações enzimáticas, nas funções hormonais, na condutividade dos tecidos nervosos e na ação das células vermelhas. Utilizando a terminologia sexual mítica, os alquimistas afirmam que, quimicamente, o mercúrio e o enxofre se atraem mutuamente. O mercúrio bloqueia a ação enzimática do enxofre, fazendo com que o metal cause muitas reações tóxicas no corpo. Será possível que, aumentando o nível de enxofre na circulação sanguínea, o mercúrio possa ser "digerido", restaurando a ação metabólica do enxofre? Alguns médicos avançados, interessados no tratamento de desintoxicação do mercúrio, estão receitando compostos de enxofre.

O enxofre, em estado natural, é tóxico; precisa ser purificado para uso interno. O processo é relativamente simples, requer apenas enxofre, leite e ghee. Assisti, muitas vezes, aos procedimentos alquímicos e observei que diferentes médicos usavam sistemas quase idênticos.

Um dia Gopal trouxe um saddhu para a minha casa, dizendo que o baba barbudo trabalhara muitos anos em farmácias ayurvédicas e era perito na preparação de remédios à base de minerais. Seguindo as instruções do guru, Gopal e eu derretemos vários quilos de manteiga fresca numa dorna de ferro, extraímos a espuma até que restasse apenas o ghee, depois entornamos os cristais de enxofre amarelos.

Os cristais derreteram no fundo da dorna, colorindo o líquido de vermelho-escuro que, em movimento, liberava glóbulos metálicos dourados que subiam devagar para superfície da dorna. Eram as impurezas venenosas do mineral que teriam de ser extraídas, explicou-nos o mestre.

Depurado com ghee fervente, coamos o enxofre por um pano. O mineral brilhante e oleoso fervia e respingava enquanto a massa castanha era coada. Pusemos o bolo de enxofre numa panela de leite e levantamos a fervura. Quando terminamos, despejamos o lëite e lavamos o bolo com água, repetindo o processo mais duas outras vezes.

A purificação do enxofre estava completa, foi reduzido a um pó fino com um ralador e colocado no almofariz. A cor era amarelo-esbranquiçado, tinha cheiro de terra e perdera o cheiro original de enxofre. O guru explicou que, como a maior parte das preparações alquímicas, quanto mais vezes repetíssemos os procedimentos de purificação, mais refinado seria o enxofre. O que tínhamos preparado poderia ser utilizado no preparo de medicamentos.

O Ayurveda oferece mais do que enxofre no tratamento de toxicidade do mercúrio. A terapia pancha karma é uma abordagem muito promissora para a desintoxicação, especialmente purva karma, massagem com óleo seguida de um banho a vapor de ervas. Em conjunto, ativam a circulação e a sudação e produzem resultados excelentes na cura dos muitos sintomas associados com SADM. Nasya, insuflações nasais de decocções, sucos, óleos e pós também são parte importante do tratamento dos sintomas de toxicidade que têm a sua origem nas amálgamas dentárias. Recorrendo-se a diferentes combinações de ingredientes, segundo as necessidades dos pacientes, esses "karmas" podem ser infinitamente modificados.

Usando alguns princípios básicos da medicina ayurvédica e os remédios de Rasa Shastra, seria possível estabelecer um programa altamente eficaz de desintoxicação de mercúrio, à base de terapias e substâncias inteiramente naturais. Um programa desse tipo poderia ser levado para termas de águas sulfurosas, com base no pancha karma e em alimentos e ervas notórios pelos seus poderes de expurgar o mercúrio. Enquanto o mercúrio e outros contaminadores ambientais continuarem a ser despejados abusivamente na natureza, os naturopatas capazes de depurar o corpo de seus venenos serão muito procurados. Assim como os médicos ecléticos antigos que se confrontaram com a devastação da "medicina heróica", os herboristas modernos têm um papel preponderante a desempenhar no futuro da medicina.

"Por que não falamos sobre mercúrio?", perguntei ao dr. Singh. A dra. Shrestha e eu estávamos no consultório do professor em Sinamangal. Sentei-me numa cadeira de espaldar reto frente a ele e a dra. Shrestha sentou-se na mesa de tratamento na parede do lado sul, de pernas cruzadas. O doutor, vestido no seu elegante terno marrom, reclinou-se na cadeira.

"Não tenho competência para falar de paro, não me interessei muito pelo assunto", respondeu com a reticência típica que precedia um discurso erudito.

"Receita medicamentos à base de mercúrio?", insisti.

"Raramente."

"A quantos pacientes acha que administrou preparações contendo rasadi na sua carreira?"

"Não sei, talvez alguns milhares. Receito de vez em quando, mas o melhor tratamento é não dar medicamentos. Se for preciso, poucos medicamentos e então, se não houver melhora, aumento aos poucos os medicamentos.

"Confesso que recorro a eles, mas sou francamente contra alardear o fato", disse o doutor, sem rodeios. "É verdade que acreditamos na sua eficácia, mas não recomendaria a qualquer pessoa. São muito potentes e não devem ser adquiridos nos balcões como os demais medicamentos. Os medicamentos à base de minerais só devem ser receitados por médicos ayurvédicos competentes e capacitados num hospital, não podem ser receitados indiscriminadamente. Empresas ayurvédicas da Índia e do Nepal estão vendendo esses medicamentos nos balcões, mas não creio que essa seja a forma correta. O mercúrio pode provocar reações no corpo que ainda desconhecemos.

"Eu próprio tomo esses remédios à base de mercúrio, mas preciso me certificar de que são preparados de forma correta. Não estou falando de procedimentos químicos; pode-se preparar o mercúrio quimicamente puro, mas não é esta a pureza que buscamos no Ayurveda. Ele precisa ser processado com muitas ervas antes de poder ser usado. Para nós, shodan, purificação, quer dizer adequado para o consumo humano. É um longo processo; creio que aí se encontra a chave para compreender esses medicamentos, por que são eficazes e por que fazem bem.

"Não sou contrário ao uso dessas preparações à base de mercúrio, nem me preocupo em saber se podem ser comprovadas cientificamente ou não. Há séculos que são utilizadas e constatei pessoalmente seus efeitos. Mas é preciso que sejam preparadas minuciosamente conforme o estipulado nos textos. Não imagino a tecnologia moderna levando em conta esses procedimentos e já encontrei doentes sofrendo dos rins devido ao uso de rasadis, mas pode ter sido por falta de preparação adequada.

"Se os rasadis podem ser absolutamente não-tóxicos, podem ser muito eficazes, mas pelo amor de Deus, quero ser muito cuidadoso. Quem certifica de onde vêm e como foram preparados?"

O doutor fez uma pausa. "No meu tempo de criança, só quem podia tocar no mercúrio era o meu pai, o meu tio-avô e ainda outros poucos. Não podíamos sequer tocar nele. Tomava-se esse cuidado por instinto. Não era pela toxicidade, era por respeito, ele é muito precioso; exige reverência; faziam uma espécie de puja ao lidar com ele."

"O mercúrio é Mahadeva", disse a dra. Shrestha.

"Mahadeva", o cirurgião concordou. "Era reverência que tinham pelo mercúrio."

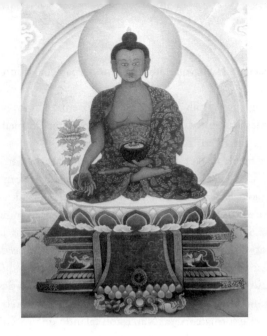

11

Digno de Admiração

Então ocorrerá o seguinte pensamento a estes seres: "Como conseqüência de nossas ações malévolas, sofremos pesadas perdas de parentes e amigos. Seria desejável que praticássemos ações meritórias. Mas agora, que ações benévolas devemos praticar? Devemos nos abster de tirar a vida. Seria bom que praticássemos boas ações!" Assim pensando, eles se absterão de matar; praticarão esta ação benévola. Como conseqüência da prática de tais ações meritó-

rias, sua expectativa de vida aumentará, sua aparência melhorará, os filhos deste povo cuja expectativa de vida é de dez anos passará a viver por vinte anos.

Buddha, *Sutra Chakravartin*

O mundo que deu à luz o Buda da Medicina já foi um mundo de esplendor natural. Nas farmácias vivas das selvas primordiais, luxuriantes jardins suspensos de orquídeas perfumadas gotejavam a pujança verde em néctares, tônicos e venenos. Amplas florestas de árvores medicinais adocicavam o ar prístino com fragrâncias de cânfora, sândalo, canela, cedro e pinho. A solidão inabitada das regiões áridas sustentava suculentos cactos com polpas amargas, ricas em alcalóides suspensos no gel do orvalho da manhã. Em lagoas cor de turquesa, a vida aquática fervilhava ondulante através da fluorescência de universos de recifes de corais. A vegetação rasteira das vastas extensões das pradarias balançava ao vento em ondas coloridas, raízes de todos os sabores penetravam o solo fértil; por cima o céu, vasto como as pradarias onde manadas de animais selvagens pastavam a contento.

Lugares lendários pela diversidade e vigor da flora eram o destino das peregrinações de médicos e seus discípulos em colheitas medicinais. Nos prados alpinos, iogues preparavam elixires de longa vida com uma profusão de flores selvagens aguadas pelo degelo, cantando loas aos seus eremitérios rústicos e à beleza que os inspirava a atingir os níveis mais elevados de êxtase meditativo. Mercadores transportavam suas cargas de ervas e especiarias ao longo das grandes rotas que se estendiam do Mediterrâneo, através do Himalaia, até a China. Viajantes se recuperavam nas fontes de águas quentes minerais aureoladas de cristais de sais e de enxofre. O solo continha inúmeros veios de metais preciosos e gemas. Os templos-hospitais, opulentos ou humildes, forneciam os préstimos dos médicos mais hábeis e ilustres da região e centros de aprendizado de medicina prosperavam sob o patrocínio de reis inspirados na Doutrina. Este é o cenário em que se desenrolam as dimensões geométricas do mundo mítico do Bhaisajyaguru, Sudarshan, "Digno de Admiração".

A mandala do Buda da Medicina não é a mera transcendência de uma terra pura reproduzida no estilo artístico e inimitável do Tibete. Ela também retrata a magnificência e a riqueza ecológicas que floresceram em toda a extensão do subcontinente indiano até bem pouco tempo. Hoje em dia a mandala, a versão iconográfica do reino de cura da divindade, se reduz à pálida memória das criaturas e maravilhas botânicas, uma imagem onírica da beleza e do vigor da natureza trazida até nós desde tempos imemoriais, tremeluzindo agora numa miragem da alma da humanidade.

Vivemos numa época de extinção biológica. Pelo ponto de vista da nossa infinitesimalmente curta expectativa de vida, alterações globais parecem estar se desdobrando paulatina e imperceptivelmente. Contudo, no contexto mais vasto da história recente, a extensão e rapidez desses acontecimentos representam nada menos do que um colapso iminente da biosfera. Ao longo de apenas duas gerações, os bosques que nossos pais conheceram converteram-se nos campos da nossa juventude, agora cobertos de casarios e auto-estradas, e deixamos de ouvir o canto dos pássaros. Tão recentemente como no tempo de nossos avós, a terra hoje pavimentada pelo sistema viário de Los Angeles acolhia uma abundante diversidade de plantas e animais. Nossos tataravôs viram o que nós nunca veremos: um continente cujas antigas florestas se estendiam do Atlântico ao Mississippi, sustentando povos cujos remotos ancestrais caminharam pela névoa do raiar da Criação. Se mudanças desta magnitude ocorreram há tão pouco tempo, é inimaginável o mundo em que nascerão nossos bisnetos.

Ninguém conhece, ao certo, toda a provável gama de formas de vida ameaçadas ou recentemente extintas, ou a interdependência das suas funções, pois apenas começamos a vislumbrar a imensa e complexa rede de inter-relacionamento do mundo microbiano, dos reinos animal e vegetal e do comportamento de sistemas dos elementos do planeta. Os estudos mais recentes estimam que em vinte anos mais de dez por cento da flora estará extinta: dezenas de milhares de plantas que representam milhões de anos de desenvolvimento evolucionário insubstituível. O certo é que inúmeros medicamentos nunca serão descobertos entre as árvores, ervas, arbustos, fetos, cactos e orquídeas extintos; que nunca degustaremos inúmeras iguarias e nutrientes preciosos e que seremos privados de novas fontes de energia, fibras, tecidos, papel, madeiras, óleos, resinas e outras necessidades valiosas.

Tampouco podemos imaginar o impacto que a perda de tantas plantas poderá causar aos micróbios, insetos e animais que elas sustentam por meio da simbiose e, por sua vez, como essa perda afetará a humanidade. Pesquisas modernas finalmente começam a confirmar o que os povos indígenas ensinaram a seus filhos durante milênios: nossa vida depende de pequenas e aparentemente insignificantes formas de vida que desprezamos, não valorizamos e, com total desrespeito, aniquilamos. Com o desaparecimento das borboletas, dos pássaros e de outros pequenos tesouros, as plantas não poderão ser polinizadas para reproduzir e os sistemas vitais da Terra correm o risco de não poder sustentar a vida humana. A decomposição de dejetos será mais morosa, a regeneração do oxigênio diminuirá, a fertilidade do solo enfraquecerá e o equilíbrio atmosférico será perturbado.

As plantas são essenciais à vida, à saúde e à prosperidade. Ao destruirmos a própria base da diversidade botânica que purifica a água e o ar, protege e regenera o solo, sustenta as espécies animais e fornece comida, remédios, vestimenta e abrigo, a vida civilizada sucumbirá às doenças, à miséria e à violência. Se as águas do planeta estão empestadas de dejetos túrbidos e poluídas com produtos cancerígenos; se a atmosfera arde sob os efeitos da emissão de gases petroquímicos e o ardor de raios ultravioletas; se os oceanos estão envenenados, as florestas desnudadas e as ruas repletas de miseráveis, o resultado é previsível: saúde em declínio, culminando com epidemias que não fazem distinção entre nações, raças, religiões ou *status* econômico. Toda a nossa alimentação provém dos mesmos solos e mares, respiramos o mesmo ar e bebemos a mesma água da chuva.

No Nepal, esta conjuntura não é uma hipótese num futuro distante. Num período de 30 anos, o vale de Katmandu passou de um reino pastoril remanescente de Sudarshan para uma região de poluição asfixiante, um pesadelo demográfico e decadência cultural. A degradação das condições de vida em Katmandu é também a imagem do que acontece nas grandes cidades em qualquer lugar do mundo e a destruição de bosques, florestas e áreas de cultivo do país é conseqüência da extinção dos recursos naturais em qualquer parte do mundo. Os médicos de Katmandu se defrontam cada vez mais com enfermidades causadas pela insalubridade da água, do ar e de condições sociais degradantes a que eles mesmos sucumbem. Na melhor das hipóteses, o atendimento médico será mero paliativo e, na pior, a causa em si de doenças. Se essas tendências continuarem a se agravar, serão debalde os tratamentos médicos, quaisquer que sejam, modernos ou tradicionais, e o atendimento médico não terá qualquer sentido.

As limitações do progresso da medicina moderna, as fragilidades dos métodos sintomáticos da alopatia e os perigos associados ao uso corrente de remédios fortes sem que se determine uma sólida base científica e moral, tornam-se evidentes em Katmandu. Como muitos médicos em países subdesenvolvidos, os médicos nepaleses indiscriminadamente receitam uma gama de antibióticos para qualquer mal. As últimas gerações de bactericidas têm venda livre e são usados a esmo, facilitando o surgimento de infecções generalizadas resistentes aos medicamentos. A maioria dos tratamentos clínicos modernos não está ao alcance dos que mais necessitam, uma situação que tenderá a se agravar na medida em que aumenta a distância entre ricos e pobres. Nas aldeias, as dificuldades de distribuição, armazenamento inadequado e carência de profissionais capacitados prejudicam a distribuição eficaz e o acesso a remédios e tratamentos. As políticas de saúde do governo foram impostas por empresas farmacêuticas multinacionais que não se coíbem de práticas perniciosas e antiéticas, como a venda de medicamentos proibidos nos países do primeiro mundo. Tendo esta realidade em vista, a medicina alopática não é só impotente para impedir ou controlar as próximas epidemias, mas também cúmplice do seu surgimento e expansão.

Mesmo considerando as mais rigorosas práticas medicinais, os produtos farmacêuticos sintéticos são falaciosos e ineficazes na antecipação de enfermidades vindouras: eles não depuram as toxinas do corpo, nem restituem a sua vitalidade. Em última instância, todas as enfermidades estão associadas a esses dois processos fisiológicos, atualmente sob pressões crescentes que podem ser atribuídas tanto à poluição ambiental como à degradação da cadeia alimentar. Sem agentes que depurem a acumulação crescente de toxinas químicas, metálicas e radioativas em nosso organismo, sobretudo no fígado, e sem os componentes que tonificam e proporcionam resistência e imunidade, os medicamentos alopáticos se tornarão cada vez mais ineficazes e inadequados. Os médicos em todo o mundo deparam-se com a face humana da crescente crise ecológica na medida que aparecem cada vez mais clientes afetados por males imunológicos causados por um sem-número de substâncias tóxicas que invadem nossos lares, lugares de trabalho e afetam nossa alimentação. Muitos médicos desconhecem as origens e a amplitude desses males. Devido ao despreparo e aos tratamentos ineficazes, agregam às causas subjacentes um pesado fardo de mais toxinas ao organismo.

Hoje, mais do que nunca, necessitamos dos dons de cura gratuitos que o reino vegetal nos estende para proteger, fortalecer, alimentar e revitalizar, depurar e desintoxicar tanto nosso organismo como o meio ambiente. As plantas não são apenas remédios que curam a toxicidade das síndromes e as futuras carências nutricionais;

elas também têm o poder de purificar os elementos da terra e remover as causas ambientais de epidemias futuras. Quando a era dos antibióticos tiver terminado e a medicina sintética tiver falido, os incríveis perpetuadores da fotossíntese podem nos curar com a luz do sol, a clorofila que purifica o sangue, óleos e alcalóides essenciais bactericidas, vitaminas e complexos vestígios de elementos armazenados nas suas funções. Eles também fornecem, em escala global, o que nem a tecnologia nem a ciência nos podem fornecer: água potável, ar puro e solo fértil.

À medida que a Terra adoece e números crescentes de pessoas sucumbem sob o efeito de males para os quais os remédios existentes perderam a eficácia, aumentará a busca por remédios extraídos das plantas e os bons terapeutas de medicina natural continuarão a granjear respeito e reconhecimento. Os produtos à base de plantas converteram-se rapidamente numa indústria crescente de vários bilhões de dólares e num dos segmentos da agricultura que mais se desenvolve. Porém, as especialidades da medicina clássica da Ásia e suas filosofias holísticas não são apenas tendências da economia e da medicina; o mais importante é que elas permitem que inúmeras pessoas encontrem estilos de vida mais saudáveis e satisfatórios, enfatizando a extensão da nossa dependência do meio ambiente. A demanda premente de remédios à base de plantas e de conhecimento sobre as curas tradicionais poderia produzir uma mudança revolucionária nas prioridades sociais e tornar-se um catalisador para a preservação da natureza, o desenvolvimento de economias à base de plantas não poluentes e a criação de ecossistemas sustentáveis. "De todas as novas fronteiras da agricultura", diz um relatório do Banco Mundial, "o cultivo de plantas medicinais é um dos mais importantes para beneficiar o mundo."

As plantas sustentam todas as criaturas e, associadas à inteligência humana e à compaixão, formam a base da vida civilizada. A renascença da horticultura global, motivada pela deterioração da saúde coletiva, incentivada por mercados de produtos botânicos lucrativos e orientada pelas filosofias holísticas descritas tanto pela medicina ayurvédica como por outras de diferentes tradições, poderia transformar a ignorância destrutiva em sabedoria capaz de sustentar a vida e de fazer desabrochar uma cultura espiritual centrada no planeta. Este é o significado simbólico do reino Sudarshan de Bhaisajyaguru: a consciência iluminada governando uma sociedade sagrada, que convive em harmonia num meio ambiente fecundo e sadio.

É possível criar um paraíso ecológico capaz de realizar os potenciais mais elevados da humanidade? Caso este sonho utópico não possa ser alcançado, poderão as nações desfrutar de prosperidade e saúde, baseando suas economias no uso pacífico e significativo de recursos não-tóxicos renováveis? Caso esta meta idealística não possa ser alcançada, podem as pessoas encontrar meios de vida sustentáveis que garantam ao menos um mundo habitável para as gerações vindouras? Cada um destes cenários se baseia na nossa relação com o reino vegetal.

Se perguntarmos ao Buda da Medicina, "O que nos pode oferecer para que a Terra possa ser restaurada?", precisamos apenas contemplar a mão e o coração da divindade. A geometria da mandala de Sudarshan converge no coração de Bhaisajyaguru, numa proclamação de que, para o desenvolvimento da civilização, é preciso que ela seja movida pelo amor e pela sabedoria. A divindade nos estende a mão no mudra de generosidade suprema, mostrando-nos o antídoto para a cobiça que empobreceu o mundo e ameaça o futuro de nossos filhos. Dedos graciosos de lápis- lazúli seguram um ramo de mirobalan, símbolo da fecundidade restaurativa do reino vegetal — sobre o qual repousa o êxito de qualquer empreendimento humano — lembrando-nos de que a terra nos provê gratuitamente, sem exigir nada para manter a sua fertilidade senão o reconhecimento de que requer cuidados assíduos.

Quando o Buda ensinou a arte e a ciência da cura, o mundo converteu-se no reino da medicina, luxuriantemente dotado com abundância de árvores, arbustos, touceiras, capins, trepadeiras, ervas diminutas e pequenas e grandes criaturas. Sudarshan não é apenas um reino mítico onde os médicos divinos se entregam a seus nobres afãs sáttvicos, na busca alquímica de elixires que eliminem o sofrimento dos seres. Sudarshan, "Digno de Admiração", também é a resposta à crise ambiental que ameaça o futuro da humanidade; é o jardim-floresta da civilização espiritual à espera de ser replantado, cultivado, colhido e partilhado por todos. Aqui, nesta mandala verde, se encontra uma visão não apenas de esplendores passados, mas também de esperança para a renovação do mundo.

Estou conduzindo Gopal pelos caminhos e alamedas cheios de lixo e esgoto, fumaça de carros e multidões cansadas. Houve um tempo, antes que Katmandu fosse asfixiada pela poluição espantosa e pelo desespero humano, em que os sabores exóticos desta velha terra me davam prazer. Mas hoje, febril e dolorido, tossindo e com os pulmões ardendo, busco apenas serenidade e equanimidade. Nosso carro avança laboriosamente numa quadrícula de ruas engarrafadas, as janelas das casas fechadas para proteger os moradores da poluição e do barulho.

A noção de um eu se dissolve enquanto observo a minha doença refletida nas faces desfiguradas e nos olhos fundos dos passantes. Estou sofrendo, porém quão mais intensamente os outros devem estar sentindo a mesma dor, o mesmo ardor persistente na garganta, a mesma dor de cabeça, a mesma contração nas entranhas. Neste delírio febril é fácil compreender os avisos sábios dos renunciantes: de suas alturas glamourosas aos seus abismos horrendos, samsara é um mar de fogo, um campo de batalha com armas afiadas no qual, em última instância, encontraremos apenas tristezas.

Viro uma esquina e o nosso carro é imobilizado por uma multidão vociferante.

"O que está acontecendo aqui?", pergunto a Gopal.

"Estão sendo disputadas duas vagas no governo", responde.

Há uns anos o governo nepalês deixou de ser uma monarquia corrupta e passou a ter um Congresso ainda mais corrupto, fazendo crescer a agitação política. O país se afunda num marasmo econômico, os serviços municipais estão em colapso. As multidões se aproximam dos alto-falantes estridentes, incitando passeatas e marchas por toda a cidade. Nos dias de eleição, as zonas eleitorais são isoladas para impedir desordens. Guerrilheiros maoístas bombardeiam os distritos policiais e a violência se espalha até as fronteiras; em Bihar, na região onde o Buda ensinou a doutrina da paz universal, os ricos são decapitados em retaliação às atrocidades feitas aos pobres.

Nosso carro atravessa penosamente a tempestade de emoções e buzinas estrídulas, enquanto Gopal discorre sobre políticos ineficazes e corruptos que destroem o país. "Todos eles dizem que vão fazer qualquer coisa", diz ele. "Mas o dinheiro continua desaparecendo. Recebemos todo tipo de ajuda do exterior. Colocam uma pedra fundamental para um novo prédio, fazem muita fanfarra e nunca terminam coisa nenhuma. Mas as pessoas também são ignorantes. Pensam que vivem numa democracia e podem fazer o que querem."

A multidão se desfaz atrás de nós quando penetramos o tráfego denso da Durbar Marg. Transpiro no calor da febre, sem querer manter fechadas as janelas, mas tampouco abri-las, considerando o ar pestilento de fora. Atrás de nós, mal se avistam os cumes do Himalaia devido à poluição. Nas encostas mais altas, a elevação da temperatura derrete os glaciares, ameaçando inundar os lagos alpinos, prenúncio desastroso para as aldeias abaixo. Ao mesmo tempo, o desmatamento propicia a seca. No vale de Katmandu, a água é escassa. Ainda há pouco tempo o rio Bagmati corria durante todo o ano, mas já não passa do leito seco de um rio. A população faz longas filas para conseguir uns poucos e preciosos litros de água e a canalização nas casas não tem mais serventia.

Passamos por torneiras que antes jorravam água para lavar e beber. Rezam as lendas que as fontes foram feitas por feiticeiros tântricos que, oferecendo sacrifícios, faziam jorrar a água por todo o vale, continuamente, por todo o tempo da memória da população. As alcovas rebaixadas das fontes ainda são adornadas com pequenos altares construídos em reconhecimento ao elemento da natureza que permite a vida, mas ele deixou de jorrar. Nos cruzamentos movimentados, as mulheres já não se reúnem para lavar seus saris coloridos, banhando-se a seguir com pudor, completamente vestidas.

As torneiras estão secas porque estão furando poços e bombeando as reservas do lençol freático, o que faz rebaixar seus níveis levando ao colapso do sistema de esgoto e a uma crescente contaminação. A população se vê forçada a beber água envenenada por produtos químicos pestilentos, como os derivados de petróleo e metais pesados, mas também matéria fecal, micróbios patogênicos e parasitas. Em breve, as epidemias transmitidas pelas águas afetarão todos os continentes e guerras serão travadas pelo acesso à água e não mais ao petróleo.

Lembro-me das palavras do dr. Jha, eloqüentemente parafraseando os antigos ensinamentos de Charaka. "Encontramos a causa das epidemias nos governos corruptos. Quando os chefes de governo se corrompem, o povo passa a pensar que é uma forma virtuosa de vida", disse uma vez o Vaidye. "Quando as famílias são afetadas por essa corrupção e o povo adota estilos de vida pecaminosos, sua conduta irradia elementos de calor no mundo. Essas impurezas se misturam à atmosfera, perturbando os elementos da água e da chuva que causam secas, afetando adversamente as colheitas, e todo o país sofre de fome e de sede. A alimentação é inadequada e o povo sofre de desnutrição. Surgem daí as epidemias e muitas enfermidades.

"O Ayurveda ensina as pessoas a dizer a verdade", o médico prosseguiu, descrevendo a forma de interromper esse ciclo desesperador. "Precisamos fazer oferecimentos aos que têm fome e sede, fazer sacrifícios e orar, nos ligar às atividades espirituais quaisquer que sejam."

É a oração, especialmente os oferecimentos aromáticos feitos nas pujas de fogo que levam os céus a fazer chover na época adequada. Quando as comunidades vivem em harmonia, preservam a natureza e por meio de cerimônias ritualísticas alimentam deuses e deusas celestiais, as divindades se encantam e fazem chover alimento abundante. Quando esquecemos a nossa relação primordial com a terra e o céu e com arrogância imaginamos que possam ser profanados a contento, a natureza nos faz adoecer para nos despertar do torpor ignorante. "Os seres existem porque se alimentam", diz o *Bhagavad-Gita*. "O alimento é trazido à existência pelo deus da chuva; o deus da chuva é honrado pelo sacrifício, o sacrifício passa a existir pela ação dhármica. Aquele que, aqui na Terra, não faz girar a roda, assim posta em movimento, vive em vão."

Que sacrifícios dhármicos podemos fazer para restaurar o equilíbrio do mundo? Somos capazes de abdicar da nossa compulsão por combustíveis fósseis e petroquímicos que queimam a atmosfera, pelas usinas nucleares quase explodindo de velhas ou ameaçadas de sabotagem, pelas toneladas de pesticidas cancerígenos espalhados no solo, pelas indústrias que vomitam toxinas e que enchem o mundo com produtos de consumo desnecessários? Será que as grandes empresas conseguem abdicar de seus propósitos de inventar tecnologias cada vez mais perigosas? Quem abdicará da sede de poder político sobre os outros? Que nações seriam capazes de se desarmar para dar alimento aos pobres? Com os olhos ardentes observo o cenário que me rodeia, um lamento, um sonho estranho de mendigos famintos e crianças sem lar vagando pelas ruas, convivendo com suas enfermidades entre montões de lixo podre. Parece que escolhemos sacrificar a Terra e a sua gente sobre o altar do medo e da cobiça.

A atmosfera de Katmandu é apocalíptica, paira um cheiro de pestilência, emanando da pobreza desolada destas ruelas infestadas de ratos. A peste pneumônica irrompeu na Índia e os tentáculos do medo se estendem ao Nepal. O que acontecerá quando as ondas de epidemias globais começarem a sair de cidades que se afogam em seus próprios dejetos? As clínicas locais já não dispõem de suficiente pessoal, estão mal abastecidas e assoberbadas pelo número de enfermos e moribundos. Já não se tem lenha para cremar os mortos nos ghats. Este reino himalaio, no passado de beleza soberba, se converteu numa visão aterradora do futuro do mundo.

Passamos pela frente do hospital Bir, com suas janelas escuras e paredes de cimento úmidas, prenúncio do colapso iminente dos serviços médicos. Como os hospitais em toda parte, Bir é um campo de cultura de bactérias resistentes a todos os antibióticos conhecidos e berço de um contágio hediondo. Inúmeros casos de AIDS foram contraídos em lugares como este, que reutilizam, sem esterilização, as agulhas hipodérmicas. Como será que os hospitais pobres descartam seus dejetos e material radioativo, penso, quando todo o país é a lixeira dos países desenvolvidos? Um rapaz aleijado se arrasta na calçada. Será este o preço que as gerações vindouras terão de pagar por viver longe das benesses da tecnologia?

Damos a volta à colina de Svayambhu, do outro lado do Caminho Circular, e nos dirigimos para o oeste afastando-nos da cidade. A berma da estrada está atulhada de veículos enguiçados, o ar carregado com fumaça dos fogareiros utilizados nos lares. Do outro lado do vale, a ganância imobiliária faz desaparecer ainda mais campos de arroz. Os campos verdejantes que outrora agraciavam o vale de Katmandu sucumbiram às chagas leprosas das construções. Suprindo a demanda da construção civil, pululam fábricas de tijolos vomitando fumaça negra no ar da montanha.

Passamos por um controle militar no fim do vale, paramos o carro e subimos vagarosamente a montanha por trás de Chagdol. Embaixo, a estrada que conduz à Índia está carregada de veículos pesados que sobem e descem curvas apertadas. Tudo o que se vê do Himalaia é um pálido cume, flutuando na névoa das emissões dos escapes. Mesmo na posição vantajosa em que estamos sobre a estrada, sobe um aroma gorduroso de diesel que tudo permeia. Sentamo-nos silenciosos enquanto o Sol se põe por trás das cores laranja e castanho da noite e sobe um vento refrescante. A jóia do Himma Leh está maculada no cair da escuridão.

"Qual será o destino de Katmandu?", pergunto a Gopal.

"Em dez anos não passará de uma cidade fantasma", responde.

Que paradoxo tantos remédios maravilhosos serem encontrados nesta terra envenenada. O Nepal é uma miragem agridoce das maravilhas e benefícios potenciais que o Ayurveda preserva para o mundo. Tem médicos brilhantes e generosos, coleções escamoteadas de preciosos e velhos manuscritos, um patrimônio de recursos botânicos e laboratórios alquímicos; o que mais podem desejar os que buscam a cura e o conhecimento da medicina clássica? Mas Katmandu converteu-se numa tragédia viva. Muitos nepaleses abandonariam o país se lhes fosse dada a oportunidade.

Gopal é, como sempre, filosófico. "O Kali Yuga está em toda parte, Guruji", diz ele."Onde quer que se esteja, já se chegou ao fim."

O que vejo à nossa volta é, de certa forma, o mesmo que acontece no meu próprio país. Colunas de fumaça escura se elevam do que já foi o fértil vale São Joaquim, o coração agrícola da Califórnia. O ar está carregado de partículas poluentes devido às queimadas nos campos secos. Agricultores, vestidos como para uma guerra química, pairam entre espessas nuvens de vapores tóxicos enquanto suas bombas se deslocam pelas fileiras de vegetais. Dia após dia eu ouvia relatos de pacientes procurando ajuda para sua saúde fragilizada.

"Estou tão exausto pelo meio da manhã que tenho de voltar para a cama."

"Resfriei-me durante o inverno e há seis meses que estou doente."

Na primavera e no verão, durante a floração das árvores frutíferas, os pomares são pulverizados várias vezes com produtos químicos. As crianças se banham nos canais contaminados, ou estão acamadas nas enfermarias de oncologia de hospitais, vitimadas pelos lençóis de água contaminados pelas práticas a que recorrem os agricultores.

"Quando éramos crianças, corríamos atrás das bombas porque gostávamos do cheiro de DDT. Hoje tenho centenas de tumores linfáticos por todo o corpo."

"Minha filha tem um tumor no cérebro desde que era criança. Ela sofre de terríveis enxaquecas e sua menstruação é irregular."

"Meu filho de 15 anos tem um tumor ósseo no fêmur."

"Primeiro pensaram que era um quisto no ovário. Depois falaram que havia alguma coisa errada nos tubos falopianos. Mais tarde cogitaram no mal de Crohn. A dor se agravava. Agora encontraram um linfoma."

Sem nenhuma preocupação com a vida dos moradores, os aviões fumigam pesticidas sobrevoando ao rés do solo.

"Eu sofria dores de cabeça atrozes durante vários dias depois dos aviões fumigarem a nossa casa. Acabei tendo que me mudar."

"Nunca pensei que o manuseio desses produtos químicos pudesse desfigurar minhas mãos."

"Adoeci gravemente desde que limpei o tanque de produtos químicos e ninguém consegue descobrir a causa do meu mal."

"Todos os meus amigos idosos estão debilitados ou sofrendo de males terminais terríveis."

O vento sopra sobre a extensão de terra árida, rodopiando por entre as máquinas agrícolas, os reservatórios de produtos químicos e currais abandonados e levantando para o céu a preciosa camada superficial do solo.

Sobre a colina de Chagdol baixa a noite. Gopal e eu estamos de pé, absortos nos nossos pensamentos, antes de retomarmos a estrada. Que remédios podem nos salvar agora que a Terra está intoxicada?

Algures, na evolução do pensamento moderno, perdemos nossa ligação com a inteligência singela e sensível do coração e nossa afinidade e empatia pela terra, por suas plantas e criaturas. Quando o espírito está dissociado da natureza, todas as áreas da cultura, mesmo a medicina, são negativamente afetadas. Na tentativa altruística de aliviar os sintomas das enfermidades, mas priorizando os lucros de uma ciência reducionista que perdeu a sensibilidade, a pesquisa médica combateu as doenças tanto quanto infligiu novos sofrimentos. A relação da indústria, da agricultura e das forças armadas com as ciências biológicas é complexa. A medicina moderna deu à luz criações valiosas, mas também uma prole de invenções e práticas que nunca deveriam ter sido postas no mundo. Ignorando a voz da intuição, da mais profunda consciência e dos sentimentos dos demais seres, pesquisadores levaram a cabo experiências perigosas, dolorosas e mortíferas em seres humanos e animais, prejudicando também o meio ambiente. Médicos fizeram o juramento de Hipócrates de praticar ahimsa, não-violência, porém a instituição da medicina alopática está contaminada por uma herança de males iatrogênicos, corrupção política e dejetos tóxicos e as sombras negras de marigpa contaminam a arte sagrada da cura.

Um dos efeitos mais devastadores infligido ao mundo pela perda da sabedoria sáttvica na medicina é a mutação nefasta da inteligência microbiana causada pelos antibióticos modernos. Os antibióticos oriundos da flora, como os cogumelos, algas, líquens e alcalóides são conhecidos através da história. Sem dúvida, houve perda de vidas humanas enquanto se faziam experiências com essas substâncias e outros ainda sofreram nas mãos de herboristas e médicos incautos. Ao contrário dos remédios sintéticos produzidos em massa pela alopatia moderna, os remédios clássicos da Ásia nunca foram fonte de proliferação de enfermidades iatrogênicas, ameaçando a saúde de seres humanos e animais ou uma ameaça para a cadeia alimentar e para o ambiente. Em vez disso, o sistema de medicina holística, como o Ayurveda e o nobre paradigma de unidade transmitido pelas suas filosofias surgem como soluções importantes para o declínio da eficácia dos remédios bactericidas e a elevada virulência microbiana. As terapias e os remédios tradicionais extraídos das plantas, diferentes dos compostos biologicamente agressivos criados pela sociedade dominadora da natureza, alimentam, fortalecem, purificam e rejuvenescem ao mesmo tempo em que garantem o equilíbrio individual, social e ecológico.

"A teoria dos germes", a pedra de toque do diagnóstico e tratamento alopáticos, é um ótimo exemplo que ilustra as diferenças entre os paradigmas contrastantes das medicinas clássica asiática e moderna, as visões de mundo que desenvolveram e os seus efeitos. As bactérias patogênicas, quando interferem com as funções fisiológicas normais, são responsáveis por muitas das enfermidades mais graves que afligem o homem, o animal ou a planta. Com o advento da microbiologia e o desenvolvimento da teoria patogenética dos germes, surgiu um novo universo de possibilidades farmacêuticas, baseado na criação de "drogas milagrosas" para matar bactérias invasoras.

No domínio do Ayurveda, onde as enfermidades contagiosas febris que proliferam na pobreza e no ambiente poluído fazem parte do cotidiano, os médicos também prepararam remédios altamente eficazes no tratamento de infecções bacterianas, usando plantas e minerais com propriedades antibióticas. Mesmo assim, a filosofia ayurvédica não coloca muita ênfase nas origens microbianas das enfermidades ou na erradicação das bactérias, mas se empenha em reforçar o sistema imunológico com medidas dietéticas, suplementos botânicos, higiene e boa conduta.

Numa aula da tarde, com os doutores Singh e Shrestha, minha pergunta versou sobre a visão ayurvédica da patogênese microbiana. "A natureza sustenta bactérias, vírus e tudo mais", disse a dra. Shrestha. "Os seres humanos sempre estiveram expostos a tudo isto, mas não é sempre que adoecem. Segundo o Ayurveda, as muitas colônias de patogênios nos pulmões ou no sistema digestivo só nos afetam quando o sistema imunológico está vulnerável.

"Há pelo menos um tuberculoso em cada bairro do Nepal. Segundo a teoria dos germes, basta estar em contacto com um deles para sucumbirmos ao mal, mas não estamos todos tuberculosos devido às particularidades individuais do sistema imunológico, resistência e prakruti (constituição). Segundo o Ayurveda, as enfermidades são causadas por fatores externos ou internos, que criam desequilíbrios dos doshas que vêm a se manifestar como sintomas. A ação da bactéria é secundária, não está nem na raiz da causa nem deve ser a principal preocupação. Estando os doshas em equilíbrio, o organismo debela as causas secundárias." A filosofia médica tradicional ensina que os germes só proliferaram quando existe uma fraqueza anterior e o organismo não está em equilíbrio; portanto, eles não são a causa principal do mal.

"Sushruta dedicou-se especialmente aos estados infecciosos", comentou o dr. Singh, "compondo versos para descrever como as enfermidades são transmitidas de muitas maneiras de uma pessoa para outra, 'pelo contacto corporal, pela respiração, pelo uso de artigos pessoais e pelas moscas'. Exemplificou e descreveu em detalhe várias doenças, como a lepra, a conjuntivite e a tuberculose. Constatamos, assim, que o Ayurveda tem tanto a noção de doenças infecciosas, quanto de vermes e bactérias."

"Resumindo, são precisos vários fatores para que uma doença se manifeste. Os rishis dão como exemplo a semente que cresce no campo. Não basta que haja semente; é preciso adequar todos os elementos, tais como o solo, a água, o ar para que ela se desenvolva. As doenças não se manifestam devido à presença de bactérias, já que meningococcus e pneumococcus estão presentes por todo o nosso corpo, mas não sofremos nem de meningite nem de pneumonia. É a reação do organismo que constitui a doença."

Vivemos num planeta que pertence às bactérias. São os organismos mais abundantes cujo peso total é maior do que o de todas as demais formas de vida juntas. O corpo humano é habitado por comunidades de micróbios altamente inteligentes compostas por centenas de diferentes tipos de bactérias, vírus, fermentos e outros organismos em números inimagináveis. Cada centímetro quadrado do intestino é povoado por um número de micróbios maior que o de seres humanos na superfície do planeta. Um trilhão de bactérias vive na nossa pele, 10 bilhões vivem na nossa boca e 100 bilhões são despejados no toalete cada vez que defecamos. Mais de 300 diferentes tipos de bactérias nadam no nosso tubo digestivo. Ao todo, 100 trilhões de organismos individuais consideram o nosso corpo seu hábitat. Quase todos convivem em harmonia sinergética seja em relação a nós, seja em relação aos demais organismos.

Esses organismos desempenham um papel importante na manutenção da saúde. Os micróbios do tubo digestivo contribuem para a digestão de diferentes tipos de alimento, produzem vitaminas de que o corpo necessita e processam toxinas químicas. Aderindo às paredes do intestino e competindo pelos nutrientes, formam uma colônia protetora contra os organismos invasores. Estimulam e produzem substâncias antibióticas naturais para combater as infecções e destruir os organismos patogênicos. A saúde e a imunidade de que gozamos se devem à capacidade digestiva e inteligência complexa de comunidades microbianas que nos habitam.

"O Ayurveda indica três causas principais para as doenças", continuou o dr. Singh. "A primeira é a interação inadequada dos sentidos com os objetos dos sentidos, que pode ser excessiva, insuficiente ou perversa. A segunda é ir contra a consciência ou a sabedoria inata. A terceira causa está relacionada com as condições meteorológicas, como as estações do ano. Agora, em qual das três encontramos as bactérias? Elas só se desenvolverão quando as três condições forem favoráveis. Assim, a ênfase está no terreno, no solo adequado, no clima adequado e não na semente. Os velhos médicos conheciam a bactéria — não há dúvida quanto a isto — mas enfatizavam o fortalecimento do corpo."

Louis Pasteur foi o pai da microbiologia e quem deu origem à teoria dos germes da ciência moderna. Suas idéias quanto aos germes serem agentes causadores de doenças foram muito debatidas pelos cientistas da época. No fim da vida, Pasteur expressou sua visão definitiva que é a mesma do Ayurveda. "O micróbio não é nada", declarou, "o terreno (em que ele se desenvolve) é tudo."

Ainda que a farmacopéia ayurvédica consista de inúmeros medicamentos à base de plantas com propriedades antibióticas muito eficazes, desenvolver a resistência do organismo restaurando o equilíbrio do terreno, dos tecidos e humores é o objetivo principal do tratamento, enquanto o controle das toxinas microbianas é secundário. A maioria das suas fórmulas para combater estados febris infecciosos, ao mesmo tempo em que "ataca" os agentes patogênicos, promove a vitalidade. Contudo, a emergente indústria farmacêutica do Ocidente acha muito mais lucrativa a busca de uma "cápsula mágica" que possa simplesmente erradicar os germes em vez de adotar medidas preventivas através de métodos naturais, como mudanças no estilo de vida e melhoria do sistema imunológico. Após quatro gerações de antibióticos, as conseqüências a longo prazo dessa filosofia de "ataque" começam a se manifestar no reino microbiano.

A sobrevivência do mais apto tem sido uma lei da natureza. Os estudos dos fósseis revelam que as bactérias povoam o mundo há 3,5 bilhões de anos, encontram-se em todos os ambientes e sobrevivem onde não sobrevive nenhum outro tipo de vida: elas se adaptam às águas ferventes das fontes quentes tão bem quanto às profundezas do oceano. Bactérias com vida, que se estima adormecidas há um milhão de anos, foram encontradas no gelo da Antártida. As bactérias vêm se adaptando aos desafios ambientais e às substâncias deletérias de seus concorrentes desde que a vida surgiu no planeta e resistem com virtuosismo às invasões químicas do homem.

Os antibióticos destroem as variedades de bactérias mais frágeis e, para sobreviver, as mais fortes passam por mutações, tornando-se mais virulentas à medida que recebem e passam novas informações genéticas à sua descendência. Para controlar cada geração subseqüente, são necessárias substâncias cada vez mais potentes. Tipos comuns de bactéria sofreram mutações numa larga faixa de novas formas, surgindo em eclosões de "superinfecções" clinicamente resistentes de antigas enfermidades, como a tuberculose e a gonorréia. Fortalecendo organismos prejudiciais indesejáveis, os antibióticos também debilitam os que são desejáveis, dizimando a saudável população microbiana do nosso organismo. Como resultado decrescem a capacidade imunológica e a vitalidade e crescem a susceptibilidade a novas invasões de micróbios e infecções e a acumulação de resíduos tóxicos causadores de enfermidades. Na terminologia médica chinesa, diz-se "tratar o caule e enfraquecer a raiz". A abordagem sintomática não procura os fatores causativos, como uma alimentação inadequada, que favorece o crescimento de bactérias patogênicas no terreno do tecido; não extirpa as impurezas subjacentes preexistentes ou as que tenham surgido no decurso da doença, como congestão por excesso de catarro; não regenera nem revitaliza a "raiz" da imunidade nem dá resistência contra infecções sucessivas.

Se os cientistas tivessem deliberadamente tentado alterar radicalmente o ambiente microbiano global, não poderiam ter encontrado uma forma mais eficaz. Em poucas décadas, plantamos as sementes para um tumulto virulento no terreno microbiano; hoje essas sementes estão germinando, pondo um fim à era dos antibióticos. A miopia fundamental do paradigma alopático — desrespeitar e subestimar as repercussões a longo prazo da interferência bioquímica na complexa inteligência da natureza — é agora mais evidente do que nunca. A dura lição que temos de aprender com as doenças que a medicina criou, é que as terapias que comprometem a ecologia humana precisam ser sustentadas, se não substituídas sempre que possível, por tratamentos que contribuam para aumentar a resistência. À medida que os remédios modernos perdem a sua eficácia, a sabedoria espiritual dos sábios-médicos com seus métodos curativos revitalizantes voltarão a ter um desempenho central na clínica médica. Um paradigma holístico destaca que a harmonia e a compatibilidade com outras formas de vida elevarão a psique do mundo, dando azo a um renascimento das curas tradicionais como a do Ayurveda, baseadas em plantas.

"Vou contar", continuou o dr. Singh, "como fiquei ainda mais convencido da eficácia do Ayurveda. Já tratei todo tipo de infecção das vias urinárias na Universidade de Benares, onde primeiro diagnosticávamos o mal, depois dávamos remédios ayurvédicos para debelar a infecção. Não é este o objetivo? O quadro de referência para constatação da doença era estritamente conforme à perspectiva científica moderna: temos uma infecção das vias urinárias causada por uma bactéria e prescrevemos um medicamento antibacteriano para debelá-la. Pesquisei vários medicamentos ayurvédicos e constatei que podíamos debelar os sintomas, mas não a bactéria. Com o tratamento antibiótico, tanto a bactéria como os sintomas eram debelados, porém umas duas semanas após o fim do tratamento, a infecção estava de volta.

"Um dos nossos pacientes era um homem importante de Benares. Tinha tido uma pedra no rim e, como os médicos foram incapazes de removê-la, simplesmente extraíram-lhe um dos rins. Ficara apenas com um rim que estava infectado. Tinha sido tratado com todos os tipos de antibióticos, mas a infecção era resistente a todos. Veio me consultar e os medicamentos ayurvédicos aliviaram os sintomas, mas a bactéria persistia.

"Passado um tempo, o paciente entrou em crise. Cocei a cabeça, o que fazer? Constatei que estávamos enganados: diagnosticando e tratando a doença nos padrões modernos, não levávamos em conta os três humores ou quaisquer dos parâmetros da medicina clássica. Aquilo não era Ayurveda. Então pensei, 'Deixem-me tratá-lo estritamente dentro dos padrões da medicina clássica ayurvédica. Deixem-me observá-lo segundo vata, pitta e kapha. A partir dessa observação, saberemos como agir.'

"O dosha principal para os males das vias urogenitais é apana vata ('limpeza inferior' do humor ar). Apana vata controla os ureteres, todas as funções de excreção e a condição dos órgãos pélvicos. Quando não funcionam adequadamente, as funções de excreção são dificultadas. Mudei todo o quadro conceitual e disse, 'Tudo bem, vou tratar o seu apana vata'. Não estou mais tratando uma infecção das vias urinárias, estou tratando a perturbação apana vata.

"Então, qual é o melhor tratamento para apana vata? Existem três tratamentos, um para cada dosha. Se for kapha, é um emético; se for pitta, laxativos; se for vata, o melhor tratamento é basti, uma lavagem medicamentosa. Pensei, 'Tudo bem, vou tratá-lo com basti'. Fui ao departamento de clínica geral saber qual seria o melhor basti e escolhi dois: dashmool, uma preparação de ervas clássica do próprio Sushruta e ainda narayan tel, um óleo renomado.

"O paciente baixou ao hospital, parou de tomar antibióticos e fez o tratamento basti. Passados quinze dias, meu assistente trouxe o relatório do exame de urina dizendo: 'Doutor, o resultado é negativo.' Olhei para ele e disse, 'Você acha que fez um milagre em 15 dias? Os resultados não foram adulterados? Será que não exigiu do patologista um resultado negativo? Não acredito, entregue a outra pessoa'. Assim, o exame foi repetido duas vezes com o mesmo resultado.

"Não havia um tratamento específico para rins, bexiga ou bactéria. Os sintomas eram causados por apana vata, então tratei apana vata, lógico. Sabia que aliviaria os sintomas do paciente, mas não que a bactéria fosse debelada, e esse foi o milagre para mim. Não podia acreditar. Então, tratamos assim mais um paciente, depois outro e outro. Tratamos 30 ou 40. Todos os casos de exames positivos passaram a ser negativos.

"Meus colegas que praticavam a medicina moderna disseram, 'Isso é besteira, doutor, o senhor está colocando a preparação no reto e dizendo que trata a bactéria na bexiga. Não faz nenhum sentido'. Então fizemos um pacto e eu propus, 'Vocês diagnosticam os casos de exame positivo de infecção das vias urinárias e deixem meus assistentes tratarem. Garanto que não serão ministrados antibióticos; observem vocês mesmos'. Foi o que fizemos e hoje em dia é o tratamento adotado."

O tratamento holístico dos sistemas humorais por métodos não-tóxicos, como o tratamento para apana vata descrito pelo dr. Singh, constará da medicina do futuro. Substâncias sintéticas altamente específicas que atingem e dominam os desequilíbrios microbianos e bioquímicos suplantam e interferem nos mecanismos de cura do corpo, onde se instala o cenário para as complicações iatrogênicas que debilitam o sistema imunológico e afetam negativamente a integridade humoral. Por outro lado, as práticas ayurvédicas se baseiam no princípio de restauração do equilíbrio dos sistemas inter-relacionados fisiológicos dos humores, ativando a capacidade inata do corpo de curar a si mesmo. Diante de níveis crescentes de poluição global, os médicos serão intimados a efetuar a transição das fórmulas com substâncias sintéticas que somam à carga tóxica do organismo, para fórmulas à base de plantas que a diminuem.

Na capacidade de assistente cirúrgico dos médicos chineses, o dr. Chopel conheceu as primeiras gerações de antibióticos e sintetizou o conhecimento ocidental e tibetano das enfermidades infecciosas, com repercussões importantes na prevenção e no tratamento das perturbações do sistema imunológico. Mais recentemente, os antibióticos ministrados às crianças atingiram níveis nunca vistos, dando lugar a uma geração de jovens afetados por doenças alérgicas e sobrecarregados de bactérias resistentes a medicamentos. Segundo a filosofia dos médicos tibetanos, o uso de antibióticos para debelar febres normais da infância inibe o desenvolvimento do sistema imunológico da população.

"Muitos médicos acham as febres fáceis de tratar", Amchi-la explicou. "Quando receitam remédios de natureza fria, como os antibióticos, a febre é disseminada pelo corpo e será a causa subseqüente de males de maior gravidade." O tratamento prematuro com antibióticos no tratamento de febres incipientes, disseram os médicos, causa migração de toxinas por todo o corpo que passam a ser fonte de enfermidades recorrentes, eventualmente mais graves. O dr. Chopel afirmou que uma das causas dos males degenerativos crônicos e do câncer era o mau gerenciamento de estados febris anteriores. Suas afirmações validam os princípios dos demais sistemas médicos holísticos como a homeopatia e os resultados de pesquisas modernas que confirmam a importância da febre no desenvolvimento do sistema imunológico.

Segundo Amchi-la, quando uma febre incipiente é prematuramente suprimida, ela se converte em "febre oculta". "Resfriados e gripes inadequadamente tratados com medicamentos potentes podem se converter em estados não-resolvidos que se ocultam nos aspectos mais profundos do organismo. O mal pode parecer curado, mas devido ao seu aspecto oculto se tornará mais difícil de tratar." A analogia utilizada para descrever essas febres ocultas é a de uma chama que se apagou, mas deixou uma pequena brasa ardendo sob as cinzas frias. Essa brasa contém as toxinas adormecidas de uma febre não-resolvida, que pode gradualmente consumir a vitalidade do organismo, tornando-o mais vulnerável a novas infecções. Os fatores secundários como uma dieta inadequada ou falta de sono funcionam como o vento soprando nas cinzas, ativando a chama numa reincidência do mal anterior.

Com este conceito elementar, o meu mestre forneceu a chave para a compreensão de um dos estados mais correntes na prática da medicina: febres infantis malresolvidas tratadas intermitentemente com antibióticos durante várias décadas. A gama de patologias e síndromes secundárias causadas direta ou indiretamente por esse consumo crônico de remédios preencheria um tomo que iria da asma ao autismo. À medida que a pesquisa médica confirma a importância das febres no desenvolvimento das resistências do organismo, valorizo ainda mais a capacidade desse velho médico, oriundo de um remoto mosteiro no Tibete, de compreender os princípios da cura de uma maneira que muitos médicos modernos não conseguem.

O gerenciamento adequado dos primeiros estágios de enfermidades febris, segundo a sabedoria dos médicos tradicionais, é de primeiro "amadurecer" a febre, levando-a a um estado de maturação que permita ao organismo ativar as defesas termogênicas. Após essa etapa, a febre é "consolidada", quer dizer, as toxinas ficam concentradas numa parte do organismo. Quando isso acontece, passa-se para a etapa final denominada "erradicar" a febre, administrando-se remédios para dominar e neutralizar as toxinas. O êxito do tratamento das febres por esse sistema se baseia na observação cuidadosa de alterações sutis do pulso, da língua, da urina e dos sintomas e na adaptação progressiva da medicação. É uma prática mais pessoal e consome mais tempo do que é possível em nossos dias.

"O praticante de medicina que cumpre essas três etapas pode ser considerado um bom médico", disse-me Amchi-la. Seguindo esse procedimento, o sistema imunológico é fortalecido e desenvolvido, os patogênios são erradicados e a saúde é recuperada no terreno fleumático em que eles proliferavam. Conseqüentemente, as febres infantis são debeladas na infância e não mais perpetuadas no estado adulto, quando se convertem em síndromes alérgicas, deficiências imunológicas e estados de fadiga crônicos.

O futuro nos impõe um elevado estado de imunidade já que, mesmo nas condições mais salubres, a natureza exigirá muito do organismo. À medida que avançamos neste Kali Yuga, os desafios serão cada vez maiores.

No fim dessa aula sobre germes, o dr. Singh perguntou: "Já leram o livro *A doctor at large* de George Bernard Shaw? Em certa parte ele comenta que chegará o dia em que teremos um remédio para tratar cada enfermidade e que nunca mais adoeceremos, mas isso não aconteceu. Os antibióticos estão aí, as bactérias os suplantaram e ainda temos as enfermidades. É uma área de que precisamos cuidar e neste contexto constatamos a força do Ayurveda. Não podemos nos livrar das bactérias em nosso organismo; por mais que receitem bactericidas, elas permanecem conosco. Devemos dizer: 'Vivamos uma vida simbiótica, em vez de uma vida antibiótica'."

Todas as minhas estadas em Katmandu foram um suplício; adoecer e recuperar a saúde eram o preço a pagar pelo tempo que passava com os meus sábios e maravilhosos mestres. Quando estava ardendo em febre ou com pleurisia e outras dolorosas infecções pulmonares, eu despertava sem poder respirar ou passava por outro ataque de diarréia ácida; constatava a ironia de estar estudando o Ayurveda enquanto sofria de tantas aflições angustiantes.

Mas não eram as insuficiências do Ayurveda que causavam os meus males, nem a excelência dos recursos da medicina moderna que permitiam a minha recuperação. Adoecia pelos mesmos motivos que os habitantes desses vales montanhosos adoeciam: contaminação de águas por agentes virais, bacterianos e parasitas patogênicos, o ar carregado de partículas tóxicas provenientes de esgotos a céu aberto correndo pelas vielas, fumaça pestilenta emitida pelos canos de escape de todo tipo de veículo, lixeiras nas ruas em combustão e indústrias não regulamentadas. Meu sistema imunológico estava enfraquecido devido às características desvitalizantes da alimentação nepalesa, fazendo com que os humores, desequilibrados pela infinidade de poluentes, deficiências nutricionais e ação climática, se transformassem num terreno fértil para infecções oportunistas.

A miríade de males que afetam a humanidade surge de um número reduzido de causas subjacentes: má nutrição, enfraquecimento do sistema imunológico, biotoxicidade e patogênese microbiana. Essas raízes fundamentais das enfermidades podem ser atribuídas, antes de mais nada, à degradação ecológica e social criada pelo comportamento humano que se origina na mente. No Nepal, assim como em toda a Ásia e no subcontinente indiano, tanto a saúde individual quanto a coletiva estão ameaçadas por duas crises: costumes patriarcais de reprodução obsoletos que conduzem à superpopulação e o desmatamento com a conseqüente destruição do ecossistema e da biodiversidade. Daí surgem a erosão do solo, a desertificação, secas, enchentes e migração em massa para os grandes centros populacionais. Por sua vez, essas condições levam à miséria, poluição, criminalidade, corrupção, laços familiares desfeitos e culminam em epidemias e numa luta desesperada pela sobrevivência. A causa última de todo esse infortúnio, segundo a filosofia medicinal ayurvédica e tibetana, é a ignorância, a desorientação que confunde, a miopia e o egoísmo de marigpa, que nos impedem de usar com eficácia nossa inteligência inata que nos liberta do sofrimento.

A ação preventiva é o objetivo principal da medicina, repetiam constantemente meus mestres. Os médicos que ensinam os pacientes a evitar as enfermidades seguindo regimes saudáveis através de uma conduta saudável e, com isso, a transformar através do indivíduo a sociedade, seriam louvados pelos sábios da antiguidade como praticantes da suprema arte da cura. Aquele que, depois de ter adoecido, começa a pensar na saúde, diz a medicina chinesa, é como quem espera a casa pegar fogo para cavar o poço. O ideal seria fortalecer a resistência natural que nos fornece a integridade humoral e o equilíbrio. Contudo, quando o corpo está enfraquecido pela desnutrição, quando cada respiração e cada refeição são fonte em potencial de contaminação fecal e química, ninguém pode escapar do mal indefinidamente. O êxito da medicina preventiva depende da sabedoria coletiva de tratar a raiz ambiental da doença já que nossa vida está simbioticamente interligada ao bem-estar de toda a biosfera.

"Exteriormente, podemos observar a terra, a água, a luz do sol, o vento e o céu", comentou um dia o dr. Jha, assinalando a nossa interdependência física com o que nos rodeia. "Esses elementos externos também se encontram presentes no nosso corpo. A temperatura do corpo, como o fogo da digestão, o calor do sangue, o metabolismo do sangue e a luz dos olhos, são formas de luz do sol. Os orifícios do corpo, as cavidades internas, os espaços nos órgãos e os muitos veios são aspectos do céu, o elemento espaço. A fala e a respiração, os movimentos e os sons emitidos pelos intestinos são atividades do elemento ar. O peso, os ossos e manifestações dos aspectos sólidos são os elementos terra. Fleuma, sangue, linfa e outros fluidos são o elemento água. Estudamos primeiro o mundo externo através do qual podemos compreender o interno."

Tais contemplações nos conduzem ao imediatismo, à magnitude e relevância da importância da relação do homem com os sistemas orgânicos do planeta. Meditando sobre os pancha mahabhutas que circulam pelo corpo e pelo mundo que nos rodeia, somos sensíveis aos elementos universais que perfazem a tessitura da nossa fisiologia interior e adquirimos uma compreensão profunda da inseparabilidade dos mundos exterior e interior. A consciência da natureza composta, e portanto a realidade impermanente da existência, diminui nossa falsa noção de um eu inerentemente existente e dá lugar à "sabedoria de não possuir" e à noção de que somos parte do todo, destituídos de qualquer substancialidade. Essa espiritualidade biológica e o despertar de uma visão sáttvica da vida são o antídoto contra a cobiça e a violência de marigpa e a destruição que causaram à Terra.

As tradições médicas da antiguidade dispõem de ampla gama de métodos para o tratamento de enfermidades, práticas para erradicação de suas causas e filosofias requintadas para a recuperação de um entorno sadio. A contribuição mais preciosa que o Ayurveda possa ter oferecido ao mundo é a definição de saúde: equilíbrio dos humores, tecidos, transformações e dejetos; contentamento mental, sensual e anímico. O estado de saúde verdadeiro é alcançado quando logramos harmonizar nossa vida com as forças da natureza e colhemos o fruto do desabrochar da maturidade espiritual de uma cultura. Um prolongado equilíbrio ecológico, base global da saúde individual, só será possível se a consciência sáttvica orientar uma sociedade que ama, respeita e sustenta a vida dos homens, das plantas e dos animais. Este é o reino de Sudarshan de Bhaisajyaguru, uma visão da pujante riqueza natural com que foram contempladas as civilizações que praticam o Dharma compassivo pelo bem de todos os seres vivos.

Como um espelho da natureza búdica, Sudarshan reflete a capacidade do homem para construir civilizações prósperas e esclarecidas. Integrando a verdade universal, a ecologia e a medicina, o simbolismo iconográfico da mandala do Buda da Medicina contém muitos níveis de ensinamentos que, assimilados, nos convertem em hábeis e bons guardiões dos tesouros curativos da terra. Contemplando as jóias reluzentes da geometria de Sudarshan, vislumbramos a opulência botânica de civilizações passadas, os primórdios de uma nova era de recuperação ecológica e meios de levá-la a cabo. Sudarshan é a imagem da beleza, saúde e felicidade que nos aguardam quando a mente do homem tiver retomado o lugar que lhe compete nos desígnios da criação e nossas vidas retomarem os ritmos de então, de coexistência pacífica com a natureza.

Hoje em dia, muitas pessoas suprem as necessidades de suas existências precárias, lavrando campos sem vida, retirando colheitas cada vez mais reduzidas, destruindo as últimas florestas em busca de alimento e combustível ou lutando pela sobrevivência nas grandes cidades densamente habitadas. Estamos perdendo o patrimônio botânico que nossos antepassados conheceram por tanto tempo, mas as hortas florestais permanecem vivas em nossas células e psique, esperando serem despertadas de novo para a vida. Ainda que grande parte da humanidade saúde o raiar do Sol enferma, faminta e andrajosa, a quintessência da consciência do homem é eternamente divina. Bhaisajyaguru está em cada um de nós e a mandala do mundo sagrado está repleta de alimentos, águas e remédios que convergem em cada coração.

Em resposta compassiva ao nosso sofrimento, o Buda da Medicina se debruça da sua morada celestial, estendendo-nos o mirobalan em seus dedos de lápis-lazúli, um mandamento silencioso para realizarmos a salvação ecológica: árvores. Atendendo às instruções da divindade, um dia estaremos em casa, nas florestas magníficas de remédios.

"Digno de Admiração" é luxuriantemente coberto de árvores de toda espécie. Sândalo e cânfora enchem o ar com sua fragrância sensual e energética, aquilária fornece óleos preciosos de oud, os ramos delgados das pimenteiras oferecem suas bagas condimentadas, a canela exala seu aroma pungente e as folhas e a casca do altivo neem fornecem antibióticos amargos. Os frutos da romãzeira e de outras árvores frutíferas se rompem com seus sucos maduros, óleos essenciais e grãos medicinais. As vagens das cássias balançam na brisa; pinheiros, cedros e zimbros exalam seus aromas; rododendros pintam em tom pastel cenas impressionistas.

As árvores espantosas que outrora agraciaram a Terra permitiram que a vida humana surgisse e continuam, mesmo enquanto as destruímos, a nos curar, proteger e abençoar com abundantes recursos. Elas permitem chover, mas também impedem que a chuva seja destrutiva, fixam o solo, regeneram a sua fertilidade, purificam as toxinas que espalhamos na terra, fornecem oxigênio e purificam o céu. São as árvores que nos permitem respirar e beber água pura. À medida que destruímos as árvores, as fontes e os poços secam, a vegetação murcha, os animais desaparecem, as tempestades são mais destruidoras e crescem as superfícies com areias desérticas. Para que haja condições de vida para as gerações vindouras, precisamos replantar as árvores e cuidar de nossa herança arbórea.

A fisiologia de todas as plantas permite que transformem toxinas na purificação dos elementos da terra. Muitas variedades de árvores, arbustos, capins e plantas herbáceas são utilizadas com eficácia para depurar os venenos que impensadamente despejamos em todas as partes do globo. Certas espécies, como o pennycress alpino e o estramônio, hiperacumulam metais e produtos químicos tóxicos e os convertem seja em formas menos perniciosas, seja concentrando as substâncias para um reprocessamento subseqüente. Choupais são usados para descontaminar solos arruinados pelos produtos químicos utilizados nas lavagens a seco. A mostarda está sendo testada para neutralizar a radiação em Chernobyl e os jacintos aquáticos para tratar os poços contaminados por radioatividade no sudoeste dos Estados Unidos. À medida que os dejetos químicos, metálicos e radioativos da cultura moderna se multiplicarem e seus efeitos patogênicos aumentarem nas populações, a fitomedicação será um dos meios de vida mais importantes da nossa época. O plantio de espécies botânicas com poderes curativos específicos é feito nas bases militares que circundam as usinas nucleares e sobre as áreas afetadas por vazamento de produtos químicos, aproximando-nos um pouco mais da terra pura de Sudarshan.

Cuidando das plantas, seremos também cuidados. À medida que somos invadidos por ondas cada vez maiores de enfermidades, fome e caos, a reintegração da civilização e do reino vegetal se tornará uma necessidade cada vez mais urgente e o solo fértil no qual Sudarshan poderia surgir. O despertar coletivo da nossa dependência do reino vegetal para alimento, remédios, roupa e abrigo poderá ser um catalisador dos povos, fazendo-os abdicar de desperdícios nefandos e obsoletos e começar uma nova era de otimização dos recursos botânicos. Nas hortas urbanas, nas agroflorestas e nas ecovilas, famílias que antes estavam afastadas dos ritmos da natureza podem agora participar da harmonia dos ciclos eternos de germinação, fruição e gradualmente voltar ao fluxo de uma existência harmoniosa. Quando esta era chegar, conheceremos outro nível do significado do mudra do Mestre dos Remédios: os que plantam com um coração sáttvico colhem alimento e remédios sáttvicos. À medida que as florestas comunitárias e as cidades jardins florescerem em todos os continentes, as nações começarão a se assemelhar às das terras puras de "Digno de Admiração", onde tranqüilos deuses guardiões se afanam ao redor do palácio de pedrarias da iluminação. Plantando com meios hábeis as sementes da compaixão ecológica, colheremos abundantes bênçãos e aumentaremos nossa expectativa de vida.

Como emanações do Buda da Medicina, temos em nossas mãos os ramos medicinais que erradicam as enfermidades. Um destilador australiano prepara o aromático eucalipto para extração a vapor, fornecendo um óleo essencial adocicado de cânfora para fortalecimento da capacidade respiratória a um crescente mercado mundial. Um lavrador indiano colhe neem, de onde são extraídas substâncias espermicidas, antibióticas e inseticidas. Os encarregados dos bosques de sândalo selecionam os melhores para suprir as exigências dos perfumistas mais exigentes. Aldeões nepaleses colhem o amla azedo, um fruto em que são encontradas as maiores concentrações de vitamina C, gerando renda para a comunidade e usufruindo de medicamentos rejuvenescedores da selva. Inúmeros dons das florestas e dos jardins de Sudarshan formam as bases de uma sociedade sadia.

A cura das feridas ancestrais da humanidade e o renascimento da cultura dhármica dependem da renovação ecológica. A recuperação do meio ambiente é o processo unificador da vontade coletiva contra a ameaça de colapso da biosfera. Seguindo o mandamento do Buda da Medicina de plantar árvores, limpar os céus e os mares e colher os frutos do cuidado sáttvico planetário, podem ser esquecidos os conflitos que herdamos desde um tempo sem começo. O objetivo de comunidades e nações será o de proteger as plantas, os animais e as gerações vindouras; a longa história de infligir dor ao outro chegará ao fim, dando lugar a uma espiritualidade verdadeira. Se formos capazes de fazer do mundo um jardim, o celestial mirobalan que tudo cura será nosso. Nos solos desoladores, na imundície urbana e na sordidez deste cruel Kali Yuga, germinam as sementes de Sudarshan onde os brotos de folhas de esperança buscam o raiar do Sol de um novo dia.

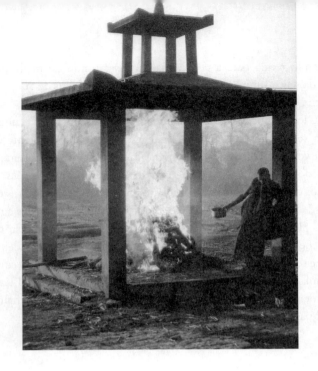

Epílogo

Consta tanto da medicina esotérica quanto dos ensinamentosióguicos que, na hora da morte, após a parada da respiração externa e por ainda mais algum tempo, a atividade dos Nervos Vitais branco e preto continua. Partindo do cérebro, a atividade do Nervo Vital branco avança na direção do coração, diminuindo gradualmente, enquanto que a atividade do Nervo Vital preto avança na direção do abdômen, diminuindo gradualmente. Quando no coração a atividade de ambos é diminuta, a consciência deixa o corpo.

Ensinamentos do dr. Chopel sobre o sistema nervoso sutil,
extraídos do *Tantra Posterior*.

Amchi-la estava morrendo. "Seu mestre vem sofrendo de câncer no estômago e está em seu leito de morte", comunicou-me alguém que eu conhecera em Bodnath. Gopal, que o visitava freqüentemente no mosteiro, telefonou de Katmandu. "Venha depressa, ele está muito mal", disse. "Não pode comer e fala muito pouco, mas disse que tentará esperar por você."

Cheguei uns dias depois. No pátio do mosteiro, jovens monges dedicavam-se às tarefas do dia. Ngawang Soepa, um dos discípulos de Amchi-la, cumprimentou-me. "Ele está lá em cima", disse. "E como está?", perguntei enquanto subíamos as escadas. "Já se foi." O monge respondeu baixinho: "Faleceu hoje pela manhã."

Parei na escada tentando adaptar-me ao fato, esperando o despontar de alguma reação, mas estava consciente apenas do vazio transbordante de sons vindos do pátio do mosteiro. Inseguros, olhamos um para o outro, incapazes de agir. Sentia tristeza, apesar do golpe, a perda era completamente esperada. As orações melodiosas dos lamas penetravam pela janela do sobrado.

"Fale com o irmão dele, talvez ajude", disse Ngawang. Falávamos em voz baixa no quarto de Lobsang Samten. O velho monge tomou a minha mão e, chorando, encostou a sua testa na minha. Choramos juntos, rodeados de parentes idosos tibetanos.

"Há uns 15 dias ele parou de comer e passou a receber alimento por via intravenosa", disse Lobsang. "Hoje, pelas três horas da madrugada, a circulação se tornou mais vagarosa e uma hora depois ele faleceu. Antes sua tez estava baça, agora está luminosa. A parte inferior do corpo está fria, mas a superior, ao redor do coração, mantém-se quente. São indícios de que permanece na meditação da morte." Os olhos de Lobsang, transbordantes de pesar e de amor pelo irmão, encontraram os meus. "Falou de você nos últimos dias, recomendando a Gopal para lhe dizer que não tardasse." Baixando a cabeça, começou outra vez a soluçar.

Amchi-la estava sentado na cama, envolto em cobertores e echarpes brancas e parecia diminuto. Tinha na cabeça o chapéu pontudo da tradição Gelugpa. A expressão era de sinceridade severa, como se entrasse na morte com o fito de dominar a ilusão dos fenômenos e despertar para a libertação final. Lembrei-me do que dissera Lobsang sobre a meditação do pós-morte. A presença do velho médico era palpável. Era espantoso e causava mesmo certa confusão estar diante de alguém tão morto e senti-lo tão vivo. Prosternei-me diante do corpo do meu mestre, a testa no chão, minhas mãos em oração sobre minha cabeça.

Diante do mestre excepcional, humilde e transbordando de respeito, permaneci à sua cabeceira ajoelhado. Aqui jazia um homem cuja vida fora verdadeiramente significante, cujos esforços, êxitos, empenhos, sofrimentos e inspirações eram cumes elevados de realizações. Pensei como a pureza de seus votos de disciplina monástica permitiram-lhe suportar sofrimentos inconcebíveis com uma nobreza compassiva, como tinha atendido tanta gente e como o mosteiro de Shelkar surgira das cinzas da destruição cultural pela sua força e dedicação ao Dharma. Contaminado pelas impurezas mundanas, sentia-me insignificante, pretensioso e egoísta.

Não há como fugir da presença da morte. A mente onisciente vibrando ainda no coração do cadáver, os lamas orando à volta, era-me impossível fugir de mim mesmo, restava a entrega. Agradeci a Amchi-la por tudo o que nos contemplara, a mim e a tantos outros e pelo zelo dhármico que dedicara a todos ao seu redor. Levantando-me, dirigi-me a um assento num canto, onde permaneci em silêncio. Os Gelungs (os monges plenamente ordenados) continuaram suas preces em tons graves, meu corpo parou de tremer, fui invadido por ondas de calor e de profunda paz.

Voltei no dia seguinte para oferecer meus respeitos e me informar sobre a cremação. As orações ressoavam pelos corredores do mosteiro. No quarto de Amchi-la, os velhos Gelungs continuavam orando para a realização da iluminação no pós-morte.

Entrei em silêncio e sentei-me ao lado do médico falecido. Uma gota de sangue descia da sua narina direita, indicando que a consciência estava deixando o corpo.

Sentei-me absorto no som reconfortante das vozes graves, o coração atento à presença de Amchi-la. Ele já ia longe, mergulhando cada vez mais fundo no desconhecido, voltando à fonte. Mesmo na morte, seu ensinamento perdurava.

Passei a noite anterior à cremação no mosteiro. Ele repousava no quarto adjacente, a mente liberada tanto do dia quanto da noite, flutuando em ondas de sinos rituais e ao ritmo das orações. Os lamas oravam continuamente, invocando a compaixão do Buda. Por todo o mosteiro, sua família espiritual trabalhou durante toda a noite nos indispensáveis preparativos para seus derradeiros rituais. Vindos de todas as partes, de perto e de longe, jovens e velhos, uma comunidade vinha homenagear suas realizações mundanas e espirituais; aqui estava o fruto do trabalho de sua vida. Deitei-me sob os pesados cobertores tibetanos, embalado pelas orações. Estaríamos partindo às cinco da manhã, antes do amanhecer, para o lugar da cremação onde o seu corpo seria consumido pelas chamas.

Despertei em sobressalto e olhei pela janela. O Sol já raiava, o relógio marcava sete horas. Seria possível? Teria adormecido e não presenciado a partida de Amchi-la? Teriam os monges esquecido de mim ou deixado que eu dormisse? A fosforescência dos dígitos do relógio marcava quatro e meia; afinal era ainda noite. Logo após puseram-se a tocar os gongos e os Gelungs retomaram suas preces; monges subiam e desciam as escadas e uma jovem monja serviu-me chá e o pequeno almoço.

Às cinco, o médico foi levado do quarto onde passara os últimos cinco anos de sua vida receitando remédios, dando ensinamentos e praticando o Dharma. Seu corpo estava envolto na túnica cor laranja, a face recoberta de seda amarela e, sobre a cabeça, a coroa dos Budas. Foi colocado sentado numa caixa forrada de seda e recoberta por um dossel em brocado. A procissão derradeira tinha começado, ao som de trombetas em concha, pratos, tambores e incenso. Descemos as escadas e, no frio noturno do pátio, Amchi-la foi colocado numa picape. Os demais se amontoaram em vans ou caminhões que atravessaram as ruas desertas de Katmandu na madrugada invernosa.

"Este lugar é chamado Ramadan", Lobsang Dhonyo disse-me quando chegamos ao destino. "É considerado sagrado pelos tibetanos por estar na confluência dos rios Vishnumati e Bagmati. Os nepaleses preferem ir a Pashupati, mas este lugar é usado nos funerais das pessoas mais modestas." Observamos de perto enquanto os monges montaram a pira, desenrolaram os tapetes para a cerimônia e retiraram Amchi-la da picape. Quando terminaram os preparativos, o dia raiava a leste, onde ainda brilhava a última Lua crescente do velho ano. Era hora de colocar o médico na pira. Seu corpo foi desvestido e erguido seminu sobre o topo da pirâmide de lenha, baixado a seguir e colocado no seu interior, vestido outra vez de seus hábitos e coroado. Os lamas sentaram-se do outro lado do pátio diante do rio e deram início às orações.

O dr. Ngawang Chopel foi cremado no dia sete de fevereiro, ao raiar do Sol. Um jovem monge recebeu dos Gelungs uma tocha com a qual ateou o fogo. Uma coluna de fumaça se ergueu no céu cor de turquesa, elevando o espírito do velho mestre ao espaço do seu repouso final. As labaredas subiam ao céu quando uma águia surgiu majestosa, sobrevoando em círculos o ghat, vindo pousar sobre um fio elétrico. Corvos grasnavam, bandos de pássaros brancos esvoaçavam e pousavam, búfalos indiferentes se mantinham ociosos, enquanto peregrinos entravam e saíam do templo local.

Observei o corpo de Amchi-la enquanto passava por sua última transformação, derretendo-se e convertendo-se em ondas crescentes de calor reluzente. Sua vida se manifestava diante de nós, como uma miragem, refletindo recordações do que tinha vivido. Os ecos de suas palavras e ensinamentos pairavam no ar, acompanhados pelos sons de um Tibete que não mais existia, música ritual e orações. Um turbilhão de centelhas incandescentes se elevava em espiral, sua consciência retornando ao reino do sem-forma.

De quando em vez, monges derramavam oferecimentos de ghee, olíbano e cedro na fornalha e reviravam o carvão. Quando as brasas esfriaram, relíquias sagradas, pequenos fragmentos do crânio do médico foram encontrados nas cinzas. Estava tudo acabado. O Sol cor de bronze ardia no céu de Katmandu. Os monges enrolaram os tapetes, embalaram os instrumentos rituais, serviram-se da comida oferecida pelo mosteiro e se amontoaram outra vez no caminhão. Enquanto partiam, a águia levantou vôo, circulou no céu matutino e desapareceu.

Por entre a neblina, mais uma vez, sobrevôo Katmandu, seus bairros e terraços, na direção de nuvens prateadas e cumes sombrios, sobre rios lamacentos que escoam nos deltas do Terai e desaparecem no horizonte escuro na direção de Bengala.

Por onde andará a dra. Shrestha?, penso, com o coração absorto no sofrimento e na dor de seus pacientes que buscam, como último recurso, sua presença e seu toque reconfortante. Algures, no emaranhado hediondo das ruas medievais, talvez pense em mim, em nossas conversas sobre uma forma de construir para ela uma vida pessoal e profissional mais tranqüila na América, uma horta e um hospital, partindo do tesouro de sabedoria e bondade que lhe pertencem e de suas maletas de néctares para os males femininos.

E o dr. Singh? Provavelmente diante do computador com suas aspirações e frustrações acadêmicas, questionando-se sobre a melhor forma de sobrepujar-se à estupidez, às práticas corruptas e à apatia que permeiam o universo da medicina nepalesa.

Imagino o dr. Thakur sorvendo chai e partilhando seus conhecimentos e vivências, o dr. Tiwari percorrendo o índice de espécies botânicas do Himalaia em extinção, o dr. Jha tomando o pulso dos pacientes, o dr. Aryal entoando suas orações melodiosas em belos versos sânscritos. Gopal sentado na floresta de bambu na terra do Om, mergulhado nas suas aspirações ayurvédicas e de como poderão se realizar através dos poderes alquímicos, das bênçãos de Deus e do trabalho árduo de seus lânguidos assistentes.

À luz da tarde, sob meus pés, rios fluem como serpentes petroglíficas pelas planícies, em deslumbrantes tonalidades de mercúrio. Sou livre para partir, mas outras pessoas podem apenas imaginar o que é deixar Katmandu. Breve, meus pulmões estarão depurados e sanados da fuligem e dos vapores tóxicos, do pó de esgoto inalado com cada arfar. Minha tosse vai melhorar, a dor nas costelas vai desaparecer, a digestão vai ser mais regular. Os cães uivarão pela noite, os corvos saudarão cada raiar do Sol e eu não estarei mais lá, mas só, em outras montanhas, acompanhado apenas de meus pensamentos e recordações. Serei livre: livre para não mais usar de subterfúgios ao lidar com mendigos esfaimados e crianças abandonadas que me rompem o coração, de não mais conversar com amigos queridos desejosos de ir para a América a qualquer preço trabalhar por um salário irrisório, poupar uma miséria e trazer para casa. Livre para não mais tratar com comerciantes solicitando a minha atenção, ou com tuktuks de olhos cansados transportando-se para o trabalho nalgum ambiente inimaginável. Livre para não mais me acocorar nas latrinas fétidas ou respirar a fumaça de lixo queimando sob a minha janela.

A planície desapareceu sob as camadas de neblina e nuvens de tempestade. Minha mente está estranhamente descontente. Vem-me à memória a sensação de echarpes de seda, colocadas sobre o meu pescoço pelos gentis monges de Shelkar Ling, as animadas reuniões de negócios em que pairavam nuvens de fumo de tabaco e tratava-se de como proteger a flora do Nepal, os encontros e despedidas calorosos. Vejo os olhos tristes da dra. Shrestha antecipando tempos difíceis para ela e ouço as palavras amáveis de sua família.

Visualizo Raman sentado ao sol, moendo cinábrio num almofariz em pedra. Lembro-me da cascata na floresta da montanha de Shivapuri. Sob uma abertura nas nuvens, surge o Oceano Índico, suas correntes cor de cobre no calor tropical; depois tudo fica cinzento outra vez, suspenso e imóvel. Penso então em quanto tempo poderei regressar.

O fogo é uma das necessidades da vida. O que arde na minha lareira é pau-rosa, colhido nos penhascos, em forma e rigidez semelhante à madrona, capaz de gerar um calor intenso e excelente no preparo da comida. Por caminhos sinuosos entre os arbustos do deserto de Mojave, carrego a lenha até a gruta, nos braços, sobre os ombros ou amarrada nas costas. Quando é preciso transportar lenha sobre os ombros por encostas íngremes, adquire-se respeito pela preciosidade que o fogo representa. Transpirando pelas trilhas, pensei nos aldeões do Nepal, como tudo o que consomem é carregado nas costas em pesadas cargas.

O dia se finda, o arrulho das pombas cessou e os coiotes começam suas rondas noturnas. Sento-me em majestade nesta morada humilde, rodeado pelo perfil gracioso de imensas pedras de granito projetadas pela luz crepitante do fogo, brisas leves e a pálida luz do luar. A superfície de pedra da gruta descasca aos poucos, talvez a cada século mais uma camada cai no chão. Seus desenhos e texturas se assemelham vagamente às pinturas rupestres. A fumaça penetra suavemente a câmara principal pela entrada sul, em vez de ser movida pelo vento forte e frio da entrada norte. Tudo repousa. Ouço as estrelas aspergindo orvalho na flora nativa adormecida.

Afastando as pedras que sustentam as panelas, preparo o fogo para as orações. Coloco a lenha num padrão ritualístico, quatro em forma de V, duas de cada lado. É o símbolo do amor entre o homem e a mulher, o macho e a fêmea. Dessa união surge a descendência na forma de brasas incandescentes. De quando em vez, afasto o carvão em forma de meia-lua irradiando calor na noite. As brasas se consomem, convertendo-se em cinzas e entregando o resto de seu calor ao solo, à água e ao céu.

O Poder Arcaico, como o dr. Aryal referia-se a Deus, expressa-se pelo fogo. Distante milhões de milhas vazias interplanetárias do inferno solar, ele escorre através da camada úmida do céu para acariciar folhas, onde quer que estejam na superfície da Terra. Em agradecimento, as folhas transformam o festim de raios em açúcares, proteínas, fibras, óleos, alcalóides, alimentos e medicamentos. Essa bênção que queima em fogo lento, aninhada no altar de pedra, veio de muito longe. Quando e onde se originou o fogo? Está presente há um tempo infinito, mas nunca existiu antes.

Cuidar do fogo é um método de aprendizado. "O fogo é o guru", disse Gopal certa vez. "É a boca de Shiva, e as chamas são a sua língua." O fogo se comunica com nós por meio das funções intuitiva e visionária da nossa mente. Espalho os carvões, fixo a atenção na corrente solar que brilha no altar e espero que o fogo fale.

Lembro dos meus mestres, que tão generosamente compartiram seus conhecimentos e sua sabedoria. Que posso fazer para retribuir-lhes a gentileza? Se tivesse os poderes de Mahakala de realizar desejos, ou os siddhis conferidos pelo mercúrio àqueles de mérito espiritual, eu os usaria para oferecer ao mundo remédios sáttvicos. Conferiria o dom da liberdade aos meus mentores para que pudessem concretizar os seus sonhos.

O dr. Singh receberia as bênçãos do governo para promover e desenvolver o Ayurveda como um sistema de assistência médica com sanção oficial. Jardins de ervas, um pequeno hospital de medicina natural, o patrocínio generoso dos acampamentos de saúde nas aldeias e muitos visitantes de outros países surgiriam para a dra. Shrestha, além de longas férias. Quando Gopal acordasse, encontraria um laboratório alquímico, o mercúrio mais puro e gurus esperando para revelar os segredos da pedra filosofal. Lobsang Dhonyo receberia um suprimento interminável dos melhores remédios tibetanos a fim de continuar a dedicação do dr. Chopel de servir os pobres. Recursos ilimitados seriam concedidos ao dr. Tiwari com o objetivo de financiar os programas necessários para salvar as plantas que ele ama. O dr. Jha seria abençoado com muitos pacientes agradecidos, bem-sucedidos filhos ayurvédicos e uma boa digestão. O dr. Thakur teria muitas oportunidades de aperfeiçoar a grande herança médica do seu país. O dr. Aryal teria uma boa saúde e muitos anos de vida para compartilhar seus preciosos medicamentos. Para Kamala e Jagadis, haveria uma nova perspectiva de vida no Ocidente. Para Amchi-la, agora que já abandonou as preocupações deste mundo, só posso desejar que ele saiba da minha mais profunda gratidão.

Mas não disponho dessas habilidades mágicas nem da riqueza para realizar qualquer uma dessas coisas. Pergunto ao fogo como seguir o caminho do Dharma sem me preocupar com o mundo e, ainda assim, ser tocado pelo seu sofrimento. O que fazer com este desejo de ajudar os outros que me frustra o coração?

Nada tenho para dar a não ser um bornal de cedro aromático das montanhas e a minha gratidão. Ofereço-os às línguas de Shiva que dançam na lareira, em memória daqueles que me enriqueceram com preciosas gotas do oceano do conhecimento. Seguro na palma da mão o pó das folhas de cedro, esvazio a mente e peço à luz do mundo que derrame bênçãos sobre os meus mestres, onde quer que estejam, neste mundo ou no próximo. Minúsculas partículas do pó de resina caem dos meus dedos, fundindo-se com a paisagem, transformadas pela minha imaginação em crescentes nuvens de oferecimentos. Quando a fumaça se dissipa, vejo no fogo a conexão entre o coração dos seres, o poder do Sol de dar vida e a criação dinâmica das galáxias.

Espalho as brasas e observo nelas a leveza da brisa. Penso nos alimentos selvagens e nos remédios naturais feitos de plantas que estudara, provara e colhera e como alimentaram e curaram inúmeras gerações de todas as culturas através do tempo. Tenho em minhas mãos o cedro sagrado, meu coração em contacto com o calor vivificante diante de mim.

O fogo lança luz na minha visão interior, mostrando-me como os raios do sol despertaram as plantas de seu sono invernal, invocaram sua força de vida armazenada, buliram com o seu desejo inato de se estender, germinar, criar raízes, crescer, expandir-se, beber, respirar, multiplicar e se exaurir no ato procriador de gerar sementes nutritivas. Mostra-me como, no inverno, todas as plantas e animais voltarão para as entranhas da terra, protegendo e armazenando seus fluidos preciosos e calor corporal,

277

sonhando sonhos primaveris subterrâneos. Sei que, ao colocar o oferecimento no fogo, o estarei oferecendo diretamente ao poder que desperta a vida. O cedro queima por uns instantes em nuances lima-turquesa e depois cai como neve sobre as brasas. Seus dedos de fumaça flutuando pela atmosfera mostram como, levados pelo poder transformador do fogo, os pensamentos tudo permeiam.

As labaredas se apagam, a gruta escurece e a quietude se introduz nas profundezas da mente. As brasas ainda queimam, espalhando calor suave e penetrante. Atiro um último oferecimento no carvão ardente, cor de cobre, e sinto que a oração transcende conceitos, palavras e compreensão.

Adormeço aninhado no ventre da terra, aquecido por brasas de gotas aromáticas de luz do sol da lareira. O vento me carrega no seu seio através da noite. Quando Vênus desponta no céu, renasço nos braços acolhedores da madrugada.

Lista das Ilustrações

Kalu Rinpoche, 9
A Estupa de Bodnath, 18
Dr. Ngawang Chopel fazendo a leitura dos pulsos, 30
Dr. Kamadev Jha lendo o texto, 50
Dr. Bishnuprasad Aryal com pote de mercúrio, 74
Lótus, 96
Abstinência de Buda, 124
Dra. Sarita Shrestha, 150
A Deusa, 178
Dr. Chopel ensinando, 196
Pote de mercúrio, 226
Buda da Medicina, 246
Cremação do dr. Chopel, 270

Impressão e Acabamento
Cometa Grafica Editora
Tel- 11-2062 8999
www.cometagrafica.com.br